D1672918

J. Jerosch

Bildgebende Verfahren in der Diagnostik des Schultergelenkes

Bildgebende Verfahren in der Diagnostik des Schultergelenkes

J. Jerosch

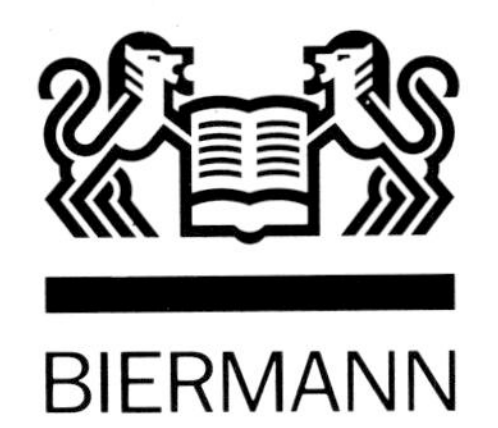

BIERMANN

Wichtiger Hinweis:

Wie jede Wissenschaft ist die Medizin ständigen Entwicklungen unterworfen. Forschung und klinische Erfahrungen erweitern unsere Erkenntnisse, insbesondere was Behandlung und medikamentöse Therapie anbelangt. Soweit in diesem Werk eine Dosierung oder eine Applikation erwähnt wird, darf der Leser zwar darauf vertrauen, daß Autoren, Herausgeber und Verlag große Sorgfalt darauf verwandt haben, daß diese Angabe dem Wissensstand bei Fertigstellung des Werkes entspricht.
Für Angaben über Dosierungsanweisungen und Applikationsformen kann vom Verlag jedoch keine Gewähr übernommen werden. Jeder Benutzer ist angehalten, durch sorgfältige Prüfung der Beipackzettel der verwendeten Präparate und gegebenenfalls nach Konsultation eines Spezialisten festzustellen, ob die dort gegebene Empfehlung für Dosierungen oder die Beachtung von Kontraindikationen gegenüber der Angabe in diesem Buch abweicht. Eine solche Prüfung ist besonders wichtig bei selten verwendeten Präparaten oder solchen, die neu auf den Markt gebracht worden sind. Jede Dosierung oder Applikation erfolgt auf eigene Gefahr des Benutzers. Autoren und Verlag appellieren an jeden Benutzer, ihm etwa auffallende Ungenauigkeiten dem Verlag mitzuteilen.

Anschrift des Autors

Dr. med. Jörg Jerosch
Orthopädische Klinik und Poliklinik der
Heinrich-Heine-Universität Düsseldorf
Moorenstr. 5
4000 Düsseldorf 1

CIP-Titelaufnahme der Deutschen Bibliothek

Jerosch, Jörg:
Bildgebende Verfahren in der Diagnostik des Schultergelenkes.
[Zeich.: Otto Nehren]. – Zülpich: Biermann 1991
ISBN 3-924469-52-0

Zeichnungen: Otto Nehren
Satz: Utesch Satztechnik GmbH, Hamburg
Druck: Druckhaus Cramer, Greven
Verarbeitung: Großbuchbinderei Hunke & Schröder, Iserlohn
Printed in Germany

Gewidmet meiner Frau

Inhaltsverzeichnis

Vorwort 11

1 Röntgendiagnostik 13

Einleitung 13
Standardprojektionen 14
ap-Aufnahme 15
Axiale Aufnahme 17
Spezialprojektionen 20
Spezielle Röntgenprojektionen beim Vorliegen einer subakromialen Pathologie 20
Spezielle Aufnahmen bei schmerzhaft fixiertem Gelenk 28
Spezielle Aufnahmen bei Schulterinstabilitäten 31
AC-Gelenk-Spezialaufnahmen 41
Darstellung des SC-Gelenkes 44
Darstellung der Klavikula 45
Fazit 46

2 Sonographie (Jerosch/Marquardt) 49

Einleitung 49
Historische Entwicklung 50
Statische und dynamische Verfahren 51
Physikalische Grundlagen 51
Definition des Ultraschalls 51
Erzeugung von Ultraschallwellen 52
Ultraschall als akustische Welle 52
Prinzip des Impuls-Echo-Verfahrens 53
Schallfeldcharakteristik 53
Auflösungsvermögen 54
Wahl des Schallkopfes und der Schallfrequenz 54

Freie Schnittebenenwahl versus Standardpositionen 55
Weichteilsonographie 56
Untersuchungstechnik 56
Das sonographische Bild der gesunden Schulter 58
Pathologische Veränderungen des subakromialen Raumes 64
Die lange Bizepssehne 71
Sonographie ossärer Strukturen 72
Untersuchungstechnik 72
Sonographie bei instabilem Schultergelenk 73
Arthrose des glenohumeralen Gelenkes 82
Instabilitäten des akromioklavikularen Gelenkes 83
Arthrose des akromioklavikularen Gelenkes 83
Humeruskopffrakturen 84
Bestimmung des Humerusretrotorsionswinkels 86
Exsudative, proliferative und rheumatische Veränderungen 88
Fehlerquellen bei der Bildinterpretation 90

3 Arthrographie 93

Einleitung 93
Indikationen 93
Kontraindikationen und Komplikationsmöglichkeiten 94
Technik der Arthrographie 95
Bilddokumentation 97
Darstellung der normalen Gelenkanatomie 98
Pathologische Befunde 99
Die komplette Rotatorenmanschettenruptur 99
Die partielle Ruptur der Rotatorenmanschette 100
Die anteriore Gelenkinstabilität 101
Veränderungen der Bizepssehnenscheide 102
Adhäsive Capsulitis 103
Freie Gelenkkörper 104
Synovitis 104
Therapeutische Arthrographie 104

4 Szintigraphie 105

Einleitung 105
Technik 105
Indikationen und pathologische Befunde 105

5 Computertomographie 107

Einleitung 107
Technik 107
Indikationen zum Nativ- und Arthro-CT 108

Proximale Humerusfrakturen 108
Frakturen der Gelenkpfanne 108
Luxationen, Instabilitäten 109
Rotatorenmanschettenpathologie 111

6 Kernspintomographie (Jerosch/Assheuer) 113

Einleitung 113
Physikalische Grundlagen 113
Entstehung des Kernspinresonanzsignals 114
Lokalisation des Signals 117
Erzeugung eines Bildes mit Protonendichte-Kontrast 118
Erzeugung eines T1-gewichteten Bildes 118
Erzeugung eines T2-gewichteten Bildes 118
Häufig verwendete Sonderpulsfolgen 119
Spulentechnik 119
Untersuchungszeit 120
Patientenlagerung 120
Analgesie 121
Schnittführungen 121
MRI-Anatomie 123
MRI-Pathologie degenerativer Veränderungen 127
Degenerative Läsionen der Rotatorenmanschette 127
Tendinitis calcarea 136
Ansatztendinose der Rotatorenmanschette 137
Veränderungen der langen Bizepssehne 138
Veränderungen des Akromioklavikulargelenkes 139
MRI-Pathologie von Schulterinstabilitäten 139
Normale Anatomie des anterioren Kapsel-Band-Komplexes 141
Pathologische Befunde bei Schulterinstabilitäten 141
Posttraumatische Veränderungen 146
Akromioklavikulargelenk 146
Frakturen des proximalen Humerus 148
Aseptische Knochennekrosen 148
Synoviale Veränderungen 149
Tumoren 150

7 Kasuistiken 151

Akute subakromiale Bursitis 151
Rotatorenmanschettentendinitis 152
Bizepstendinitis 152
Partielle subtotale Rotatorenmanschettenruptur 153
Komplette Rotatorenmanschettenruptur 154
Akromioklavikular-Arthritis 156
Adhäsive Capsulitis 157
Tendinitis calcarea 157

Akute Schulterluxation 158
Rezidivierende Schulterluxation 160
Rheumatoide Arthritis 162

8 Literatur 163

9 Sachregister 173

Vorwort

Das Schultergelenk reagiert auf funktionelle Störungen im Muskel-Sehnen-Gleichgewicht besonders empfindlich. In einem geringeren Prozentsatz erkranken die Schultergelenke primär. Degeneration, Entzündung, Arthrose und Schmerzen sind die Folge. Aufgabe des untersuchenden Arztes ist es, der Ursache durch klinische Tests nachzugehen. Die therapeutischen Anforderungen sind in letzter Zeit so hoch geworden, daß es häufig bildgebender Verfahren bedarf, um die Schäden an Bändern, Kapseln, Muskeln und Sehnen sowie am Knochen selbst näher einzugrenzen.
Dr. Jerosch hat sich, beeindruckt durch die zum Teil euphorische Entwicklung und fortschrittlichen Erkenntnisse auf dem Gebiet der Schultermechanik und -erkrankungen und geprägt durch unsere Schule und seine Lehrer wie Neviaser und Johnson, in den letzten Jahren besonders mit der Problematik der Schulter auseinandergesetzt. Sein klinisches Interesse an der Diagnostik der Schultererkrankungen, die er durch experimentelle, anatomische und biomechanische Untersuchungen untermauerte, findet in diesem Buch seinen Niederschlag. Es liegt wohl an der rasanten Entwicklung bildgebender Verfahren, daß in keinem der klassischen Werke zur Schulter, erstaunlicherweise aber auch in keiner der Neuauflagen und Neuerscheinungen, ein umfassendes Kapitel über die Diagnostik der Schultererkrankungen zu finden ist. Daher wird dieses Buch mit Sicherheit eine Lücke schließen. Mit der Möglichkeit, durch Arthro- und Szintigramm einen Einblick in die Schulterpathologie zu bekommen, vor allen Dingen aber durch Sonogramm, Kernspin- und Computertomogramm anatomische Strukturen sichtbar zu machen, wächst das Verständnis für die Pathogenese der Schultererkrankungen, welches die Voraussetzung für eine folgerichtige Therapie ist.

Düsseldorf, im Mai 1991

Univ.-Prof. Dr. Klaus-Peter Schulitz
(Direktor der Orthopädischen Klinik und Poliklinik der Heinrich-Heine-Universität Düsseldorf)

1
Röntgendiagnostik

EINLEITUNG

Zum Zwecke einer exakten Befunderhebung nach Unfällen, bei chronischen Beschwerden oder im Rahmen der Begutachtung gehört die Röntgenaufnahme mit zum Rüstzeug des orthopädisch-traumatologisch tätigen Arztes. Zeigen sich nach einem akuten Trauma schon bei der klinischen Untersuchung sichere Frakturzeichen, so dient die Röntgenaufnahme hier weniger der eigentlichen Diagnosestellung als vielmehr der Dokumentation des Befundes und als erster Schritt in Richtung einer einzuleitenden therapeutischen Maßnahme [163]. Bei der Begutachtung wird die Röntgenaufnahme als objektivierendes Hilfsmittel hinzugezogen [127]. Mit ihrer Hilfe können anthropometrische Daten gewonnen werden [139]. Verläufe können unabhängig von der doch immer subjektiv gefärbten Darstellung eines Untersuchers dokumentiert werden. Auch bei chronischen Beschwerden dient die Röntgenaufnahme der Aufdeckung und dem Nachweis pathologischer Befunde am Halte- und Bewegungsapparat. Es ist allgemein bekannt, daß es gerade in diesem Bereich Erkrankungen gibt, in denen das Ausmaß der radiologisch nachzuweisenden Abweichung von der Norm keinesfalls parallel geht mit der Intensität der Beschwerden.

Generell gilt für den Haltungs- und Bewegungsapparat, daß die Standard-Röntgendiagnostik mindestens zwei senkrecht zueinander stehende Projektionen des fraglichen Bereiches beinhaltet. Obwohl diese seit Jahrzehnten zum Rüstzeug des Arztes gehörende Regel fast immer Anwendung findet, scheint sie im Bereich des Schultergelenkes nicht zu gelten. Im Bereich des Schultergürtels befinden sich eine Vielzahl von schattengebenden Strukturen, die zudem noch äußerst beweglich miteinander artikulieren. Es ist unmöglich, alle diese Strukturen in ap-Aufnahmen in Innen- und Außenrotation – wie es häufig versucht wird – darzustellen. In keinem anderen Bereich des Haltungs- und Bewegungsapparates würde man sich mit einer uniplanaren Röntgendarstellung zufriedengeben. Es sind zumindest Röntgenaufnahmen in ap- und lateraler Projektion angezeigt. Häufig ist noch die Durchführung von schrägen Aufnahmen notwendig. Am Schultergelenk hingegen geben sich viele Untersucher mit der ap-Aufnahme in Relation zum Thorax mit innen- und außenrotiertem Arm zufrieden. Hierdurch ist zwar ein erster orientierender Eindruck möglich, subtile, für die weitere Therapie entscheidende Befunde entgehen jedoch dem Untersucher.

Da die Skapula in einem Winkel von 30° bis 45° zur Körperachse dem Thorax anliegt,

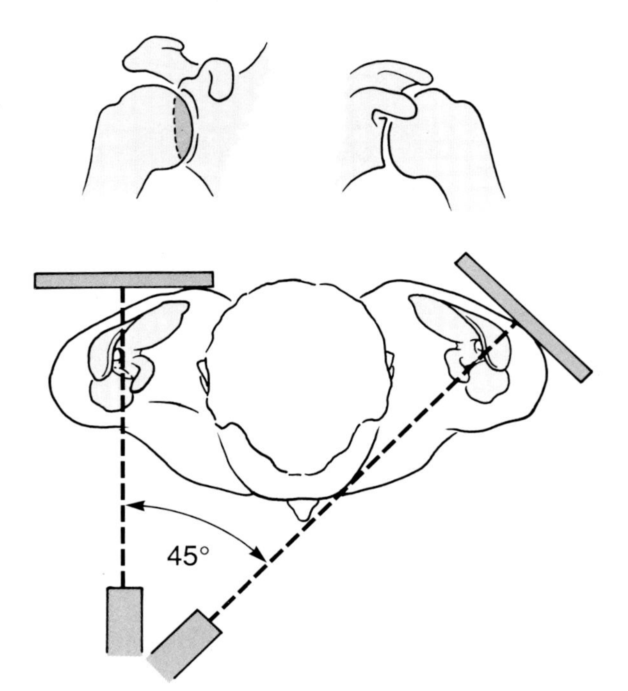

Abb. 1.1 Die Skapula liegt dem Thorax an und bildet so einen Winkel von 30° bis 45° zur Körperachse. Aus diesem Grunde kann durch die eine Standard-ap-Aufnahme keine exakte Einstellung des glenohumeralen Gelenkes erfolgen. Um eine wirkliche ap-Aufnahme des glenohumeralen Gelenkes zu erhalten, muß die momentane Stellung der Skapula bei der ap-Einstellung des glenohumeralen Gelenkes Berücksichtigung finden.

kann durch nur eine Standard-ap-Aufnahme keine exakte Einstellung des glenohumeralen Gelenkes erfolgen. Aus diesem Grunde muß die momentane Stellung der Skapula bei der ap-Einstellung des glenohumeralen Gelenkes Berücksichtigung finden (Abb. 1.1). Allzu häufig gibt es Situationen, in denen selbst die adäquate Röntgenprojektion in zwei Ebenen keinerlei Veränderungen aufzudecken scheint. Nicht selten resultiert hieraus das trügerische Gefühl, „nichts übersehen zu haben“. Ganz abgesehen von dem unterschiedlichen Erfahrungsgrad des Untersuchers, beinhaltet eine Projektion von dreidimensionalen Gegenständen auf eine zweidimensionale Ebene immer einen Informationsverlust. Um diesen Verlust zu minimieren, hat sich die Anwendung und Durchführung von Spezialaufnahmen etabliert. Bei einem klinischen Verdacht und genügender Erfahrung des Arztes lassen sich hierdurch wertvolle Hilfen für die Diagnosesicherung und die weiter einzuleitende Therapie gewinnen. Besteht nach intensiver klinischer Untersuchung und bei Kenntnis der Anatomie und Pathomechanik ein bestimmter Verdacht, so läßt sich dieser unter Zuhilfenahme von Spezialaufnahmen mit entsprechender Erfahrung in vielen Fällen verifizieren oder ausschließen. Durch weiterführende bildgebende Verfahren können zusätzliche Informationen gewonnen werden [83–85, 97–108]. Im folgenden findet sich eine Zusammenstellung von Standardaufnahmen und von verschiedenen Spezialprojektionen für den Bereich des Schultergürtels. Diese können helfen, eine Diagnose anhand der Aufdeckung eines pathologisch-anatomischen Substrates klar und eindeutig zu formulieren und hieraus dann eine an diesem Befund orientierte spezifische Therapie einzuleiten.

STANDARDPROJEKTIONEN

Verschiedene Autoren haben auf die Limitierungen von ap-Aufnahmen in zwei Rotationsstellungen im Bereich des Schultergelenkes hingewiesen [11, 16, 31, 47, 111, 114, 120, 132, 143, 163, 164, 186, 203, 204, 207]. Wie bei jeder Röntgenuntersuchung des Haltungs- und Bewegungsapparates sind auch am Schultergelenk als Mindestanforderung zwei Röntgenbilder in zwei senkrecht aufeinanderstehenden Ebenen zu fordern [20, 206]. Hierzu haben sich eine anteroposteriore (ap) und eine axiale Projektion bewährt.

AP-AUFNAHME

Der Patient kann bei der ap-Aufnahme sitzen oder liegen. Da die Skapula die Bezugsebene für das glenohumerale Gelenk darstellt und die Skapula gleichzeitig zwischen 30° und 45° zur Körperachse gekippt ist, muß eine ap-Schulteraufnahme so ausgerichtet sein, daß der Zentralstrahl parallel zum glenohumeralen Gelenk verläuft. Wichtig ist somit, daß der Oberkörper des Patienten so gedreht wird, daß die Ebene des Schulterblattes parallel zur Röntgenkassette zu liegen kommt, d.h. die kontralaterale Schulter muß angehoben werden. Hierdurch nimmt der Rücken einen Winkel von 30° bis 45° zur Röntgenkassette ein (Abb. 1.2).
Der Arm wird nach außen rotiert, so daß die Handfläche bei gestrecktem Ellenbogen nach vorne zeigt. Besser ist es, die Rotation bei 90°-flektiertem Ellenbogen zu kontrollieren. Durch Außenrotation des Armes wird das Tub. majus im Bereich des lateralen Humeruskopfes profilgebend. Der Zentralstrahl wird auf den Proc. coracoideus zentriert und um 20° nach kaudal geneigt. Bei exakter Einstellung wird das glenohumerale Gelenk orthograd abgebildet. Hierdurch kommt es zur überlagerungsfreien Darstellung der glenohumeralen Artikulation (Abb. 1.3). Falls es in dieser Projektion dennoch zur Überlagerung von Humeruskopf und Fossa glenoidalis kommt, so muß eine Luxation des Humeruskopfes vorliegen (Abb. 1.4). Die Standard-ap-Aufnahme dient der ersten Orientierung. Auf diesen Aufnahmen können Befunde wie Tumoren, Infektionen (Abb. 1.5), postinfektiöse Zustände (Abb. 1.6), Osteonekrosen (Abb. 1.7, 1.8), Omarthrosen (Abb. 1.9) sowie Frakturen (Abb. 1.10, 1.11) dokumentiert werden.

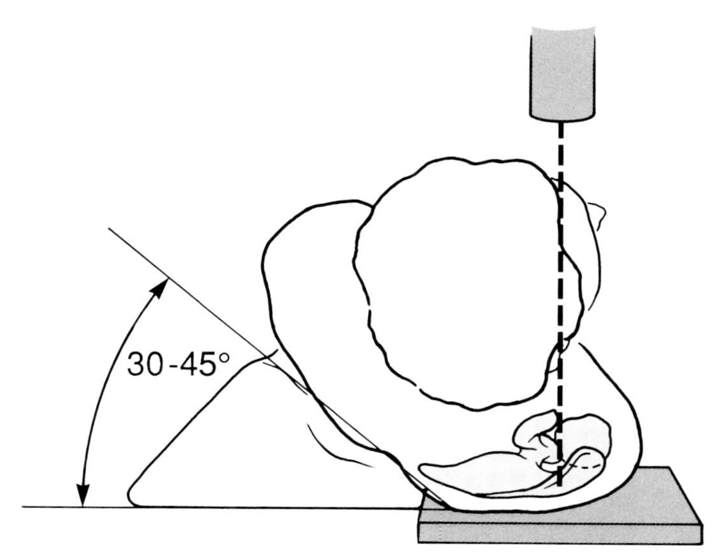

Abb. 1.2 Die Bezugsebene für das glenohumerale Gelenk stellt die Skapulaebene dar. Deshalb ist es wichtig, daß der Oberkörper des Patienten so gedreht wird, daß die Ebene des Schulterblattes parallel zur Röntgenkassette zu liegen kommt. Dies wird im Liegen durch Anhebung der kontralateralen Schulter erreicht. Hierdurch nimmt der Rücken einen Winkel von 30° bis 45° zur Röntgenkassette ein.

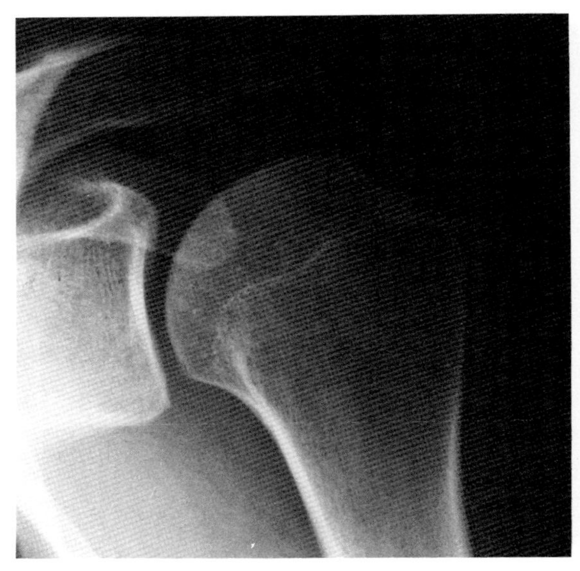

Abb. 1.3 Bei exakter anteroposteriorer Einstellung wird das glenohumerale Gelenk orthograd abgebildet. So kommt es zur nahezu überlagerungsfreien Darstellung der glenohumeralen Artikulation. Lediglich die Spitze des Proc. coracoideus wird teilweise über den Humeruskopf projiziert.

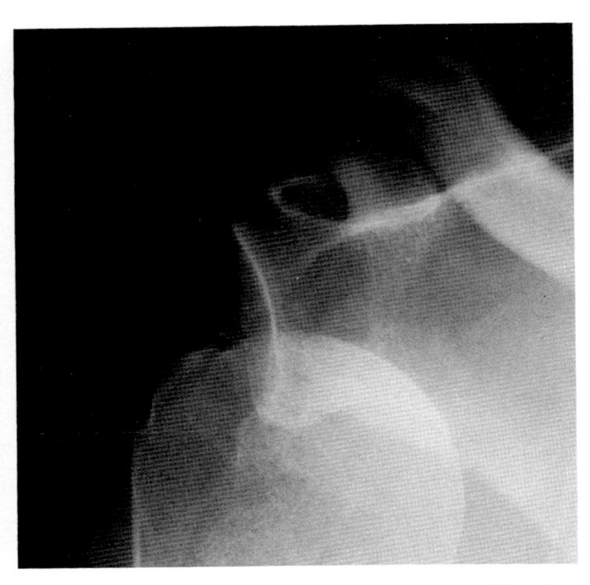

Abb. 1.14 In der axialen Aufnahme ist die Position des Humeruskopfes in Relation zur Gelenkpfanne hervorragend zu beurteilen. Bei regelrechter Artikulation korrespondieren Humeruskopf und Fossa glenoidalis.

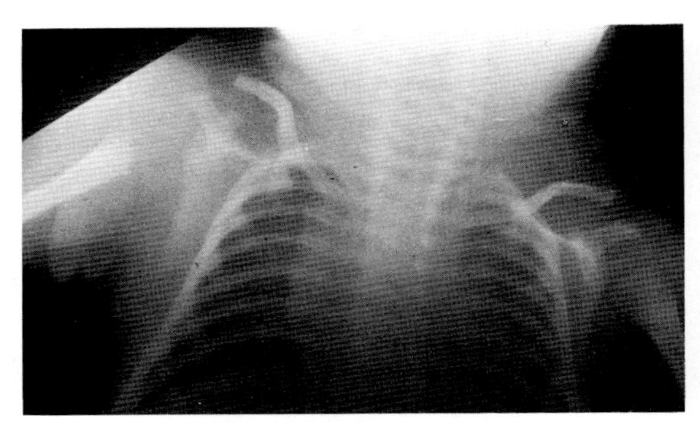

Abb. 1.5 Schwellung der paraartikulären Weichteile und vergrößerte Distanz zwischen Humeruskopf und Fossa glenoidalis bei einer Säuglingsarthritis des rechten Schultergelenkes.

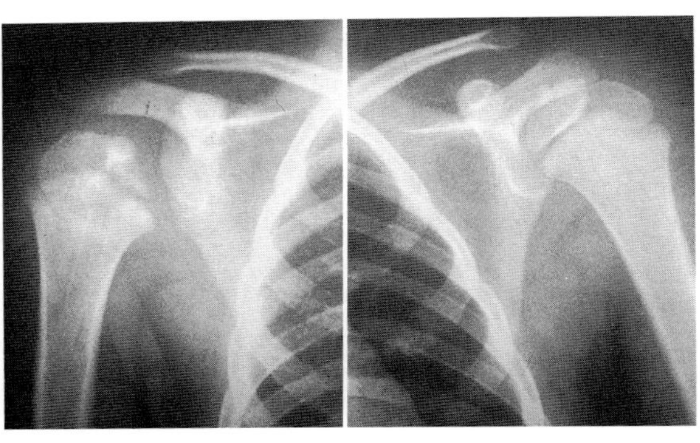

Abb. 1.6 Zerstörung der Humeruskopfepiphyse nach bakterieller Arthritis des glenohumeralen Gelenkes. Rechts im Vergleich die gesunde Gegenseite.

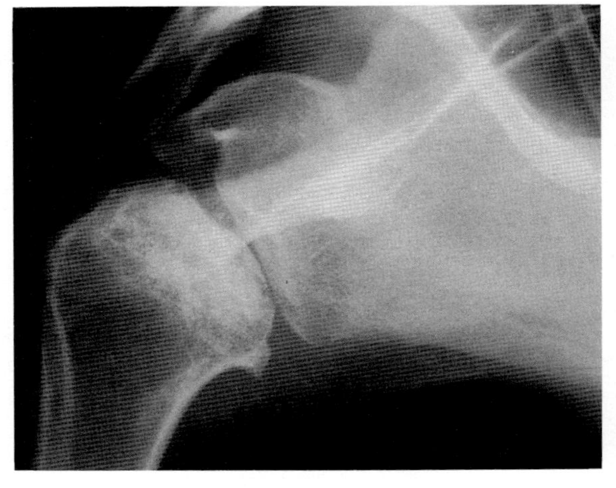

Abb. 1.7 Osteonekrose des Humeruskopfes mit deutlicher Demarkierung der subchondralen Nekrose.

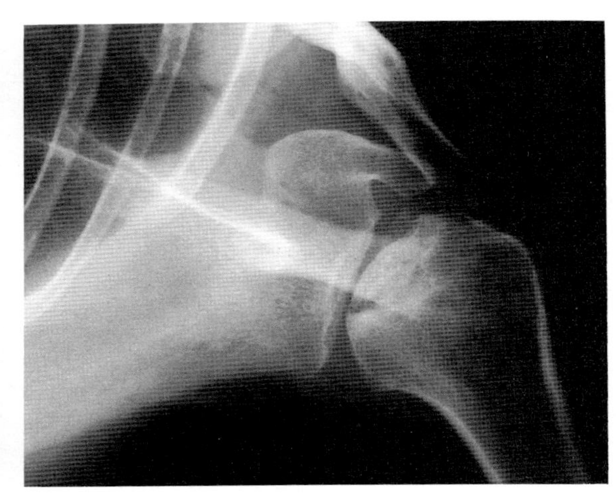

Abb. 1.8 Fortgeschrittene Osteonekrose des Humeruskopfes mit sekundärer Omarthrose.

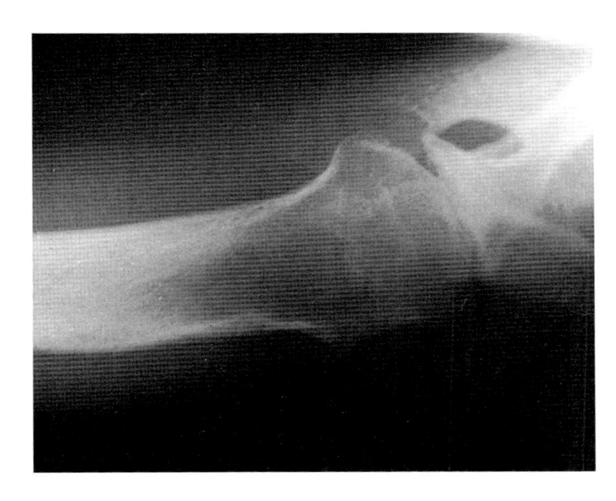

Abb. 1.9 Hochgradige Omarthrose im axialen Bild mit völliger Aufhebung des Gelenkspaltes.

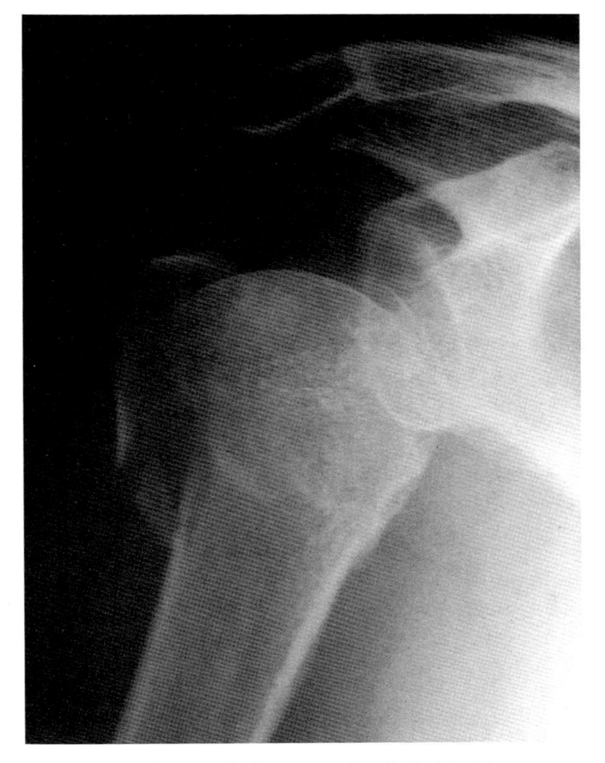

Abb. 1.10 Proximale Humerus-Dreistückfraktur.

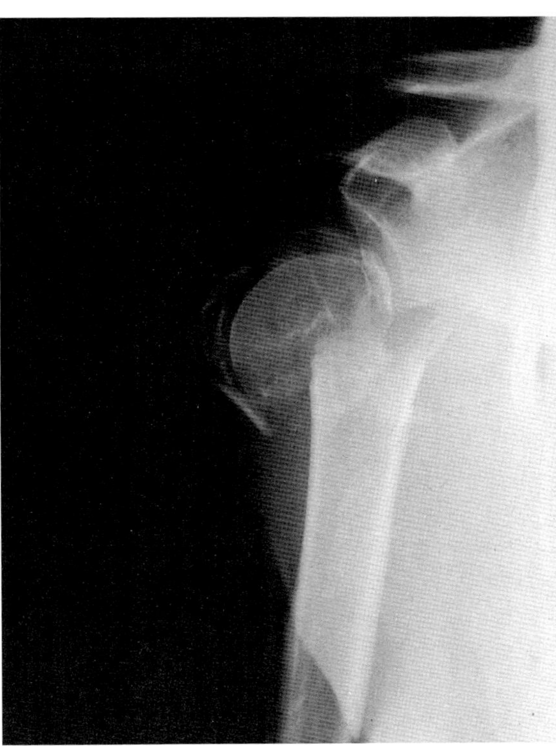

Abb. 1.11 Proximale Humerus-Vierstückfraktur im ap-Röntgenbild.

AXIALE AUFNAHME

Die axiale Aufnahmetechnik wurde bereits 1915 [131] beschrieben. Die Durchführung dieser Aufnahme erfolgt im Liegen oder Sitzen. Bei der normalerweise durchgeführten inferosuperioren Projektion nimmt der Patient die Rückenlage ein. Der Kopf und die betroffene Schulter werden um etwa 10 cm mit Hilfe von untergelegten Tüchern angehoben. Idealerweise sollte der betroffene Arm um 90° abduziert werden, jedoch ist dies häufig – bedingt durch die Verletzung – nicht möglich. Der Ellenbogen ist gering gebeugt und der Humerus außenrotiert. Bei oberhalb der Schulter und nahe dem Hals angelegter Kassette wird der Zentralstrahl senkrecht durch die Achselhöhle und das akromioklavikulare Gelenk gerichtet (Abb. 1.12).

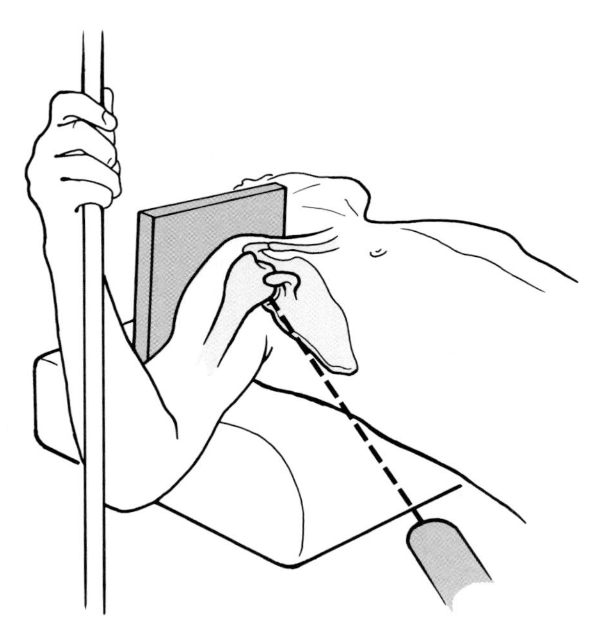

Abb. 1.12 Bei der axialen Aufnahme im inferosuperioren Strahlengang nimmt der Patient die Rückenlage ein. Der Kopf und die betroffene Schulter werden etwa 10 cm mit Hilfe von untergelegten Tüchern angehoben. Der Ellenbogen ist gering gebeugt und der Humerus außenrotiert. Bei oberhalb der Schulter und nahe dem Hals angelegter Kassette wird der Zentralstrahl senkrecht durch die Achselhöhle und das akromioklavikulare Gelenk gerichtet.

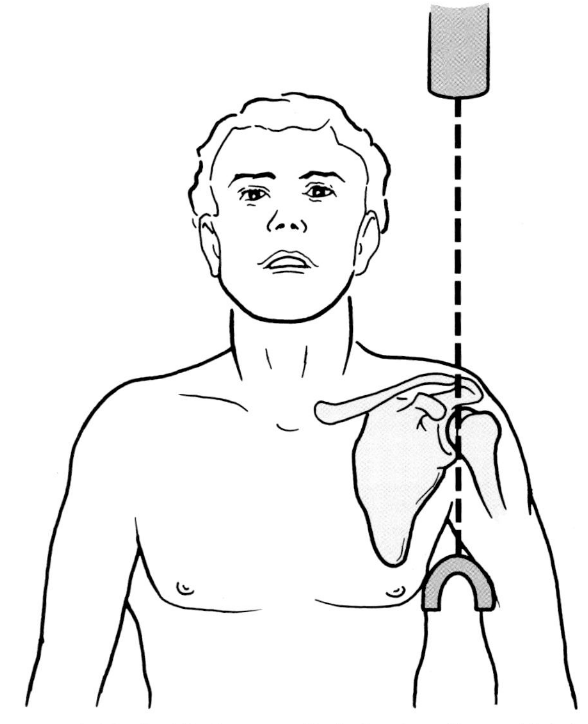

Abb. 1.13 Bei Patienten mit akuten Luxationen bietet sich die axiale Aufnahme im superoinferioren Strahlengang an. Hierbei wird eine gebogene Kassette oder ein gerollter Film in die Achselhöhle gelegt. Der Zentralstrahl ist dann direkt von oben und senkrecht zum Akromioklavikulargelenk auf das Schultergelenk gerichtet.

Bei Patienten mit akuten Luxationen ist diese Aufnahme unter Umständen nur schwierig durchzuführen, weil der Patient den Arm abduzieren muß. Ist er dazu nicht in der Lage, kann die umgekehrte Projektionsrichtung gewählt werden, wobei die Kassette als gebogene Kassette oder gerollter Film in die Achselhöhle gelegt wird [25]. Der Zentralstrahl ist dann direkt von oben und senkrecht zum Akromioklavikulargelenk gerichtet (Abb. 1.13). Wird die Technik am sitzenden Patienten bevorzugt, so wird der Patient seitlich an den Röntgentisch plaziert. Der Oberarm wird bei rechtwinklig gebeugtem Ellenbogen abduziert und der Unterarm auf die Tischplatte gelegt. Der Oberkörper wird so weit über den Tisch geneigt, bis sich die Schulter über der auf dem Tisch liegenden Kassette befindet. Der Strahlengang ist von kranial nach kaudal gerichtet und auf die Mitte des glenohumeralen Gelenkes zentriert.
Die axiale Aufnahme ist hervorragend geeignet, um die Position des Humeruskopfes in Relation zur Gelenkpfanne darzustellen (Abb. 1.14). Besondere Bedeutung kommt der axialen Aufnahme bei Patienten mit einer dorsalen Schulterluxation zu, da diese Situation auf der ap-Aufnahme in den allermeisten Fällen nicht sicher zu erkennen ist (Abb. 1.15). Knöcherne Veränderungen des Humeruskopfes wie etwa eine Kompressionsfraktur oder Frakturen des Tuberculum minus und majus (Abb. 1.16) projizieren sich ebenso wie Abrisse im Bereich des knöchernen Glenoids (Abb. 1.17). Daneben werden mit der axialen Aufnahme Frakturen des Processus coracoideus (Abb. 1.18) sowie Frakturen des Akromions erfaßt. Auch für die Dokumentation von persistierenden Akromionapophysen (Os acromiale) (Abb. 1.19) ist diese Aufnahmetechnik geeignet [47, 171, 172, 186, 203]. Auch wenn auf der ap-Aufnahme Hinweise auf das Vorliegen von degenerativen Veränderungen der Rotatorenmanschette fehlen, kann die axiale Aufnahme diskrete Veränderungen aufdecken.

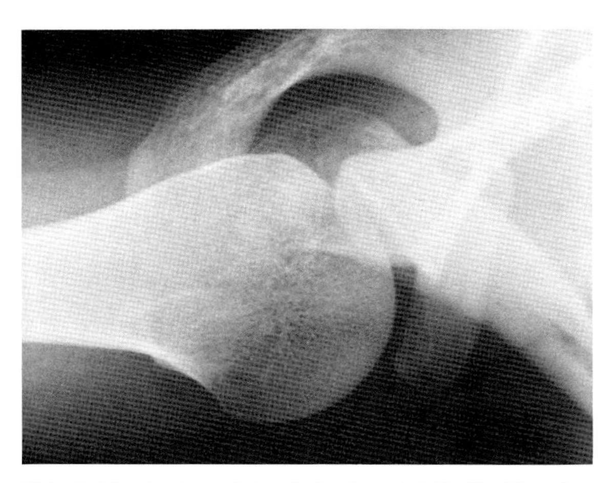

Abb. 1.14 In der axialen Aufnahme ist die Position des Humeruskopfes in Relation zur Gelenkpfanne hervorragend zu beurteilen. Bei regelrechter Artikulation korrespondieren Humeruskopf und Fossa glenoidalis.

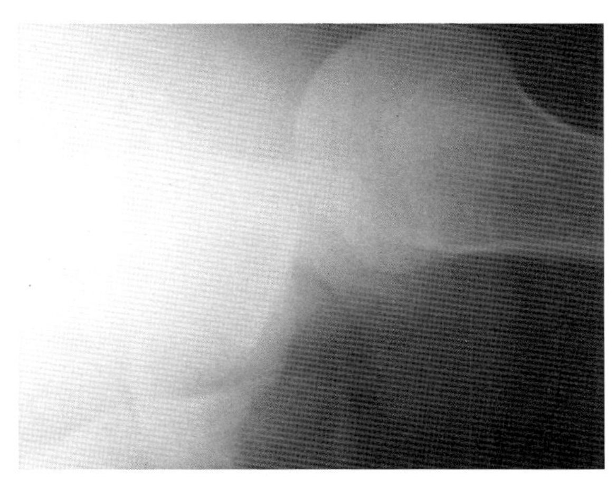

Abb. 1.15 Besondere Bedeutung kommt der axialen Aufnahme bei Patienten mit einer dorsalen Schulterluxation zu, da diese Situation auf der ap-Aufnahme in den allermeisten Fällen nicht sicher zu erkennen ist. In der axialen Aufnahme zeigt sich hingegen sicher die dorsale Verschiebung des Humeruskopfes (rechts) in Relation zur Fossa glenoidalis (links).

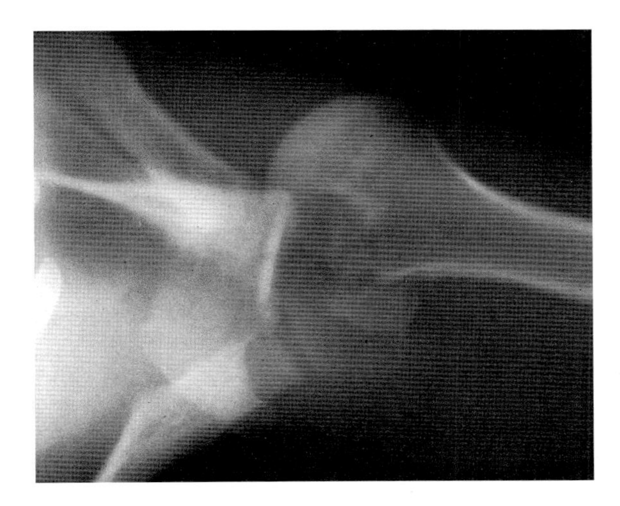

Abb. 1.16 Axiale Aufnahme des Schultergelenkes bei posteriorer Luxation mit reversem Hill-Sachs-Defekt und knöcherner Absprengung.

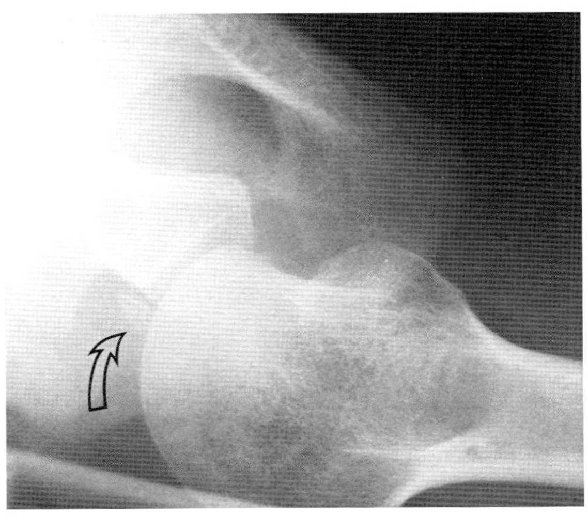

Abb. 1.17 In der axialen Aufnahme sind Abrisse im Bereich des knöchernen Glenoids (Bankart-Defekt) sowie knöcherne Veränderungen des Humeruskopfes wie eine Kompressionsfraktur (Hill-Sachs-Läsion) dokumentierbar.

In den Fällen, in denen aufgrund von Schmerzen oder Bewegungseinschränkung die Abduktion nicht ausreicht, um axiale Aufnahmen durchzuführen, müssen modifizierte axiale oder transthorakale Aufnahmen durchgeführt werden, um eine zweite Röntgenebene zu erhalten.

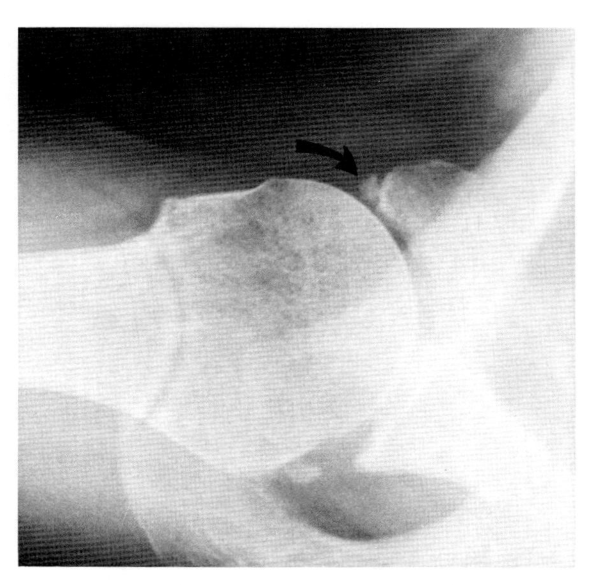

Abb. 1.18 Veränderungen im Bereich des Proc. coracoideus kommen ebenfalls in der axialen Aufnahme gut zur Darstellung. Hier ein akzessorischer Knochen an der Korakoidspitze sowie ein Kalkschatten im Infraspinatusanteil.

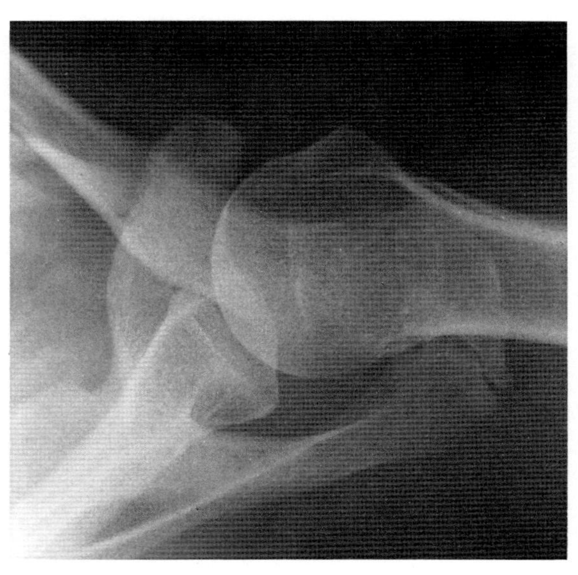

Abb. 1.19 Für die Dokumentation von persistierenden Akromionapophysen (Os acromiale) ist die axiale Aufnahmetechnik am besten geeignet.

SPEZIALPROJEKTIONEN

SPEZIELLE RÖNTGENPROJEKTIONEN BEIM VORLIEGEN EINER SUBAKROMIALEN PATHOLOGIE

Seit der klassischen Arbeit von NEER werden Affektionen des subakromialen Raumes mit dem Begriff des Impingement-Syndroms bezeichnet. NEER versteht hierunter die Veränderungen an der Supraspinatussehne und der langen Bizepssehne durch deren Kompression am Schulterdach während der Abduktionsbewegung [159, 160]. Er unterscheidet klinisch drei Stadien, wobei definitionsgemäß erst im Endstadium (Stadium III) röntgenologische Veränderungen auftreten. Hierzu zählen im einzelnen:

a) Degenerative Veränderungen am Tuberculum majus mit Sklerose, Zystenbildungen, Resorptionsgruben, Abflachung und osteophytären Anbauten (Abb. 1.20).
b) Subakromiale Spornbildungen mit Osteophyten an der anteroinferioren Begrenzung des Akromions. Gelegentlich finden sich auch Verkalkungen des Lig. coracoacromiale (Abb. 1.21).
c) Arthrose des AC-Gelenkes mit inferioren Osteophyten sowohl am Akromion als auch an der Klavikula (Abb. 1.22).
d) Degenerative Veränderungen an der Unterfläche des Akromions mit Sklerose als Ausdruck der vermehrten Belastung durch den von inferior anstoßenden Humeruskopf. Bei länger bestehenden Rotatorenmanschettenrupturen bildet sich gelegentlich sogar ein Nearthros zwischen Humeruskopf und Akromionunterfläche (Abb. 1.23).
e) Rotatorenmanschettendefektarthropathie als sekundäre Omarthrose bei länger bestehenden Rotatorenmanschettenrupturen (Abb. 1.24).

In vielen Fällen werden die Beschwerden den typischen Sehnenverkalkungen zugeschrieben. Verschiedene Autoren [160, 179] weisen jedoch darauf hin, daß derartige Veränderungen auch bei asymptomatischen Schultergelenken zu finden sind. Weiter-

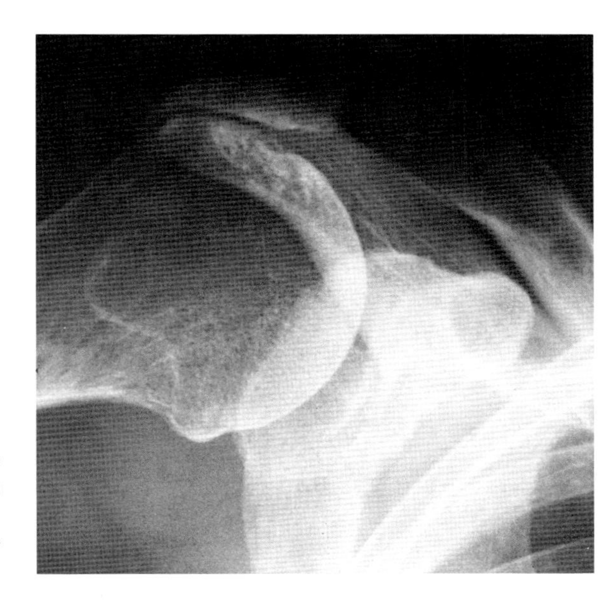

Abb. 1.20 Hinweise auf degenerative Veränderungen der Rotatorenmanschette finden sich auf ap-Aufnahmen am Tuberculum majus mit Sklerose, Zystenbildungen, Resorptionsgruben, Abflachung, osteophytären Anbauten und Humeruskopfhochstand.

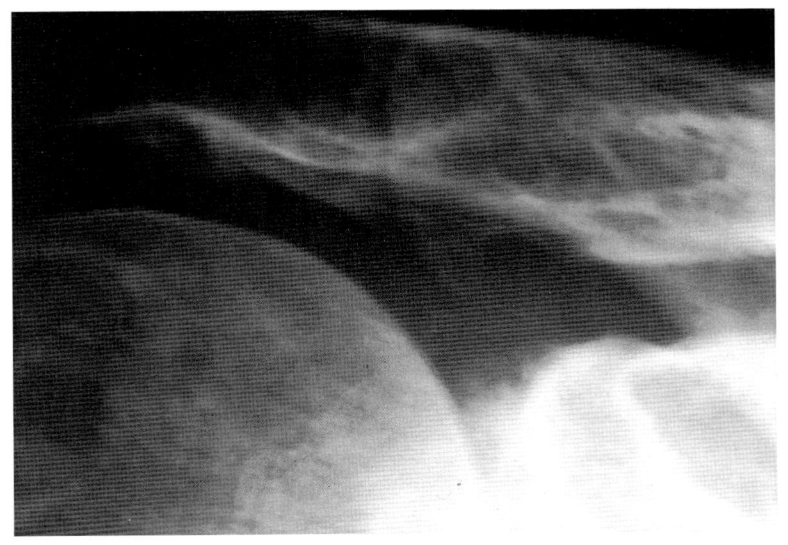

Abb. 1.21 Beim Vorliegen einer subakromialen Pathologie finden sich u.a. subakromiale Spornbildungen als Traktionsosteophyten im Ansatzbereich des Lig. coracoacromiale sowie Osteophyten an der anteroinferioren Begrenzung des Akromions.

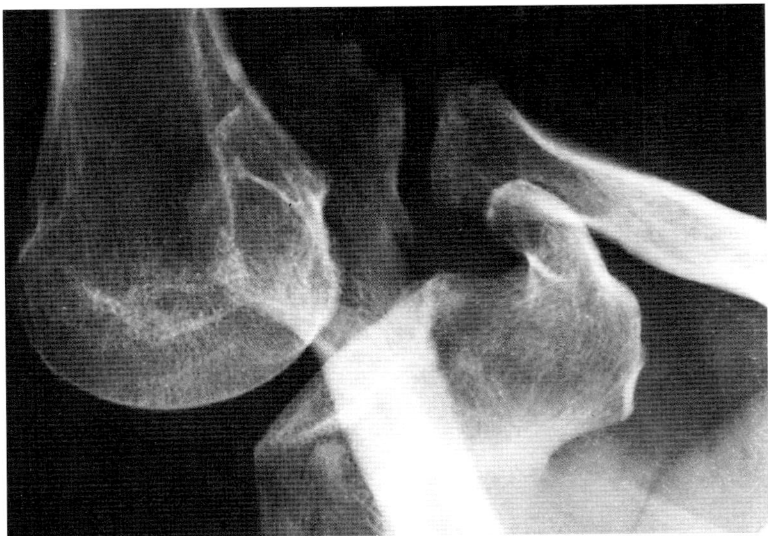

Abb. 1.22 Die Arthrose des AC-Gelenkes mit inferioren Osteophyten sowohl am Akromion als auch an der Klavikula kann ebenfalls Ursache der subakromialen Pathologie sein.

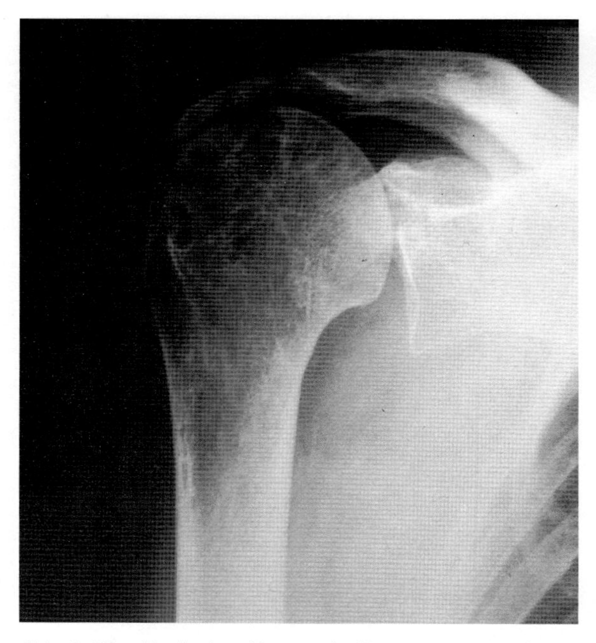

Abb. 1.23 Nach einer Ruptur der Rotatorenmanschette kommt es in der Regel zu einem Hochstand des Humeruskopfes. In der Folge entstehen degenerative Veränderungen an der Unterfläche des Akromions mit Sklerose als Ausdruck der vermehrten Belastung durch den von inferior anstoßenden Humeruskopf.

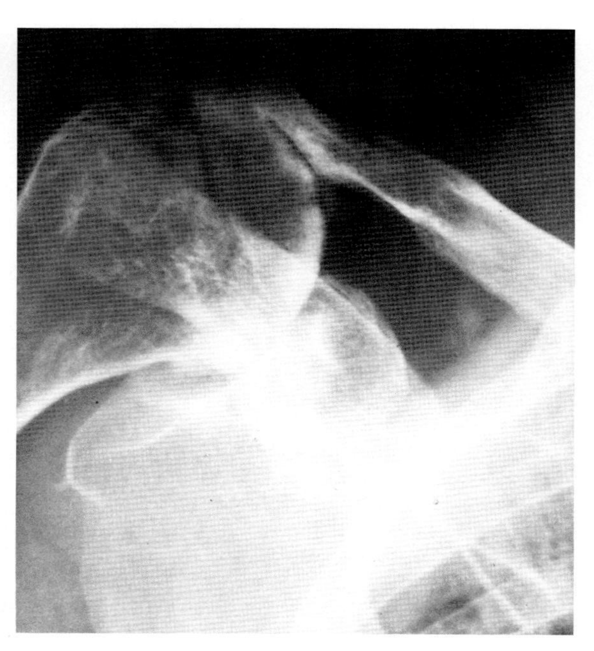

Abb. 1.24 Bei länger bestehenden Rotatorenmanschettenrupturen kann sich ein Nearthros zwischen Humeruskopf und Akromionunterfläche bilden. In diesen Fällen kommt es regelhaft zu einer Rotatorenmanschettendefektarthropathie.

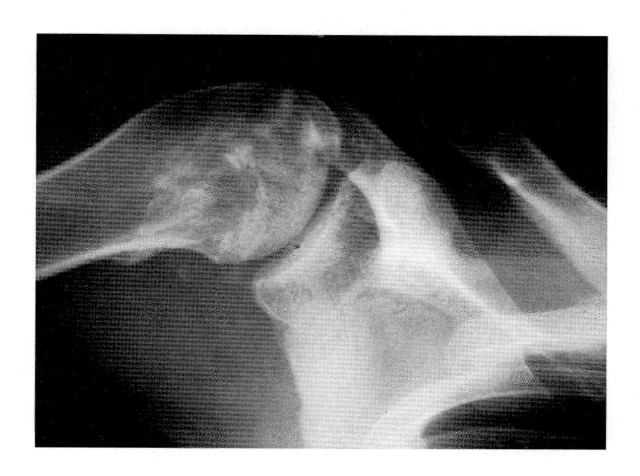

Abb. 1.25 Multiple paraartikuläre Verkalkungen des glenohumeralen Gelenkes nach einer Verletzung der umgebenden Weichteile.

hin findet Neer [160] nur eine geringe Koinzidenz zwischen Sehnenverkalkungen und Rotatorenmanschettendefekten. In seltenen Fällen kann es nach einer Verletzung zu massiven periartikulären Verkalkungen kommen (Abb. 1.25).

ap-Projektion Es können Aufnahmen in unterschiedlichen Rotationsstellungen (Außen-, Innenrotation, Neutralstellung) durchgeführt werden [47, 204]. Der Patient kann hierbei sitzen oder liegen. Wichtig ist jedoch, daß sein Oberkörper so gedreht wird, daß die Ebene des Schulterblattes parallel zur Röntgenkassette zu liegen kommt, d.h. die kontralaterale Schulter muß angehoben werden. Der Zentralstrahl wird senkrecht auf den Proc. coracoideus zentriert. Mit Hilfe von ap-Aufnahmen in unterschiedlichen Rotationsstellungen können eventuell vorhandene Kalkdepots den jeweiligen Abschnitten der Rotatorenmanschette zugeordnet werden (Abb. 1.26). Weiterhin können zystische oder sklerotische Veränderungen am Tuberculum majus sowie am Akromion und die Lage von freien Gelenkkörpern (Abb. 1.27) dokumentiert werden. Der Abstand vom Humeruskopf zum

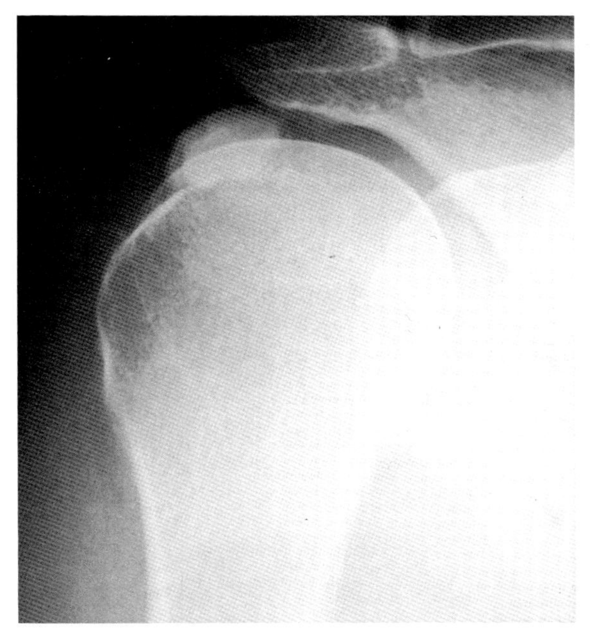

Abb. 1.26 In ap-Aufnahmen in unterschiedlichen Rotationstellungen können Kalkablagerungen in der Rotatorenmanschette sowie in der Bursa subacromialis dokumentiert werden. Hier ein umschriebenes Kalkdepot in Projektion auf die Supraspinatussehne.

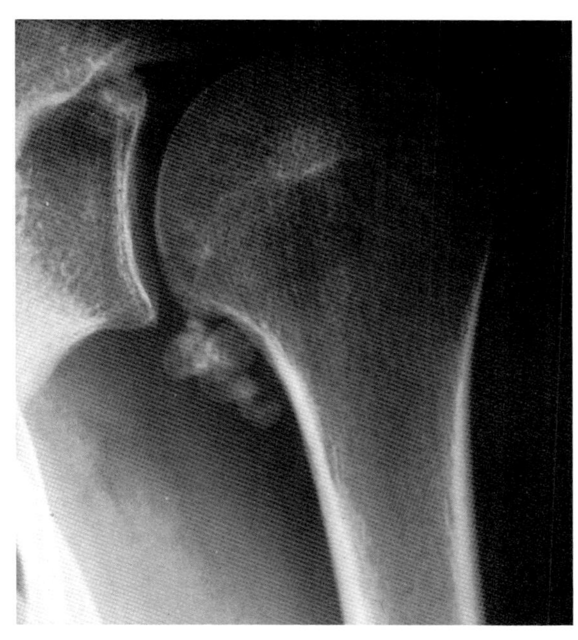

Abb. 1.27 Corpora libera in der ap-Aufnahme im inferioren Rezessus des glenohumeralen Gelenkes.

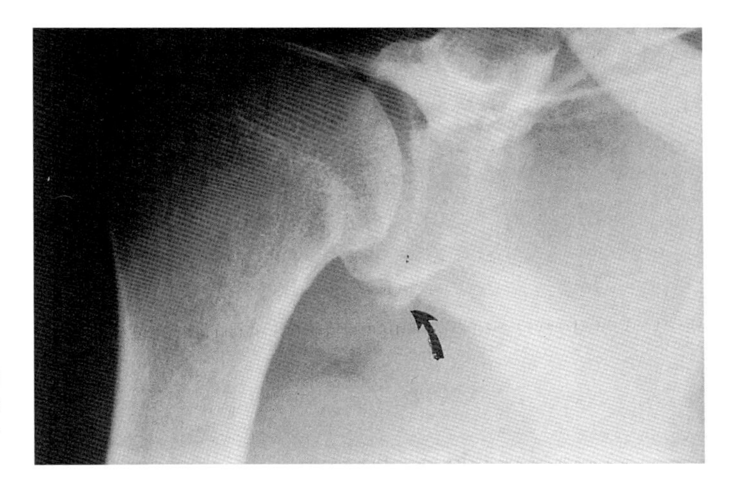

Abb. 1.28 In seltenen Fällen läßt sich bereits auf der ap-Aufnahme im inferioren Glenoidbereich ein Hinweis auf eine Schulterinstabilität finden.

Akromion mit einem eventuell vorliegenden Kopfhochstand läßt Schlüsse auf den Zustand der Rotatorenmanschette zu. Nur in seltenen Fällen zeigt sich bereits auf der ap-Aufnahme ein Hinweis im Bereich des inferioren Glenoidanteiles auf eine vorliegende Schulterinstabilität (Abb. 1.28).

Projektion in Außenrotation Bei supinierter Hand und leicht abduziertem Arm kommt die Ebene der Epikondylen parallel zur Röntgenplatte zu liegen. Zur Darstellung kommen das glenohumerale Gelenk mit seiner Relation zum subakromialen Raum ebenso wie das Tub. majus und der Ansatz der Supraspinatussehne am Humerus.

Projektion in neutraler Position Mit den Handflächen dem Oberschenkel anliegend steht nun die Epikondylenebene in einem Winkel von 45° zur Röntgenplatte, und der Humeruskopf ist in Neutralstellung. Hierbei kommt das Tub. majus mit dem posterioren Ansatz der Supraspinatussehne zur Darstellung.

Projektion in Innenrotation Bei gebeugtem Ellenbogen und innenrotiertem Arm liegt nun die Achse der Epikondylen senkrecht zur Röntgenplatte. Der Oberarm wird abduziert. Diese Projektion zeigt den subakromialen Raum und den Ansatzbereich des M. subscapularis am Tuberculum minus ebenso wie eine eventuell vorhandene Hill-Sachs-Läsion [45, 88].

Abduktionsaufnahme Mit der Abduktionsaufnahme ist es möglich, den Teil der glenohumeralen Beweglichkeit am Gesamtbewegungsausmaß der Schulterabduktion zu dokumentieren. Weiterhin kann mit Hilfe dieser Aufnahmetechnik das Akromioklavikulargelenk gut überlagerungsfrei dargestellt werden (Abb. 1.29).
Technik: Der Patient steht parallel zur Röntgenkassette. Die betroffene Schulter wird bei gebeugtem Ellenbogen um 90° abduziert. Im ap-Strahlengang wird der Zentralstrahl auf den Proc. coracoideus zentriert.

Die Aufnahme nach Leclercq Normalerweise kommt der Humeruskopf auf einer ap-Aufnahme in der Gelenkpfanne zentriert zur Darstellung. Bei Vorliegen einer Rotatorenmanschettenruptur zeigt sich ein Höhertreten des Kopfes, wenn der Patient nach Aufforderung den Arm aktiv gegen Widerstand anhebt [133].

Der Sulcus intertubercularis (superoinferiore Projektion) Die Anatomie des Sulcus bicipitalis kann mit Hilfe der Aufnahme nach Fisk [61] dargestellt werden.
Der Patient steht über den Röntgentisch geneigt und hält den im Ellenbogen gebeugten und supinierten Unterarm auf dem Tisch. Die Röntgenkassette liegt auf dem Unterarm und wird von der supinierten Hand gehalten. Zusätzlich kann die Kassette eventuell mit Sandsäcken oder Tüchern abgestützt werden, so daß eine exakte horizontale Lage erreicht wird. Der Patient beugt sich nun so, daß die Humeruslängsachse in einem nach hinten offenen Winkel von 10° bis 15° geneigt ist. Der Sulcus intertubercularis wird durch Palpation identifiziert und seine Position markiert. Der Zentralstrahl richtet sich parallel zum markierten Bereich (Abb. 1.30). Man erhält eine überlagerungsfreie Projektion des Sulcus intertubercularis [47] (Abb. 1.31).
Ausgiebige Studien über die normale Anatomie sowie über pathologische Veränderungen des Sulcus intertubercularis liegen von Cone et al. vor [29] (Abb. 1.32, 1.33).

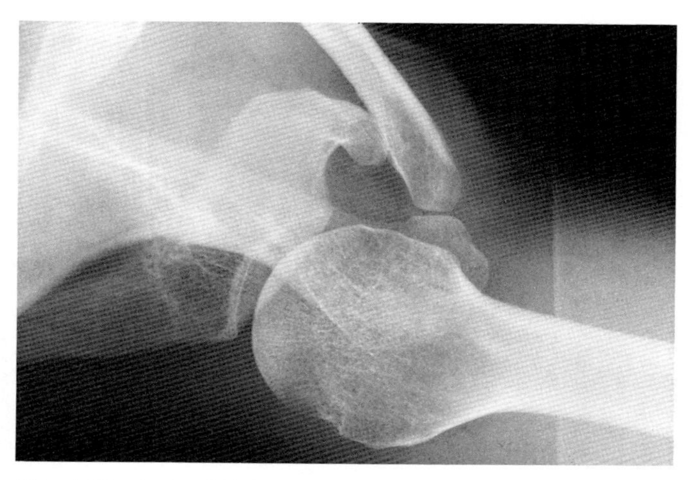

Abb. 1.29 In der 90°-Abduktionsaufnahme kommt das AC-Gelenk in der Regel überlagerungsfrei zur Darstellung.

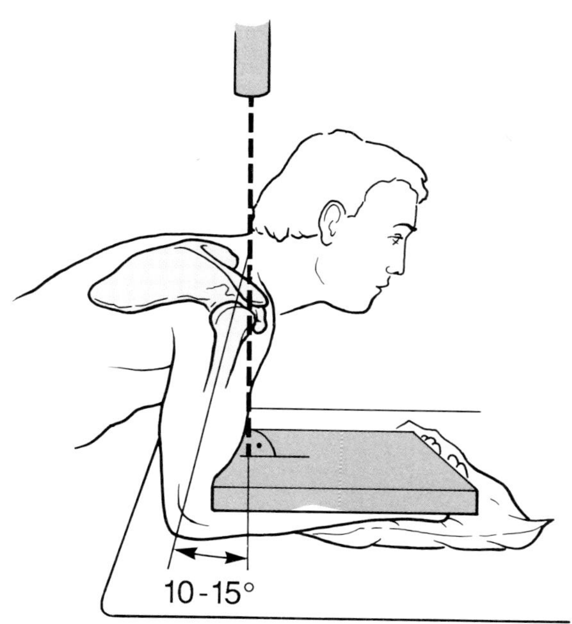

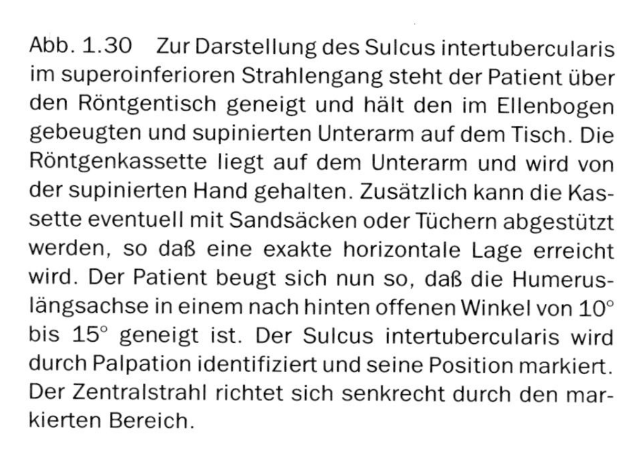

Abb. 1.30 Zur Darstellung des Sulcus intertubercularis im superoinferioren Strahlengang steht der Patient über den Röntgentisch geneigt und hält den im Ellenbogen gebeugten und supinierten Unterarm auf dem Tisch. Die Röntgenkassette liegt auf dem Unterarm und wird von der supinierten Hand gehalten. Zusätzlich kann die Kassette eventuell mit Sandsäcken oder Tüchern abgestützt werden, so daß eine exakte horizontale Lage erreicht wird. Der Patient beugt sich nun so, daß die Humeruslängsachse in einem nach hinten offenen Winkel von 10° bis 15° geneigt ist. Der Sulcus intertubercularis wird durch Palpation identifiziert und seine Position markiert. Der Zentralstrahl richtet sich senkrecht durch den markierten Bereich.

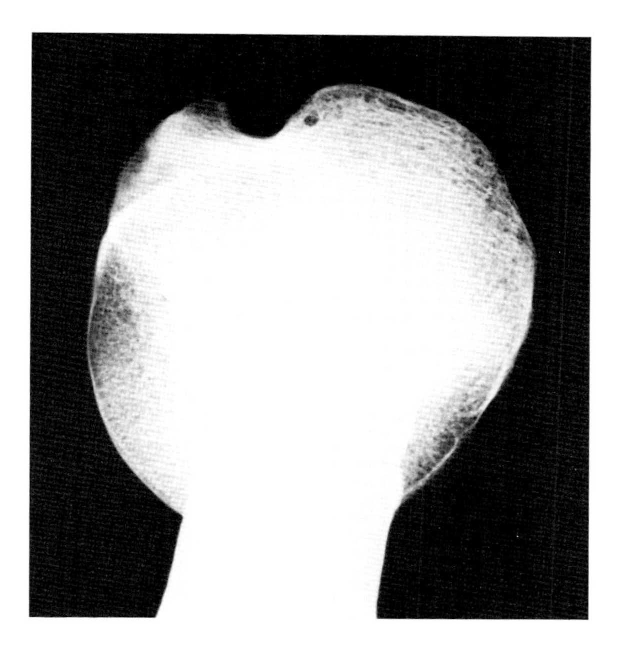

Abb. 1.31 Darstellung des normalen Sulcus intertubercularis.

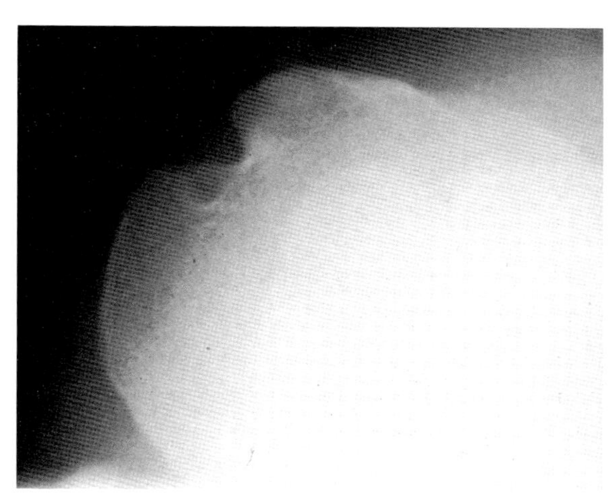

Abb. 1.32 In der Sulcus-Aufnahme kleine Zyste im Bereich des Tuberculum majus.

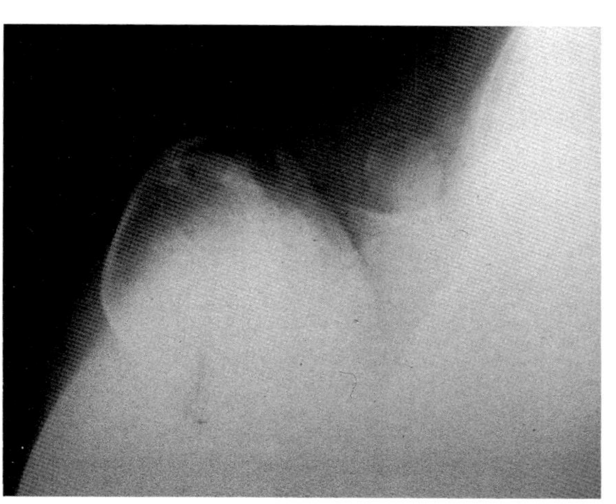

Abb. 1.33 Spangenförmige Verkalkungen des Sulcus intertubercularis in der Sulcus-Aufnahme.

Der Sulcus intertubercularis (inferosuperiore Projektion) Eine in der praktischen Ausführung noch einfachere Methode ist die folgende:
Der Patient liegt auf dem Rücken. Der betroffene Arm ist leicht abduziert und liegt mit außenrotiertem Oberarm der Unterlage auf. Der Röntgenstrahl verläuft parallel der Humerusachse und wird auf die Vorderkante des Humeruskopfes zentriert. Die Röntgenplatte liegt der betroffenen Schulter von oben an und wird dort eventuell vom Patienten gehalten (Abb. 1.34).
Beide Formen der Sulcusdarstellung liefern jedoch nur dann verläßliche Befunde, wenn der Zentralstrahl exakt tangential durch den tiefsten Punkt des Sulcus verläuft. Die klinische Erfahrung zeigt, daß dies in vielen Fällen nicht erreicht wird und daher oft verprojizierte und schlecht beurteilbare Bilder resultieren. Für den Fall, daß die Darstellung des Sulcus von therapeutischem Interesse ist, empfiehlt sich daher die Einstellung unter Durchleuchtungskontrolle. Bei entsprechender Erfahrung liefert jedoch auch die sonographische Darstellung die gewünschten Informationen.

Darstellung des subakromialen Raumes Der subakromiale Raum kann gut mit Hilfe der von Burns und Lockie [47] angegebenen Technik dargestellt werden. Der Patient befindet sich in gleicher Stellung wie bei der ap-Aufnahme in Außenrotation. Der Zentralstrahl ist jedoch um 50° fußwärts geneigt. Verkalkungen im Bereich des korakoakromialen Ligamentes kommen gut zur Darstellung.

Darstellung des Processus coracoideus Eine inferosuperiore Projektion zeigt die Kontur des Proc. coracoideus. Der Patient liegt auf dem Rücken. Die Arme sind angelegt. Die Röntgenkassette kommt unter der Schulter des Patienten etwa 3 bis 5 cm proximal des Proc. coracoideus zu liegen. Bei supinierter Hand wird der Arm leicht abduziert. Der auf den Proc. coracoideus gerichtete Zentralstrahl ist mit einem Winkel von 15° bis 30° gegen den Kopf geneigt (Abb. 1.35). Bei Patienten mit runden Schultern sollte dieser größer sein als bei flacher Anatomie.

Supraspinatus-Tunnel-Aufnahme Mit Hilfe dieser Röntgeneinstellung kann die Form des Akromions in der sagittalen Ebene dargestellt werden [13, 156]. Hierbei steht der Patient schräg seitlich, so daß der Corpus scapulae senkrecht zur Röntgenkassette steht. Die Spina scapulae ist parallel zum Fußboden eingestellt. Der Humerus befindet sich in Neutralrotation. Nun wird der Zentralstrahl 15° nach kaudal gerichtet und auf das AC-Gelenk zentriert. Mit Hilfe dieser Technik gelingt die Darstellung des korakoakromialen Bogens mit dem darunterliegenden Tunnel der Supraspinatussehne. Hiermit können Veränderungen der Akromionvorderkante erfaßt werden (Abb. 1.36). Bigliani [13] hat mit Hilfe dieser Aufnahmetechnik drei Akromiontypen differenziert: Typ I mit einem flachen Akromion, Typ II mit einem gebogenen Akromion und Typ III mit einer anterioren nach inferior gerichteten Nase (Abb. 1.37).

Rockwood-Aufnahme Da durch Routine-ap-Aufnahmen in der Regel keine Verkalkungen des Lig. coracoacromiale oder inferiore Osteophyten am Akromion dargestellt werden können, gibt Rockwood [204] die 30°-Kaudalaufnahme an. Hierbei wird am stehenden Patienten eine ap-Aufnahme mit 30° kaudal gerichtetem Zentralstrahl durchgeführt. Damit sind nach Angaben der Autoren pathologische Veränderungen am anterioren Schulterdach einfacher zu erfassen als mit der Supraspinatus-Tunnel-Aufnahme (Abb. 1.38).

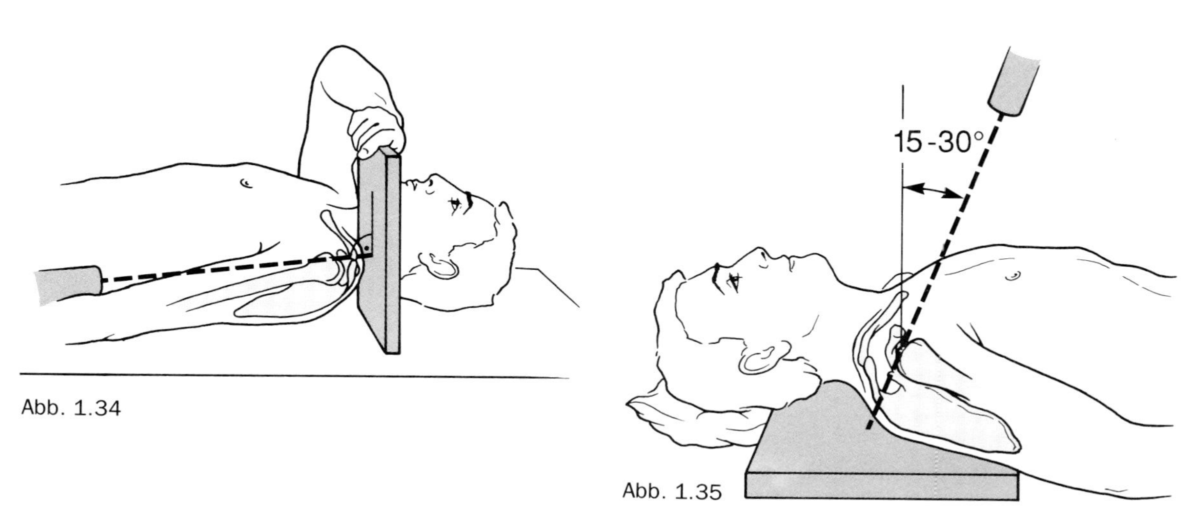

Abb. 1.34 Zur Darstellung der Sulcus intertubercularis im inferosuperioren Strahlengang liegt der Patient auf dem Rücken. Der betroffene Arm ist leicht abduziert und liegt mit außenrotiertem Oberarm der Unterlage auf. Der Röntgenstrahl verläuft parallel zu der Humerusachse und wird auf die Vorderkante des Humeruskopfes zentriert. Die Röntgenplatte liegt der betroffenen Schulter von oben an und wird dort eventuell vom Patienten gehalten.

Abb. 1.35 Zur Darstellung des Processus coracoideus liegt der Patient mit angelegten Armen auf dem Rücken. Die Röntgenkassette kommt unter der Schulter des Patienten etwa 3 bis 5 cm proximal zum Proc. coracoideus zu liegen. Bei supinierter Hand wird der Arm leicht abduziert. Der auf den Proc. coracoideus gerichtete Zentralstrahl ist mit einem Winkel von 15° bis 30° gegen den Kopf geneigt.

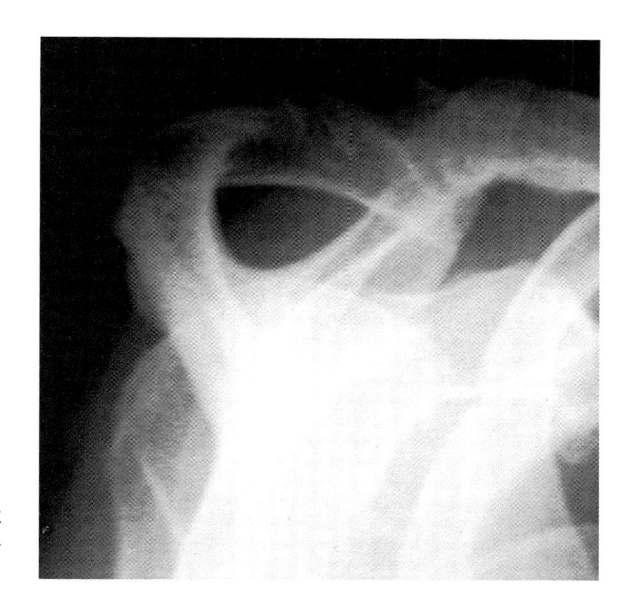

Abb. 1.36 In der Supraspinatus-Tunnelaufnahme läßt sich die Form des Akromions beurteilen. Hier ein Akromion mit einem anteroinferioren Haken.

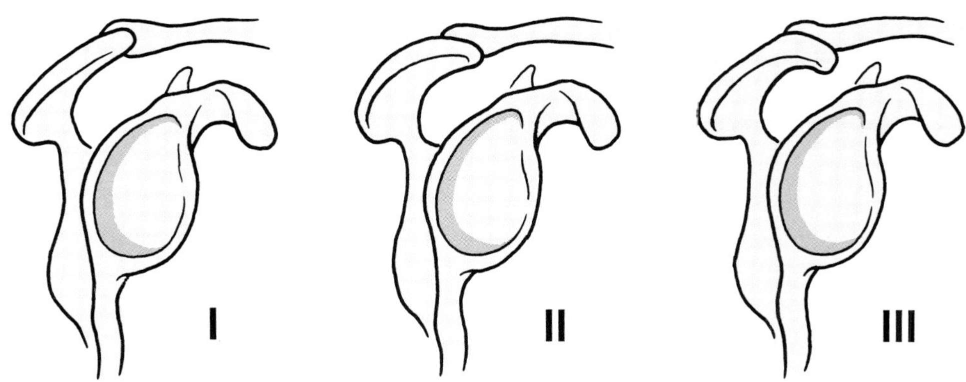

Abb. 1.37 Mit Hilfe der Supraspinatus-Tunnelaufnahme können drei unterschiedliche Akromiontypen differenziert werden: Typ I mit einem flachen Akromion, Typ II mit einem gebogenen Akromion und Typ III mit einer anterioren, nach inferior gerichteten Nase.

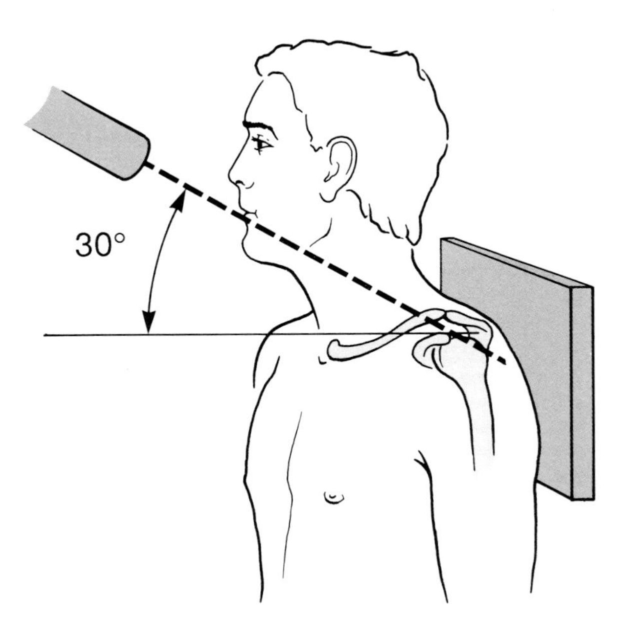

Abb. 1.38 Inferiore Osteophyten am Akromion und Verkalkungen am Lig. coracoacromiale können durch die von Rockwood angegebene Technik gut dokumentiert werden. Hierbei wird am stehenden Patienten eine ap-Aufnahme mit einem um 30° kaudal gerichtetem Zentralstrahl durchgeführt.

SPEZIELLE AUFNAHMEN BEI SCHMERZHAFT FIXIERTEM GELENK

In manchen Fällen ist es aufgrund einer schmerzhaften Fixierung des Schultergelenkes bei einer Luxation oder einer Fraktur nicht möglich, den Patienten für eine routinemäßige axiale Aufnahme zu plazieren. In solchen Fällen bietet sich eine der folgenden Aufnahmen für die zweite Ebene an.

Die transthorakale laterale Aufnahme des Schultergelenkes Bei sitzendem oder stehendem Patienten wird die laterale Seite der betroffenen Schulter der Röntgenplatte angelegt und der gegenseitige Arm angehoben, so daß der supinierte Unterarm dem Kopf aufliegt. Der Oberkörper wird leicht nach hinten gedreht. Der Zentralstrahl wird geradewegs senkrecht zwischen Wirbelsäule und Sternum auf den Röntgenfilm gerichtet und ist auf einen Punkt direkt unterhalb des Proc. coracoideus zentriert (Abb. 1.39).
Aufgrund der Vielzahl der sich überlagernden Strukturen ist diese Röntgenprojektion schwierig zu interpretieren. Hier bieten die von Moloney [47] angegebenen Hilfslinien jedoch eine wertvolle Unterstützung, um die Position des Humeruskopfes in Relation zur Gelenkpfanne zu bestimmen. Der normal konfigurierte skapulohumerale Bogen (Moloney's Line), der durch den Humerusschaft und die axillare Begrenzung der Skapula gebildet wird, zeigt einen runden, glatten und ununterbrochenen Verlauf. Im Falle einer posterioren Luxation des Humeruskopfes ist der Verlauf weitaus spitzwinkeliger. Bei anteriorer Luxation zeigt sich ein sehr offener Winkel (Abb. 1.40).

Die laterale Aufnahme des gh-Gelenkes (Y-Projektion) Eine weitere Technik zur Darstellung der zweiten Ebene bei schmerzhaft fixierter Schulter ist die laterale Y-Aufnahme [209]. Hierbei kann die schmerzhaft fixierte Schulter in einer Schlinge in Innenrotation verbleiben. Der Patient steht seitlich mit der betroffenen Schulter zur Röntgenkassette. Der Körper des Patienten und die betroffene Schulter bilden somit einen Winkel von etwa 60°. Die Kassette wird im anterolateralen Bereich der betroffenen Schulter positioniert. Der Zentralstrahl richtet sich tangential entlang der posterolateralen Brustkorbbegrenzung in einer Linie mit der Spina scapulae und senkrecht auf die Kassette. Hierdurch wird eine streng laterale Aufnahme der Skapula und somit auch des glenohumeralen Gelenkes erreicht (Abb. 1.41).

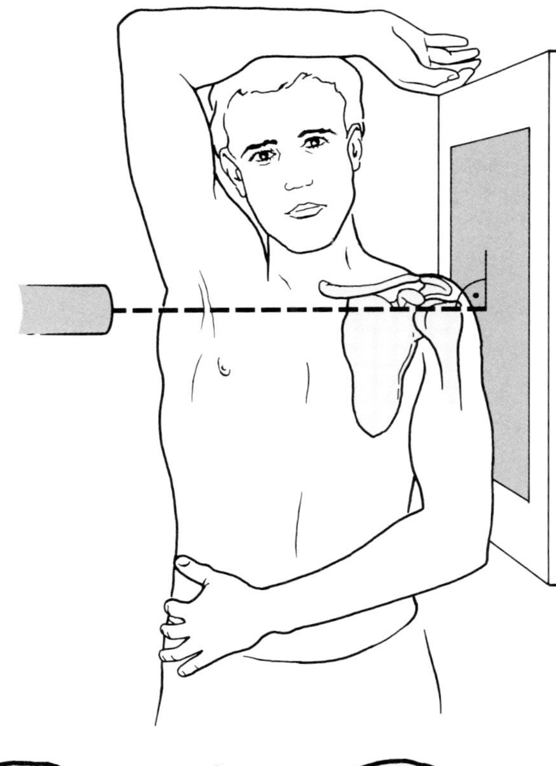

Abb. 1.39 Bei sitzendem oder stehendem Patienten wird die laterale Seite der betroffenen Schulter der Röntgenplatte angelegt und der gegenseitige Arm angehoben, so daß der supinierte Unterarm dem Kopf aufliegt. Der Oberkörper wird leicht nach hinten gedreht. Der Zentralstrahl wird geradewegs senkrecht zwischen Wirbelsäule und Sternum auf den Röntgenfilm gerichtet und ist auf einen Punkt direkt unterhalb des Proc. coracoideus zentriert.

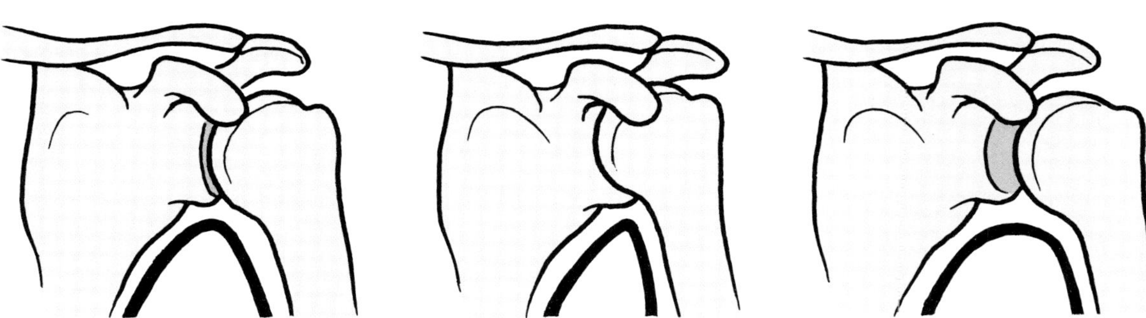

Abb. 1.40 Wegen der Vielzahl der sich überlagernden Strukturen ist die transthorakal-laterale Röntgenprojektion schwierig zu interpretieren. Die von MOLONEY angegebenen Hilfslinien bieten jedoch eine wertvolle Unterstützung, um die Position des Humeruskopfes in Relation zur Gelenkpfanne zu bestimmen. Der normal konfigurierte skapulohumerale Bogen (Moloney's Line), der durch den Humerusschaft und die axilläre Begrenzung der Skapula gebildet wird, zeigt einen runden, glatten und ununterbrochenen Verlauf. Im Falle einer posterioren Luxation des Humeruskopfes ist der Verlauf weitaus spitzwinkeliger. Bei anteriorer Luxation zeigt sich ein sehr offener Winkel.

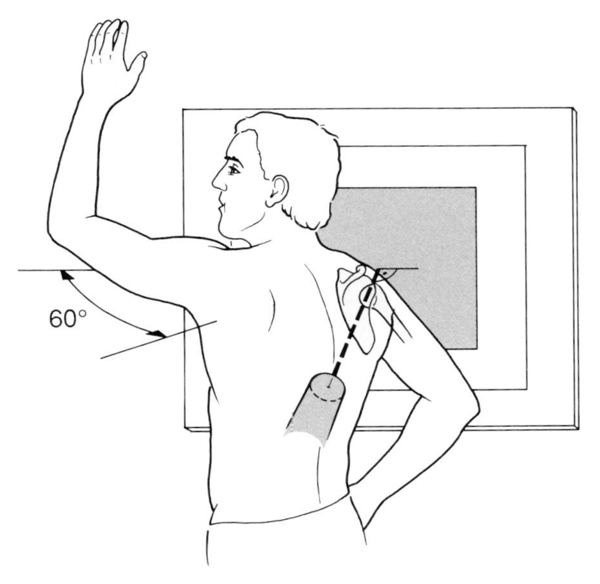

Abb. 1.41 Bei schmerzhaft fixierter Schulter ist die laterale Y-Aufnahme geeignet, um eine zweite Ebene zu erhalten. Der Patient steht seitlich mit der betroffenen Schulter zur Röntgenkassette. Hierbei bilden der Körper des Patienten und die betroffene Schulter einen Winkel von etwa 60°. Die Kassette wird im anterolateralen Bereich der betroffenen Schulter positioniert. Der Zentralstrahl richtet sich tangential entlang der posterolateralen Brustkorbbegrenzung in einer Linie mit der Spina scapulae und senkrecht auf die Kassette.

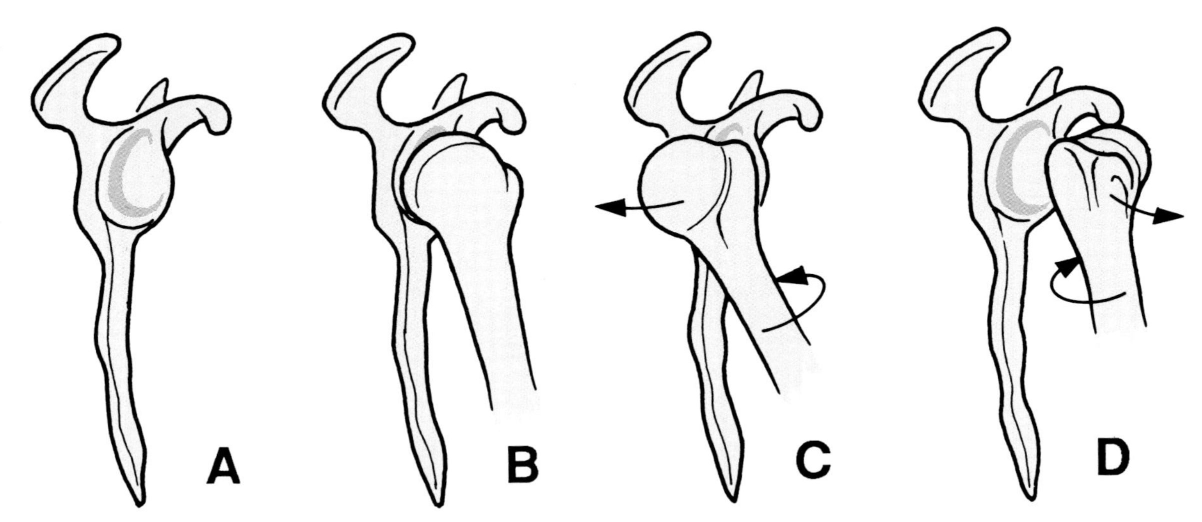

Abb. 1.42 Mit Hilfe der lateralen Y-Aufnahme wird eine streng laterale Aufnahme der Skapula und somit auch des glenohumeralen Gelenkes erreicht. Die Skapula stellt sich vergleichbar einem Y dar, wobei der Skapulakörper den unteren Schenkel bildet. Die beiden oberen Schenkel des Buchstabens werden aus dem Proc. coracoideus vorne und der Spina und dem Akromion hinten gebildet (A). Im Zentrum dieser drei Linien liegt die Fossa glenoidalis, in welcher bei normaler Anatomie der Humeruskopf zentriert dargestellt wird (B). Bei Vorliegen einer anterioren Luxation stellt sich der Humeruskopf unterhalb des Proc. coracoideus vor der Fossa glenoidalis dar (D). Bei Vorliegen einer posterioren Luxation zeigt er sich in Beziehung zur Gelenkpfanne nach hinten verschoben (C).

Diese Einstellung demonstriert die Relation des Humeruskopfes zu der Gelenkpfanne. Die Skapula stellt sich einem Y vergleichbar dar, wobei der Skapulakörper den unteren Schenkel bildet. Die beiden oberen Schenkel des Buchstabens werden aus dem Proc. coracoideus vorn sowie der Spina und dem Akromion hinten gebildet. Im Zentrum dieser drei Linien liegt die Fossa glenoidalis, in welcher bei normaler Anatomie der Humeruskopf zentriert dargestellt wird. Bei Vorliegen einer anterioren Luxation stellt sich der Humeruskopf unterhalb des Proc. coracoideus vor der Fossa glenoidalis dar. Bei Vorliegen einer posterioren Luxation zeigt er sich in Relation zur Gelenkpfanne nach hinten verschoben (Abb. 1.42).
Weiterhin werden mit dieser Aufnahme dislozierte Frakturen im Bereich des Tuberculum majus erfaßt. Frakturen der anterioren oder posterioren Glenoidbegrenzung sind hiermit jedoch nicht festzustellen.
Die Kombination von Y-Aufnahme, ap-Aufnahme und axillarer Aufnahme ergibt eine Darstellung in senkrecht zueinander stehenden Ebenen und somit den maximalen Informationsgewinn bezüglich der Lokalisation von Frakturfragmenten.

Velpeau-Aufnahme Bloom und Obata [15] modifizierten die axillare Aufnahme zur sogenannten Velpeau-Aufnahme dahingehend, daß der Patient bei traumatisiertem Schultergelenk und Immobilisation der betroffenen Schulter in einer Schlinge einer axillaren Aufnahme zugeführt werden kann, ohne daß eine Abduktion des Armes durchgeführt werden muß.
Der Patient steht mit angelegtem Velpeau-Verband oder einer Armschlinge mit dem Rücken zum Röntgentisch und lehnt den Oberkörper um etwa 30° zurück, so daß sich die betroffene Schulter über der auf dem Tisch plazierten Kassette befindet. Der Zentralstrahl ist von kranial nach kaudal gerichtet und auf das glenohumerale Gelenk zentriert (Abb. 1.43).
Mit dieser Technik ist ebenfalls die Relation des Humeruskopfes zur Glenoidpfanne sehr gut beurteilbar. Es kommt jedoch zu einer deutlichen Verzerrung der Größenverhältnisse von Humeruskopf und Fossa glenoidalis. Aus diesem Grunde ist die Interpretation

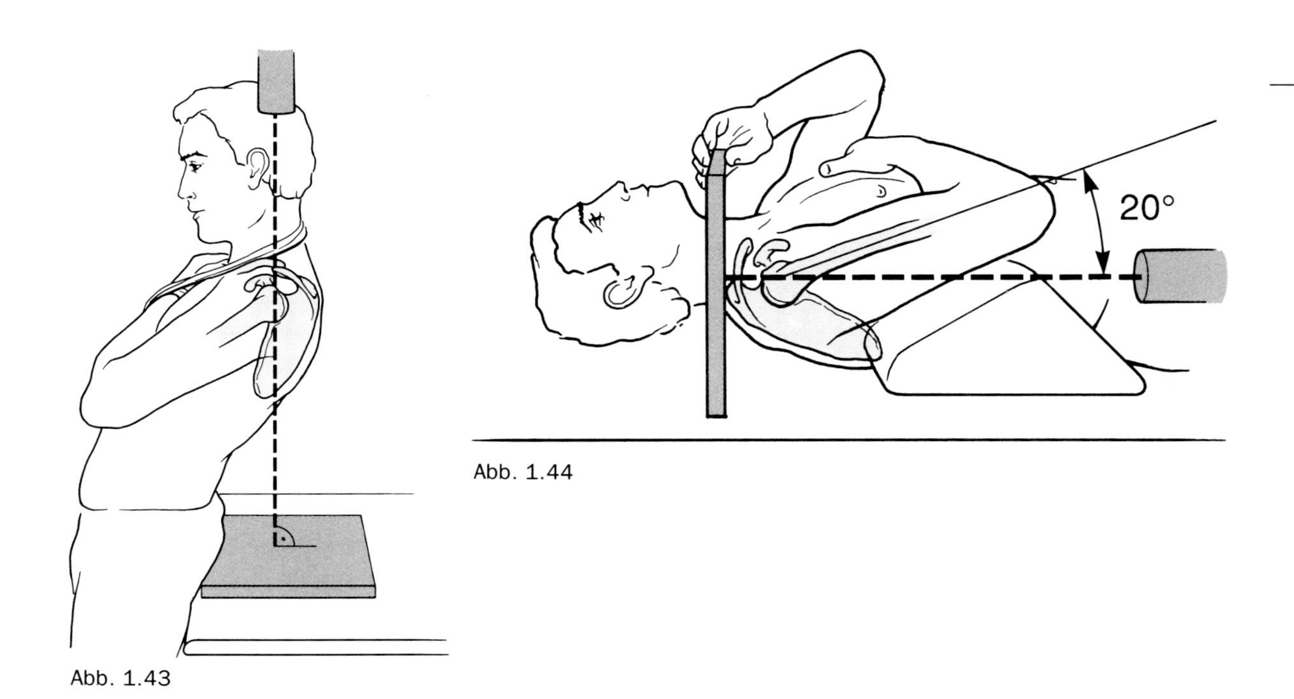

Abb. 1.43 Bei der Velpeau-Aufnahme steht der Patient mit angelegtem Velpeau-Verband oder einer Armschlinge mit dem Rücken zum Röntgentisch und lehnt den Oberkörper um etwa 30° zurück, so daß sich die betroffene Schulter über der auf dem Tisch plazierten Kassette befindet. Der Zentralstrahl ist von kranial nach kaudal gerichtet und auf das glenohumerale Gelenk zentriert.

Abb. 1.44 Bei der Aufnahme nach Cuillio befindet sich der Patient in Rückenlage. Der Arm ist nach innen rotiert und der Ellenbogen mit röntgentransparentem Material unterlegt, so daß eine Flexion von etwa 20° im Schultergelenk resultiert. Der Röntgenstrahl ist durch die Axilla auf das AC-Gelenk zentriert. Hierbei kommt der anteroinferiore Glenoidrand besonders gut und überlagerungsfrei zur Darstellung.

dieser Aufnahme gewöhnungsbedürftig. Die Beurteilbarkeit hinsichtlich einer eventuell vorliegenden Luxation ist allerdings nicht beeinflußt.

Axillare Aufnahme nach Cuillo Eine andere Modifikation einer axillaren Aufnahme wurde von Cuillo [24] und Tietge [229] beschrieben. Bei dieser Aufnahmetechnik kann der traumatisierte Patient den Arm in einer Schlinge tragen und gleichzeitig im Liegen untersucht werden. Dies ist gerade bei polytraumatisierten Patienten von großem Vorteil. Der Patient befindet sich in Rückenlage. Der Arm ist nach innen rotiert und der Ellenbogen mit röntgentransparentem Material unterlegt, so daß eine Flexion von etwa 20° im Schultergelenk resultiert. Der Röntgenstrahl ist durch die Axilla auf das AC-Gelenk zentriert [203, 204]. Hierbei kommt der anteroinferiore Glenoidrand besonders gut und überlagerungsfrei zur Darstellung (Abb. 1.44).
Der Vollständigkeit halber sollen auch die sogenannten Pendelaufnahmen von Corradi und DelMoro [33] sowie die stripp-axiale Aufnahme [90] genannt werden. Die letztgenannten Aufnahmen finden im deutschsprachigen Raum jedoch kaum Anwendung.

SPEZIELLE AUFNAHMEN BEI SCHULTERINSTABILITÄTEN

Im Rahmen einer traumatischen anterioren Schulterluxation kommt es in aller Regel auch zu sekundären knöchernen Veränderungen im Bereich der anteroinferioren Gelenkpfanne (Bankart-Läsion oder Kapselverkalkungen) und des posterolateralen Humeruskopfes (Hill-Sachs-Läsion). Beide Läsionen entziehen sich häufig auf Standardaufnahmen der Darstellung. Aus diesem Grund sind für die Dokumentation dieser Verän-

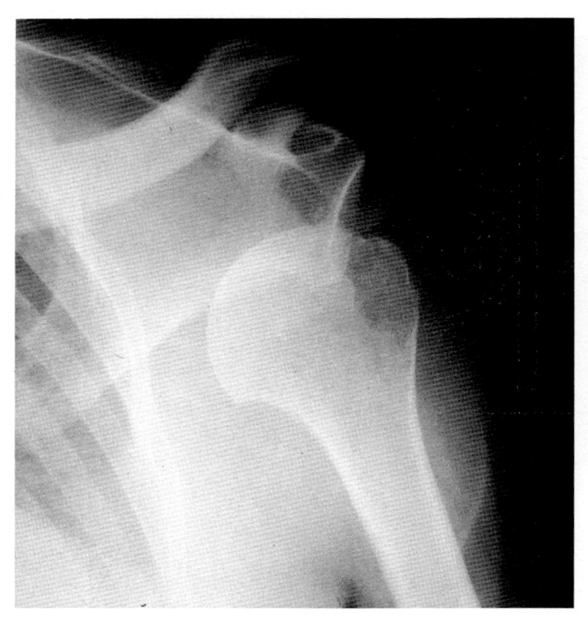

Abb. 1.45 Anteroinferiore glenohumerale Luxation mit ossärem Ausriß im Bereich des Tuberculum majus ohne Dislokation des Knochenfragmentes.

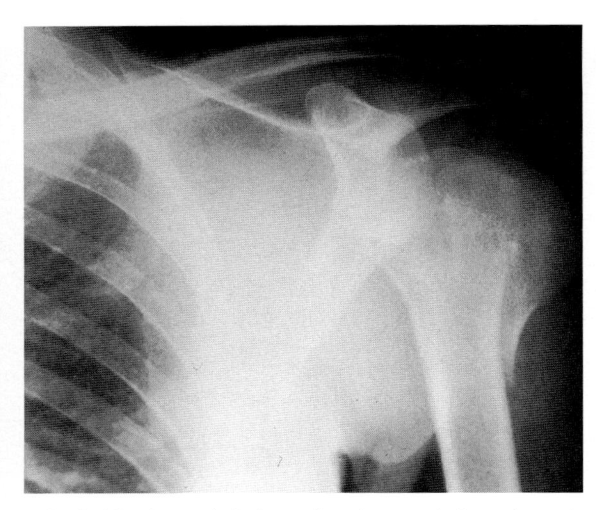

Abb. 1.46 Anteroinferiore glenohumerale Luxation mit ossärem Ausriß im Bereich des Tuberculum majus mit Dislokation des Knochenfragmentes.

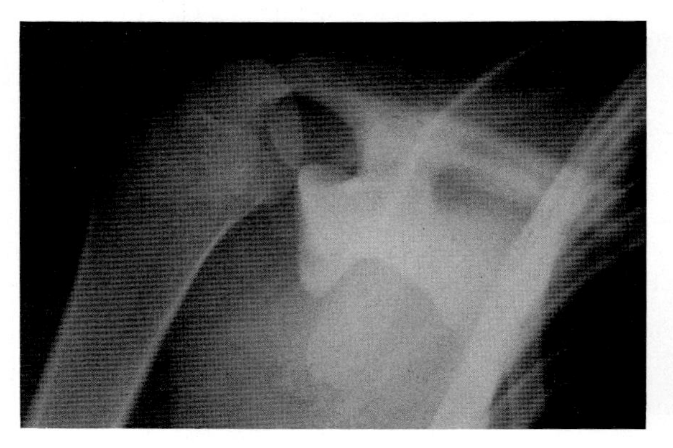

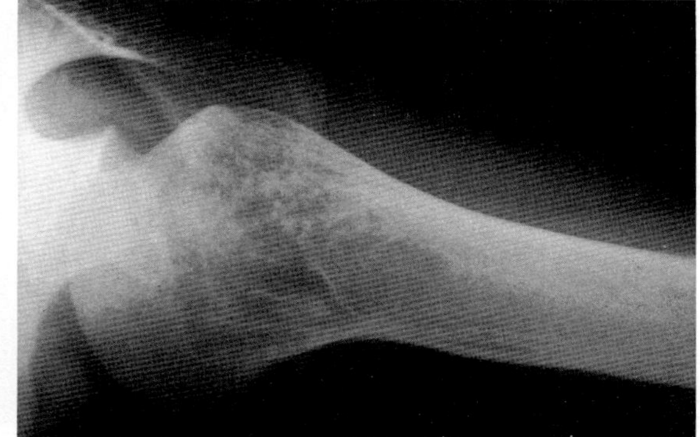

Abb. 1.47 Axiale Aufnahme mit dorsaler (links) und ventraler Luxation (rechts) des glenohumeralen Gelenkes.

derungen besondere Spezialaufnahmen notwendig. Dennoch sind auch bei instabilen Schultergelenken aus den Standardaufnahmen wichtige Hinweise zu gewinnen. Im akuten Stadium geben die ap-Unfallbilder sowohl Hinweise auf die Luxationsrichtung als auch auf begleitende Verletzungen (Abb. 1.45, 1.46). Insbesondere die axialen Aufnahmen sind im akuten Stadium unbedingt zu fordern. Nur hierdurch kann eine posteriore von einer anterioren Luxation sicher unterschieden werden (Abb. 1.47). Auch die verhakte Luxation kann mit den typischen Begleitverletzungen in der axialen Projektion sicher dokumentiert werden (Abb. 1.48).
Nach der Reposition oder bei rezidivierenden Instabilitäten gibt die ap-Aufnahme Informationen über ossäre Begleitverletzungen (Abb. 1.49, 1.50) sowie über eventuell vorliegende muskuläre Defizite (Abb. 1.51, 1.52) und sekundäre Omarthrosen (Abb. 1.53).
Die Standard-Axialaufnahme erlaubt jedoch nicht immer eine gute Beurteilung des anteroinferioren Pfannenanteiles (Bereich der Bankart-Läsion), weil in dieser Einstellung oft der obere Pfannenrand den unteren überlagert. Aus diesem Grund sind modifizierte axiale Aufnahmetechniken empfohlen worden.

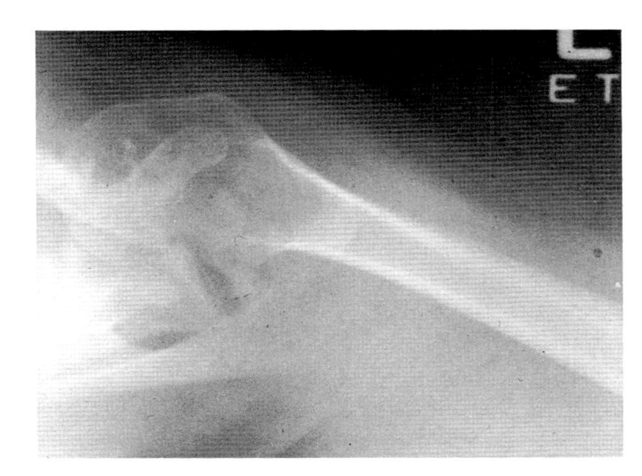

Abb. 1.48 Axiale Aufnahme bei ventraler glenohumeraler Luxation und deutlicher Hill-Sachs-Impressionsfraktur.

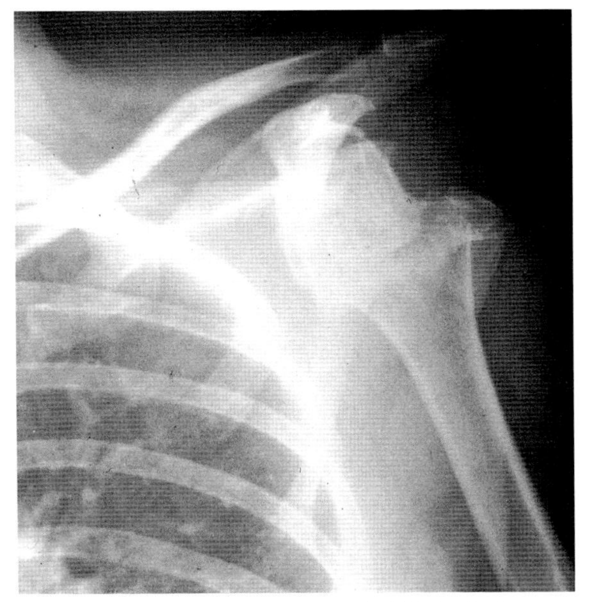

Abb. 1.49 Massive posterolaterale Hill-Sachs-Impressionsfraktur nach Schulterluxation.

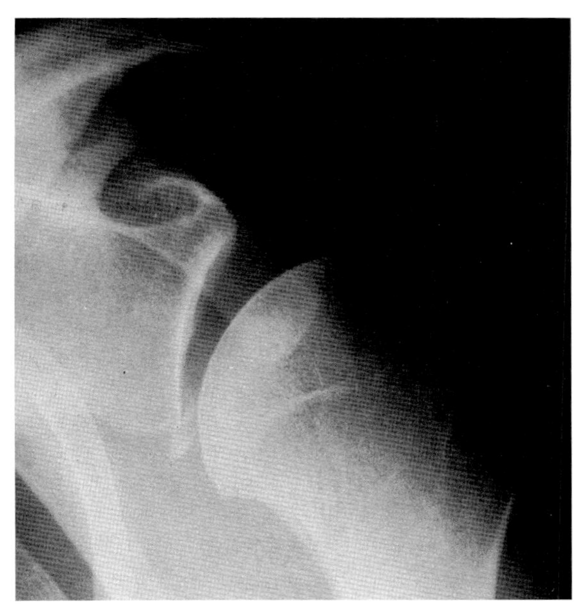

Abb. 1.50 Freier Gelenkkörper nach Schulterluxation.

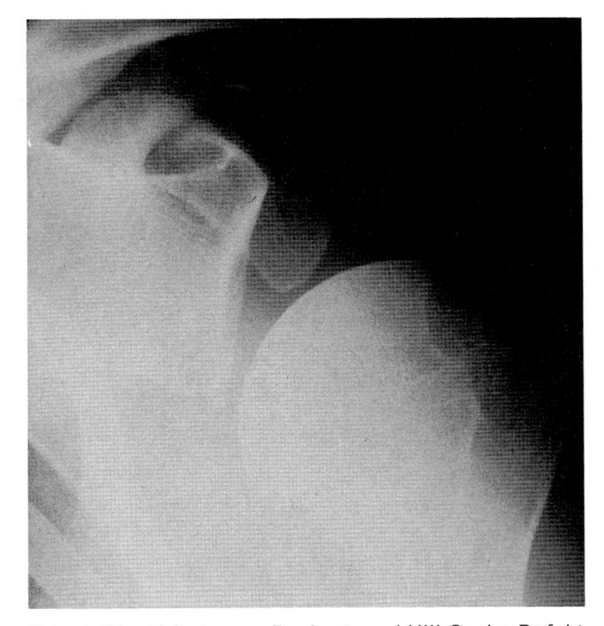

Abb. 1.51 Knöcherner Bankart- und Hill-Sachs-Defekt bei inferiorer Subluxation des glenohumeralen Gelenkes als Ausdruck der Axillaris-Läsion nach Schulterluxation.

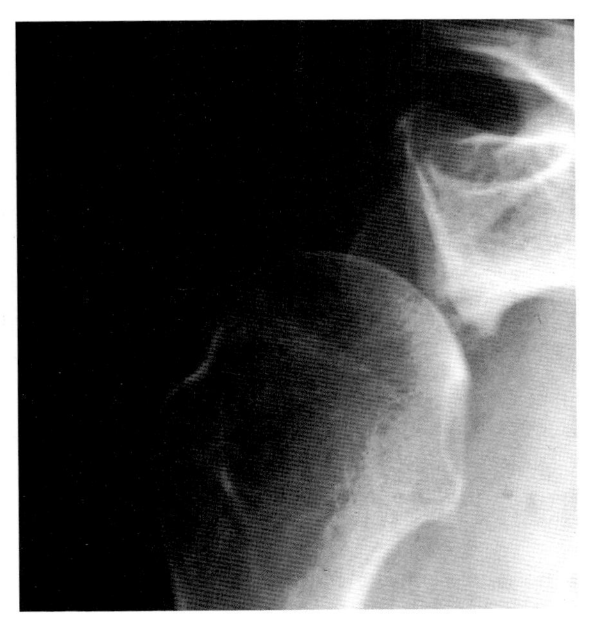

Abb. 1.52 Persistierende inferiore Subluxation und beginnende Omarthrose nach Schulterluxation mit Rotatorenmanschettenruptur.

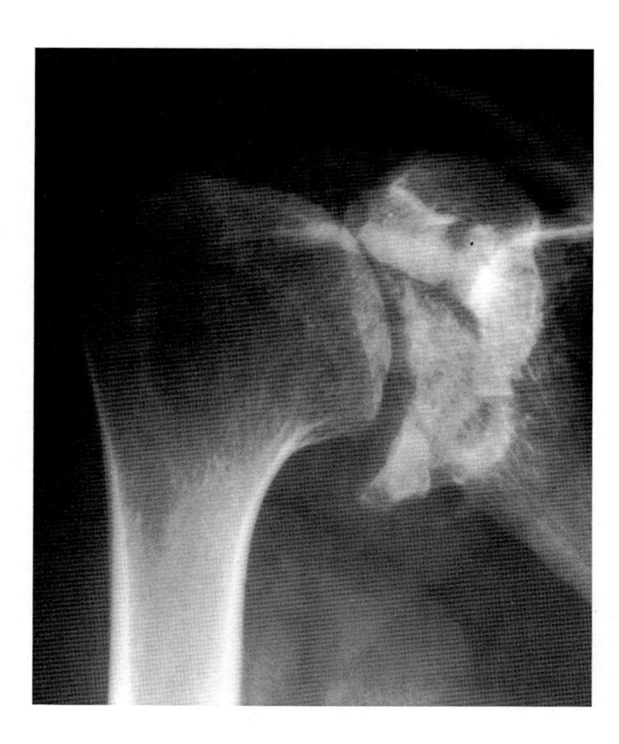

Abb. 1.53 Dislokationsarthropathie bei willkürlicher Schulterinstabilität nach mehrfachen Versuchen der operativen Stabilisierung.

West-Point-Aufnahme Diese Aufnahmetechnik wurde von Rokous, Feagin und Abbot beschrieben [205]. Es handelt sich um eine posteroanteriore Projektion, die den anteroinferioren Bereich des knöchernen Glenoidrandes gut zur Darstellung bringt. Der Patient liegt auf dem Bauch mit um 90° abduziertem Arm. Der im Ellenbogen gebeugte Unterarm hängt über dem Tischrand. Die betroffene Schulter ist um etwa 8 cm angehoben, der Kopf und der Hals sind zur Gegenseite geneigt, und die Kassette liegt der betroffenen Schulter von superior an. Der Röntgenstrahl ist in einem Winkel von je 25° nach unten und nach innen direkt auf die Axilla zentriert. Bei korrekter Ausführung erhält man eine tangentiale Darstellung des vorderen unteren Bereichs der knöchernen Fossa glenoidalis (Abb. 1.54). Patienten mit habitueller vorderer Schulterluxation zeigen in über 90% der Fälle Erosionen, Unregelmäßigkeiten oder Verkalkungen der Kapsel (Abb. 1.55) in diesem Bereich [47, 172].

Pfannenprofilaufnahme nach Bernageau Diese modifizierte axiale Aufnahme dient ebenfalls der Darstellung der anteroinferioren Glenoidbegrenzung. Der betroffene Arm wird bei dieser Technik maximal angehoben, um so den anteroinferioren Pfannenrand überlagerungsfrei zur Darstellung zu bringen. Bei dieser Technik liegt der Patient auf dem Rücken, der betroffene Arm ist um 70° bis 80° abduziert und mit 90° gebeugtem Ellenbogen um 30° außenrotiert. Die betroffene Schulter wird leicht angehoben und die Lendenwirbelsäule hyperlordosiert. Der Kopf wird zur kontralateralen Seite geneigt und die Röntgenkassette der betroffenen Schulter von kranial angelegt. Der Strahlengang verläuft von kaudal nach kranial, wobei der Zentralstrahl auf das glenohumerale Gelenk gerichtet ist. Durch die Abduktions-Außenrotationsstellung des Gelenkes ist immer die Gefahr einer Reluxation gegeben.

Die apikale schräge Projektion Die apikale schräge Aufnahme wurde von Garth et al. 1984 beschrieben [65]. Sie ist ebenfalls hilfreich bezüglich der Diagnose oder Fragestellung bei instabilen Schultergelenken. Der Patient sitzt, und die verletzte Schulter wird an die Röntgenkassette angelegt. So kann die verletzte Schulter ohne weiteres in einer Schlinge

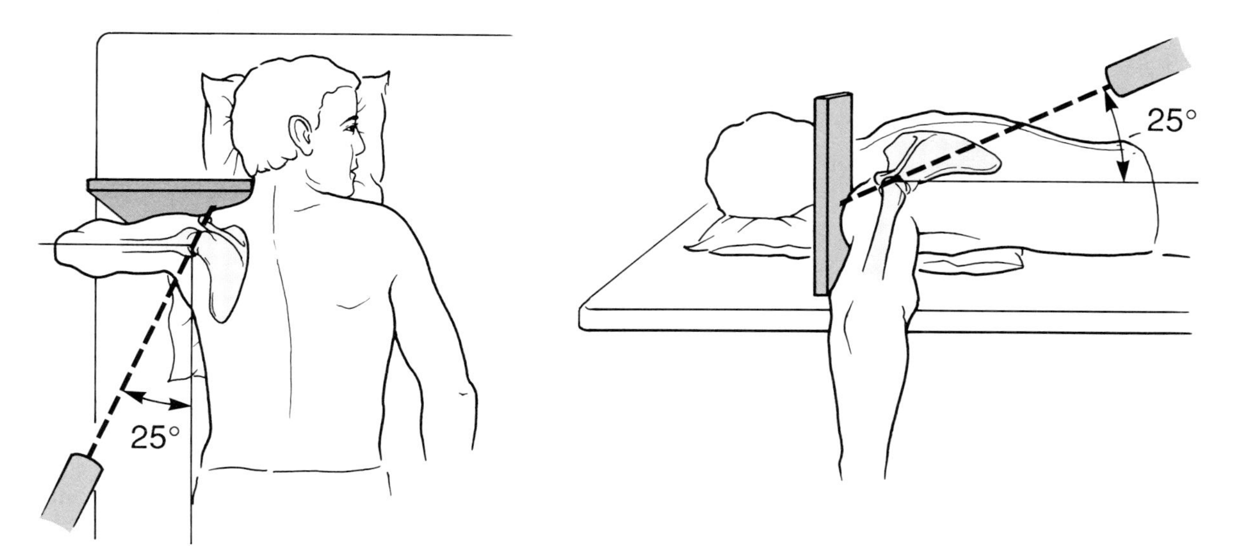

Abb. 1.54 Die West-Point-Aufnahme ist eine posteroanteriore Projektion. Der Patient liegt auf dem Bauch mit dem um 90° abduzierten Arm. Der im Ellenbogen gebeugte Unterarm hängt über dem Tischrand. Die betroffene Schulter ist um etwa 8 cm angehoben, der Kopf und der Hals sind zur Gegenseite geneigt, und die Kassette liegt der betroffenen Schulter von superior an. Der Röntgenstrahl ist in einem Winkel von je 25° nach unten und 25° nach innen direkt auf die Axilla zentriert. Bei korrekter Ausführung erhält man eine tangentiale Darstellung des vorderen unteren Bereichs der knöchernen Fossa glenoidalis.

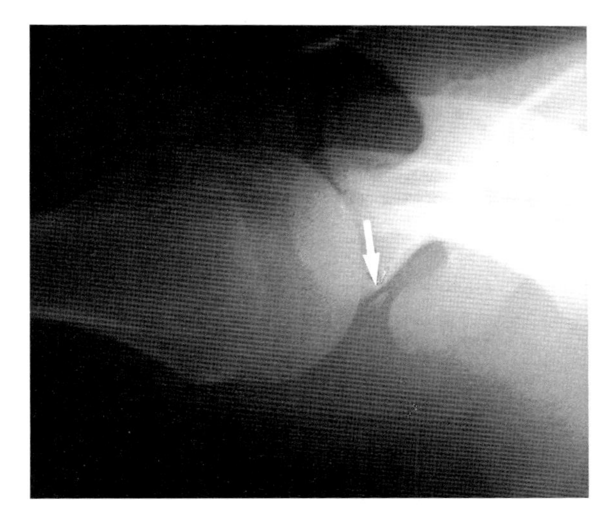

Abb. 1.55 Kleine knöcherne Bankart-Läsion am anteroinferioren Pfannenrand in der West-Point-Aufnahme.

immobilisiert bleiben. Durch Drehung des Oberkörpers um etwa 45° wird die Ebene des Schulterblattkörpers parallel zur Röntgenplatte eingestellt. Der Röntgenstrahl ist um ebenfalls 45° von kranial nach kaudal geneigt, so daß er parallel zum Skapulakörper verläuft, welcher bei ruhender und adduzierter Extremität in diesem Winkel zum Thorax eingestellt ist. Der Zentralstrahl ist auf die Basis des Proc. coracoideus ausgerichtet (Abb. 1.56). Bei der Interpretation der gewonnenen Röntgenaufnahme ist es hilfreich, sich an der Basis des Proc. coracoideus zu orientieren. Diese liegt zwischen vorderer und hinterer Begrenzung des Glenoids. Zur Darstellung kommen die vordere und hintere Begrenzung des knöchernen Glenoidrandes sowie intraartikuläre Frakturen. Auch von anderen Autoren wurde diese Technik verschiedentlich empfohlen [126].
Neben der Verletzung des anterioren Glenoids ist die posterolaterale Impressionsfraktur eine typische Begleiterscheinung der Schulterluxation. Die Erstbeschreibung dieser Impressionsfraktur erfolgte im Jahre 1832 durch Malgaigne [140]. Eve [97] beschrieb 1880 den Zusammenhang dieser Impressionsfraktur mit einer traumatischen anterioren Schulterluxation. Innerhalb der nächsten 20 Jahre wurde dieser Defekt in mehreren

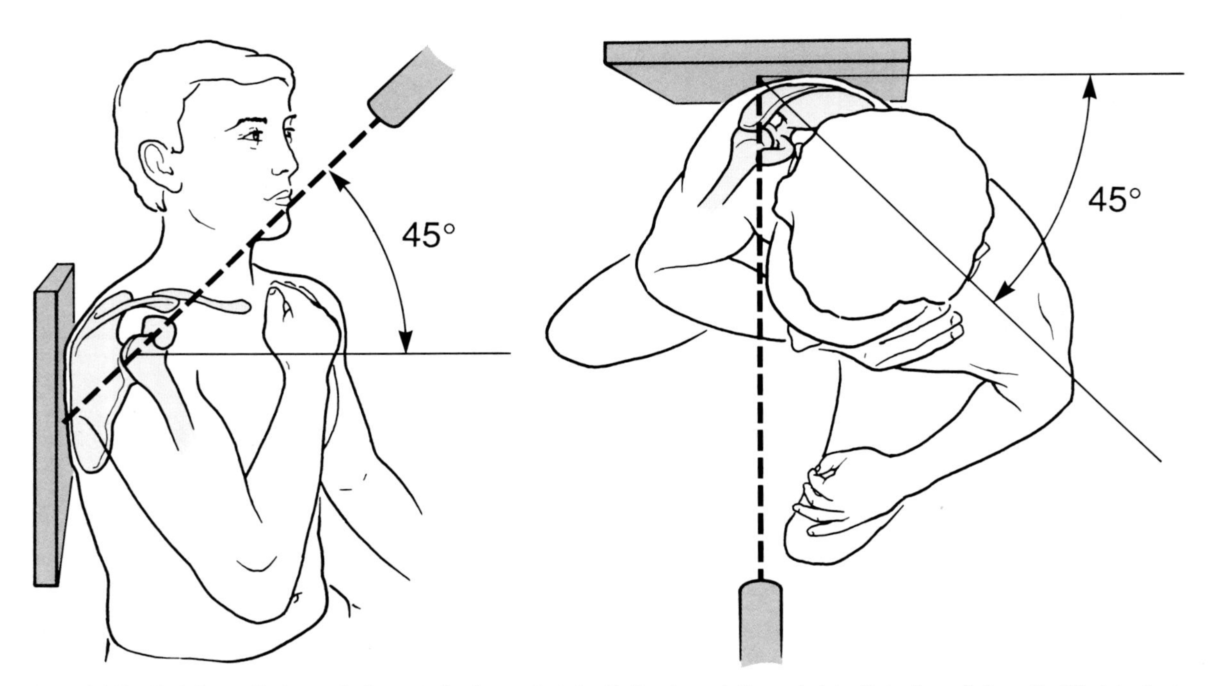

Abb. 1.56 Bei der apikalen schrägen Aufnahme sitzt der Patient, und die verletzte Schulter wird an die Röntgenkassette angelegt. So kann die verletzte Schulter ohne weiteres in einer Schlinge immobilisiert bleiben. Durch Drehung des Oberkörpers um etwa 45° wird die Ebene des Schulterblattkörpers parallel zur Röntgenplatte eingestellt. Der Röntgenstrahl ist um ebenfalls 45° von kranial nach kaudal geneigt, so daß er somit parallel zum Skapulakörper verläuft, welcher bei ruhender und adduzierter Extremität mit diesem Winkel zum Thorax eingestellt ist. Der Zentralstrahl ist auf die Basis des Proc. coracoideus ausgerichtet.

Fallbeschreibungen bei Patienten mit rezidivierenden Luxationen beschrieben [6, 7, 19, 36, 56, 88, 95, 119, 161, 180, 185]. 1925 veröffentlichte Pilz [97] die radiologische Darstellung dieses Defektes. 1934 dokumentierte Hermodsson [86] erstmals diesen Humeruskopfdefekt in direktem Zusammenhang mit einer anterioren Schulterluxation. Erst Hill und Sachs [88] erkannten den exakten Pathomechanismus mit der Kompression des posterolateralen Anteiles des Humeruskopfes bei der anteroinferioren Schulterluxation und der daraus resultierenden Kompressionsfraktur an typischer Stelle. Die Diagnose einer Hill-Sachs-Läsion ist oft schwierig; darauf weist bereits die Vielzahl beschriebener radiologischer Techniken hin [75, 178].
Zur Darstellung von Hill-Sachs-Läsionen sind die Standard-Aufnahmen ebenfalls nicht geeignet. Aus diesem Grund haben sich auch hierzu verschiedene Spezialaufnahmen etabliert.

ap-Aufnahme in 60°-Innenrotation Die wahrscheinlich einfachste Röntgenaufnahme, um eine Hill-Sachs-Läsion darzustellen, ist die Technik nach Adams [1]. Hierbei wird eine ap-Aufnahme in maximaler Innenrotation durchgeführt, da die posterolateral gelegene Impressionsfraktur des Humeruskopfes nur in Innenrotation des Armes profilgebend wird. Aufgrund verschiedener Untersuchungen [197] hat sich die Innenrotation von 60° am besten bewährt, um die Hill-Sachs-Läsion in der Längsausdehnung darzustellen (Abb. 1.57).
Technik: Da bei dieser Aufnahme nicht die orthograde Darstellung des glenohumeralen Gelenkes erfolgt, sondern die posterolaterale Kontur des Humeruskopfes dargestellt werden soll, steht der Patient mit dem Rücken zur Röntgenkassette. Im rechten Winkel zur Frontalebene des Körpers erfolgt die Zentrierung des Zentralstrahles auf den Proc. coracoideus. Bei 90°-Beugung im Ellenbogen ist die Innenrotation von 60° gut zu überprüfen.

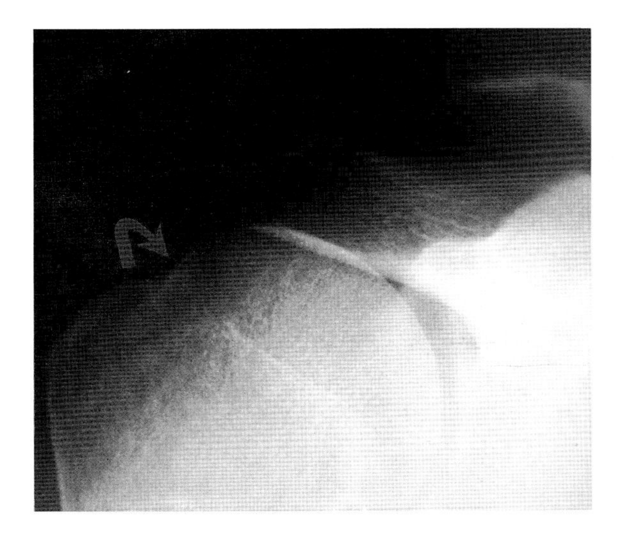

Abb. 1.57 Von den ap-Aufnahmen ist die Projektion in 60°-Innenrotation die beste Aufnahmetechnik für die Dokumentation von posterolateralen Impressionsfrakturen (Hill-Sachs-Defekten) nach anteroinferioren Luxationen.

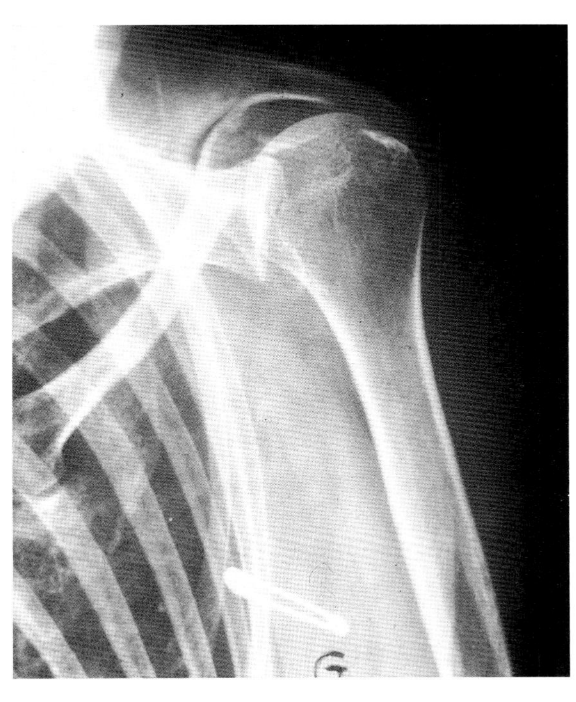

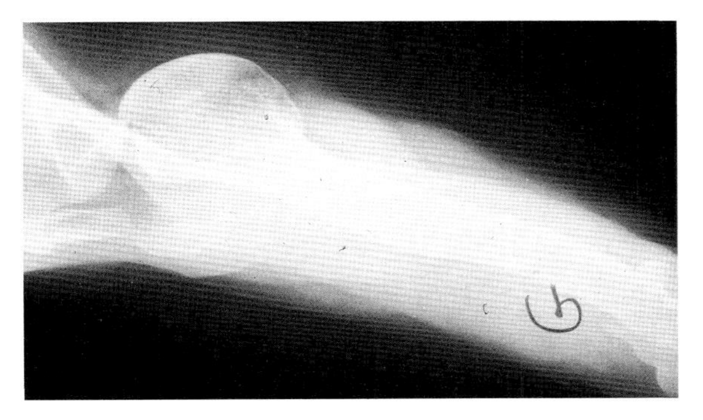

Abb. 1.58 In der ap-Aufnahme überdeckt trotz orthograder Einstellung des glenohumeralen Gelenkes der Humeruskopf die Fossa glenoidalis (oben). Die sichere Diagnose ist erst in der axialen Aufnahme zu erkennen (unten). Es handelt sich um eine posteriore Luxation.

Auch wenn die ap-Aufnahme bei jedem Luxationsverdacht durch eine axiale Aufnahme ergänzt werden soll, ergeben sich dennoch bereits auf der ap-Aufnahme Hinweise auf eine posteriore Schulterluxation (Abb. 1.58):

1. Impressionslinie nach Cisternio [23]:
   Die durch die posteriore Luxation entstandene ventromediale Impressionsfraktur stellt sich als Sklerosierungslinie lateral der Humeruskopfgelenkfläche dar.
2. Birnenzeichen:
   Da es bei einer posterioren Luxation immer zu einer erzwungenen Innenrotation kommt, wird das Tuberculum majus in solchen Fällen nach ventral gedreht und wird somit nicht mehr profilgebend. Hierduch erscheint der Humeruskopf birnenförmig in der ap-Ansicht.
3. „Rim-Sign“ [4]:
   Bei der Luxation nach posterior übersteigt die Distanz zwischen Kopfrand und Pfannenrand 6 mm.
4. Fehlender Halbmond [170]:
   Wird bei der ap-Aufnahme das glenohumerale Gelenk nicht exakt orthograd getroffen, so resultiert daraus eine Überlappung der Humeruskopfkontur und der Fossa glenoidalis. Hierdurch bildet sich ein halbmondförmiger Schatten. Bei einer posterioren Luxation fehlt dieser Halbmond.

Stryker-Aufnahme Mit dieser von HALL et al. 1959 [77] beschriebenen Aufnahmetechnik wird die Hill-Sachs-Läsion in Längsrichtung dargestellt (Abb. 1.59). Da im Originalartikel die Aufnahmetechnik W.S. STRYKER zugeschrieben wurde, ging diese Projektion als Stryker-Aufnahme in die Literatur ein [203, 204].
Bei dem auf dem Rücken liegenden Patienten wird der Oberarm angehoben, der Ellenbogen gebeugt und die Hand so auf dem Kopf plaziert, daß die Handwurzel am Übergang vom Scheitel zum Hinterhaupt zu liegen kommt. Der Schaft des Humerus verläuft parallel zur Sagittalachse des Körpers. Der Oberarm ist um über 90° flektiert und leicht innenrotiert. Der Röntgenstrahl wird um etwa 10° kopfwärts geneigt und ist auf den Proc. coracoideus zentriert. Die Röntgenplatte befindet sich unter der Schulter des Patienten (Abb. 1.60). Hierdurch soll ein vorhandener Hill-Sachs-Defekt in 90% der Fälle aufgedeckt werden [45, 178, 203].

Didiée-Aufnahme Die Didiée-Aufnahme [50] bringt die anteroinferiore Glenoidkante sowie – falls vorhanden – eine Hill-Sachs-Läsion zur Darstellung.
Der Patient liegt auf dem Bauch. Der Arm ist abduziert, und der Handrücken liegt bei gebeugtem Ellenbogen der Darmbeinoberkante auf. Die Röntgenkassette liegt unter der verletzten Schulter. Der Zentralstrahl ist von lateral in einem Winkel von 45° zum Boden auf den Humeruskopf zentriert. Bei dieser Einstellung erfolgt die Darstellung einer eventuell vorhandenen Hill-Sachs-Läsion jedoch sehr verzerrt, so daß eine exakte Größenbestimmung oftmals nicht möglich ist (Abb. 1.61).

Hermodsson-Aufnahme Auch die Aufnahme nach HERMODSSON [86] bringt eine eventuell vorhandene posterolaterale Impressionsfraktur des Humeruskopfes zur Darstellung.
Der Patient liegt auf dem Rücken oder steht. Der betroffene Arm ist innenrotiert, und der Ellenbogen ist um 90° gebeugt. Die Hand liegt auf dem Rücken oder zwischen Rücken und Tisch der Unterlage mit der Handfläche auf. Der Röntgenstrahl wird in einem Winkel von 30° zur Humeruslängsachse auf den Humeruskopf zentriert (Abb. 1.62).

Dorsale Tangentialaufnahme nach Saxer und Johner Mit dieser Aufnahmetechnik sollen Hill-Sachs-Läsionen in der Breite und Tiefe abgebildet werden.
Der Patient liegt auf dem Rücken. Der im Ellenbogen um 90° gebeugte Unterarm liegt dem Thorax auf. Die Fingerspitzen reichen zur kontralateralen Schulter. Die Röntgenkassette liegt der betroffenen Schulter von kranial an. Der Zentralstrahl ist von kaudal nach kranial auf das glenohumerale Gelenk zentriert. In bezug zur Humeruslängsachse schließt der Zentralstrahl sowohl in der Frontalebene (nach lateral) als auch in der Sagittalebene (nach dorsal) einen offenen Winkel von jeweils 20° ein.
Die Diagnose einer die Schulterinstabilität komplizierenden Hill-Sachs-Läsion gelingt selbst mit radiologischen Spezialverfahren nicht immer [75, 179, 212]. HILL und SACHS [88] fanden bei 32% der Patienten nach der ersten anterioren Schulterluxation den typischen Defekt. SIMONEIT [97] gibt eine Inzidenz von 42% und HOVELIUS [92] von sogar 51% an. Beide Autoren vermuten, daß die wirklichen Zahlen jedoch deutlich höher anzusetzen sind: In beiden Studien wurde die Röntgendiagnostik nicht immer als optimal angesehen, um den Defekt sicher darzustellen. Dementsprechend berichtet HABERMEYER sogar, daß 78% der traumatisch erstluxierten und bis zu 98% der reluxierten Schultergelenke eine Hill-Sachs-Läsion aufwiesen, von denen jedoch nur 48% radiologisch erkannt wurden [75]. Dies ist zu beobachten, obwohl in der Literatur bis in die jüngste Zeit immer wieder Versuche unternommen wurden, die Röntgendiagnostik zu optimieren. HILL und SACHS [88] sowie HERMODSSON [86] empfahlen eine ap-Aufnahme in

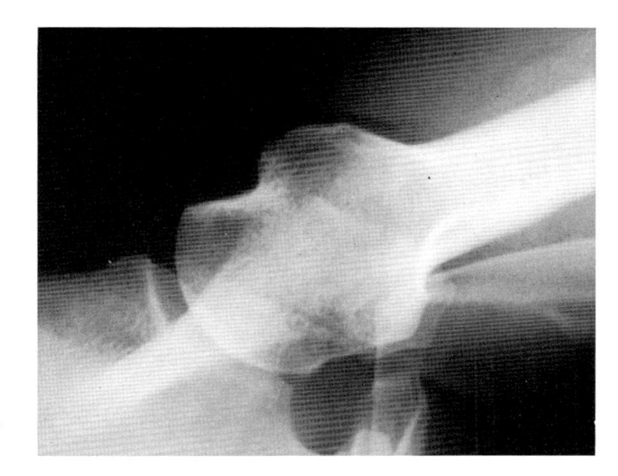

Abb. 1.59 Posterolaterale Humeruskopf-Impressionsfraktur (Hill-Sachs-Defekt) in der Stryker-Projektion.

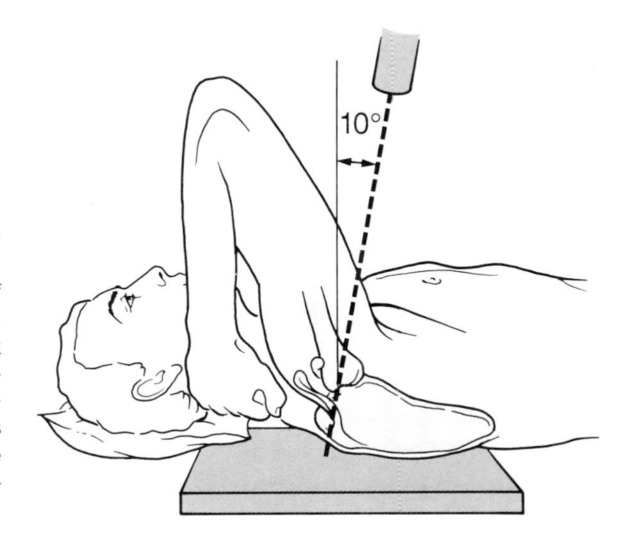

Abb. 1.60 Die Stryker-Aufnahme wird in Rückenlage des Patienten durchgeführt. Hierbei wird der Oberarm angehoben, der Ellenbogen gebeugt und die Hand so auf dem Kopf plaziert, daß die Handwurzel am Übergang vom Scheitel zum Hinterhaupt zu liegen kommt. Der Schaft des Humerus verläuft parallel zur Sagittalachse des Körpers. Der Oberarm ist um 90° flektiert und leicht innenrotiert. Der Röntgenstrahl wird um etwa 10° kopfwärts geneigt und ist auf den Proc. coracoideus zentriert. Die Röntgenplatte findet sich unter der Schulter des Patienten.

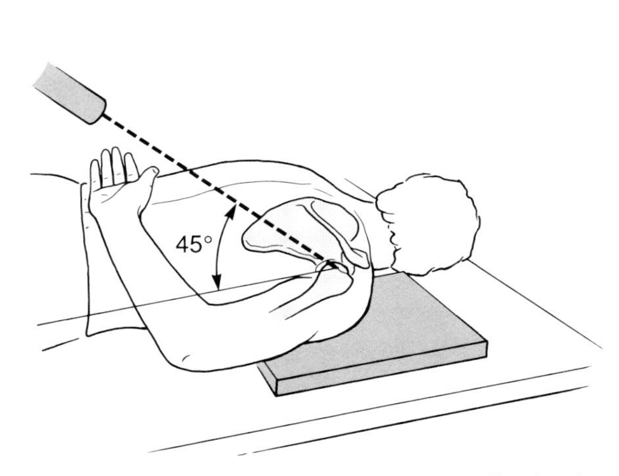

Abb. 1.61 Der Patient liegt auf dem Bauch. Der Arm ist abduziert, und der Handrücken liegt bei gebeugtem Ellenbogen der Darmbeinoberkante auf. Die Röntgenkassette liegt unter der verletzten Schulter. Der Zentralstrahl ist von lateral in einem Winkel von 45° zum Boden auf den Humeruskopf zentriert.

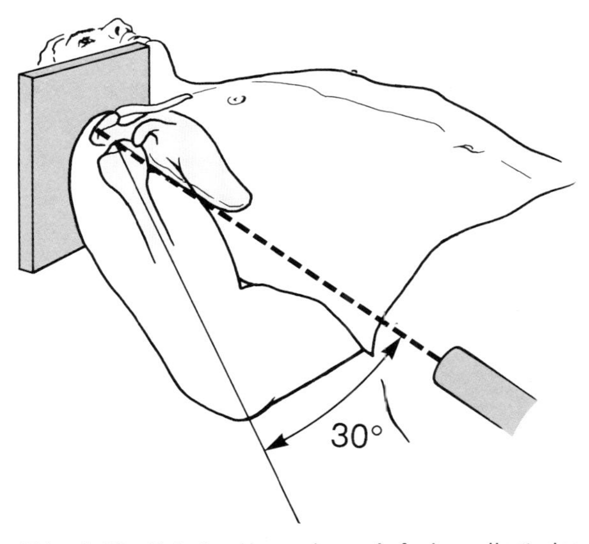

Abb. 1.62 Bei der Hermodsson-Aufnahme liegt der Patient auf dem Rücken. Der betroffene Arm ist innenrotiert und der Ellenbogen ist 90° gebeugt. Die Hand liegt auf dem Rücken oder zwischen Rücken und Tisch der Unterlage mit der Handfläche auf. Der Röntgenstrahl wird in einem Winkel von 30° zur Humeruslängsachse auf den Humeruskopf zentriert.

maximaler Innenrotation. DANZIG [45] schloß aus experimentellen Untersuchungen, daß die Kombination einer ap-Aufnahme in Innenrotation, einer Stryker-Aufnahme [77, 161] und einer modifizierten Didiée-Aufnahme [203] die sichersten Ergebnisse erzielt, um eine Hill-Sachs-Läsion zu erkennen. Aufgrund der relativen Unsicherheit der Diagnostik im nativen Röntgenbild untersuchten andere Gruppen die Wertigkeit der Arthrotomographie und der Computertomographie zur Darstellung der Hill-Sachs-Läsion [44, 48, 49, 121, 230]. Wegen der aufwendigen, kostenintensiven und teilweise invasiven Methodik haben sich diese Verfahren jedoch nicht im klinischen Alltag durchsetzen können. Hier scheinen mit Hilfe der nicht-invasiven und nicht strahlenbelastenden Sonographie neue Möglichkeiten der Hill-Sachs-Diagnostik gegeben [97].

Die zephalo-skapulare Projektion Sie ist eine Hilfe zur Diagnosestellung einer Subluxation des glenohumeralen Gelenkes. Bei exakter Ausführung kommen Akromion, Glenoid, Humeruskopf und Proc. coracoideus – lediglich durch die nur gering kontrastgebende Klavikula überlagert – zur Darstellung. Der stehende oder sitzende Patient beugt den Oberkörper um ca. 45° nach vorn, so daß sich Proc. coracoideus und Akromion in einer senkrechten Ebene befinden. Parallel zu dieser Ebene befindet sich im Rücken des Patienten die Röntgenplatte. Der Röntgenstrahl verläuft horizontal und ist auf das glenohumerale Gelenk zentriert. Bei belastungsfreien Aufnahmen wird der im Ellenbogen gebeugte und pronierte Unterarm locker auf einem Tisch abgelegt (Abb. 1.63). Ist zur Darstellung einer posterioren Subluxation der Streß nach posterior gewünscht, kann dies durch das Körpergewicht des Patienten erreicht werden. Anterioren Streß erzielt man durch Belastung des freihängenden Unterarmes mittels Gewichten [175].

Funktionsuntersuchung mit Hilfe des Bildwandlers In ungeklärten Situationen mit der Fragestellung nach Schulterinstabilitäten hat NORRIS [171] auch die Untersuchung in Vollnarkose mit Hilfe des Bildwandlers angegeben (Abb. 1.64). In Narkose und bei somit völlig relaxierter Muskulatur kann sich der Arzt eventuell auch noch präoperativ von der Richtung der Instabilität überzeugen (Abb. 1.65).

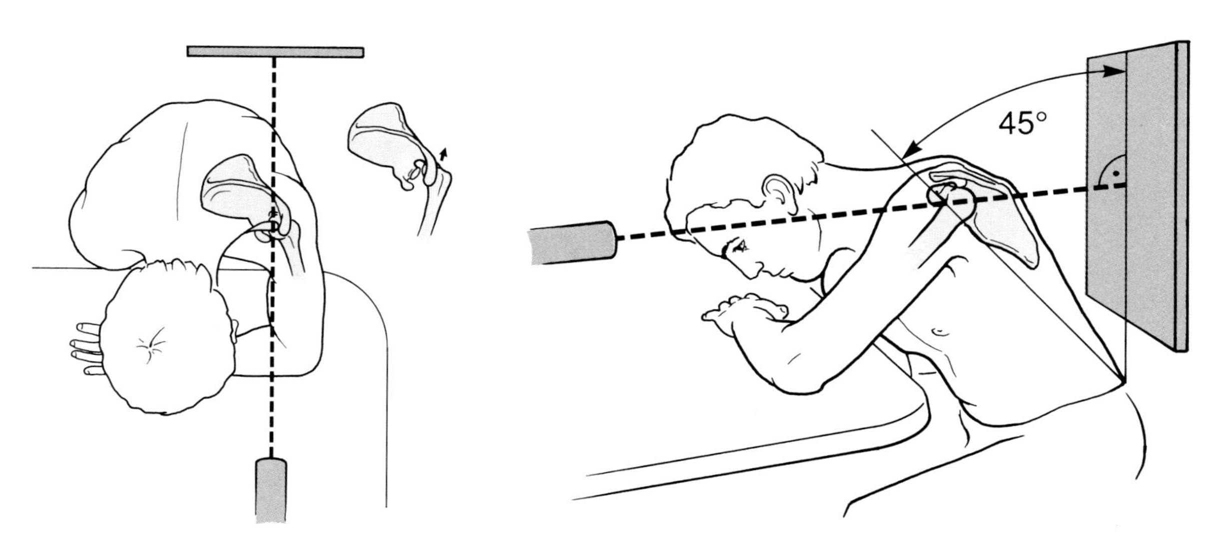

Abb. 1.63 Bei der zephalo-skapularen Projektion steht oder sitzt der Patient und beugt den Oberkörper um ca. 45° nach vorne, so daß sich Proc. coracoideus und Akromion in einer senkrechten Ebene befinden. Parallel zu dieser Ebene befindet sich im Rücken des Patienten die Röntgenplatte. Der Röntgenstrahl verläuft horizontal und ist auf das glenohumerale Gelenk zentriert. Bei belastungsfreien Aufnahmen wird der im Ellenbogen gebeugte und pronierte Unterarm locker auf einem Tisch abgelegt. Ist zur Darstellung einer posterioren Subluxation der Streß nach posterior gewünscht, kann dies durch das Körpergewicht des Patienten erreicht werden. Anterioren Streß erzielt man durch Belastung des freihängenden Unterarmes mittels Gewichten.

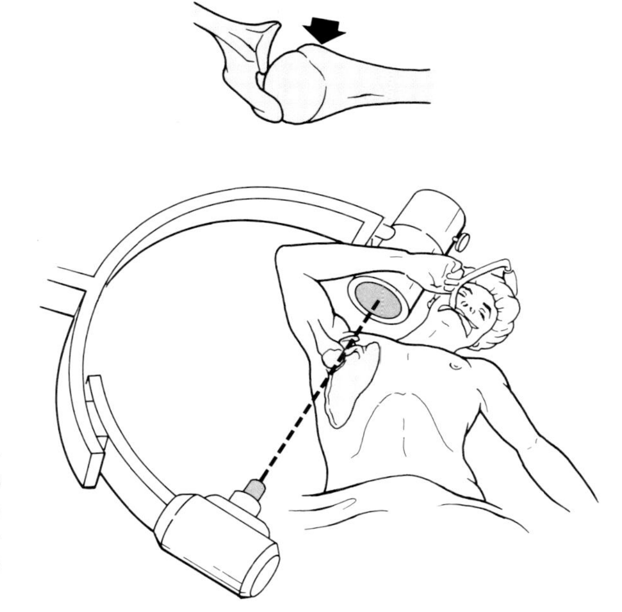

Abb. 1.64 Die Funktionsuntersuchung bei der Fragestellung nach Schulterinstabilitäten kann mit Hilfe eines Bildwandlers mit oder ohne Narkose erfolgen. Diese Untersuchung wird in Rückenlage des Patienten durchgeführt. Bei anteriorem Streß kommt es zur Luxation oder Subluxation des glenohumeralen Gelenkes.

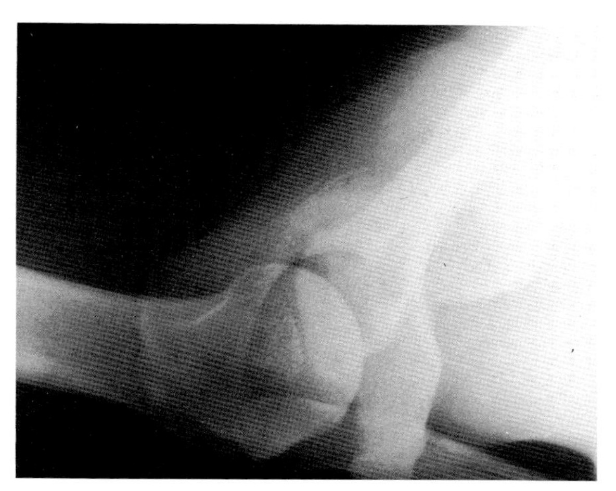

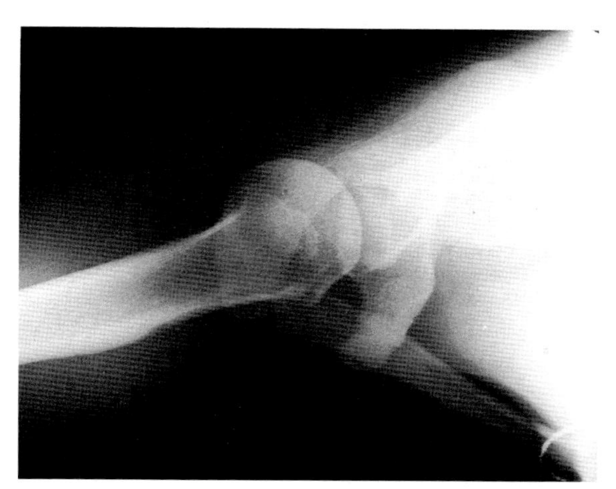

Abb. 1.65 Normale glenohumerale Artikulation (links) und posteriore Subluxation bei dorsalem Streß (rechts).

AC-GELENK-SPEZIALAUFNAHMEN

Falls das Hauptinteresse der Röntgenuntersuchung dem Akromioklavikulargelenk gilt, so sollte die Röntgenassistentin speziell darauf hingewiesen werden. Da die normale Einstellung des Röntgengerätes zu einer Überbelichtung des AC-Gelenkes führt, ist eine Reduzierung der Röhrenspannung auf etwa 50% notwendig. Hierdurch ist eine weitaus bessere Abbildungsqualität zu erreichen.

Zanca-Aufnahme des AC-Gelenkes In vielen Fällen ist auf der ap-Aufnahme das AC-Gelenk durch die Spina scapulae überlagert, so daß eine eindeutige Beurteilung kaum möglich ist (Abb. 1.66). Hier bietet sich zum einen eine Abduktionsaufnahme oder aber auch die Aufnahmetechnik nach Zanca [240] an. Hierbei soll der auf das AC-Gelenk zentrierte Zentralstrahl um 10° nach kranial gerichtet sein (Abb. 1.67). Meist werden erst durch diese Positionierung Veränderungen im Bereich der lateralen Klavikula, des Akromions oder der korakoklavikulären Ligamente sichtbar (Abb. 1.68–1.70).

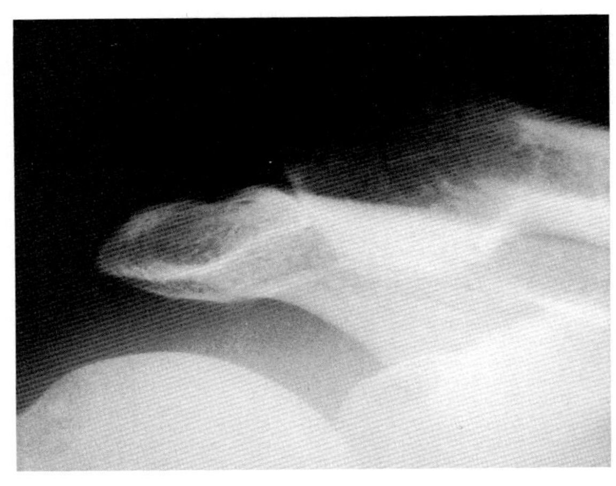

Abb. 1.66 AC-Gelenk mit deutlicher Auftreibung des lateralen Klavikulaendes im normalen ap-Strahlengang. Durch die Überprojektion von AC-Gelenk, Klavikula und Spina scapulae ist eine exakte Beurteilung nicht möglich.

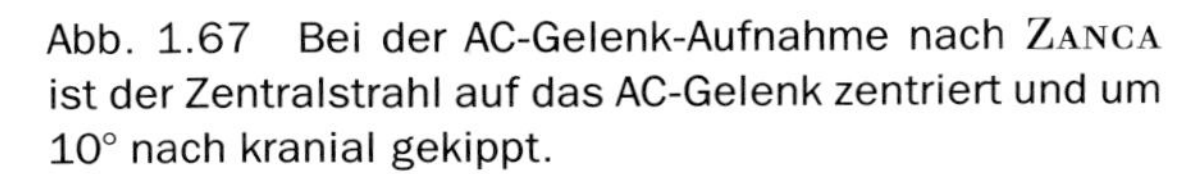

Abb. 1.67 Bei der AC-Gelenk-Aufnahme nach ZANCA ist der Zentralstrahl auf das AC-Gelenk zentriert und um 10° nach kranial gekippt.

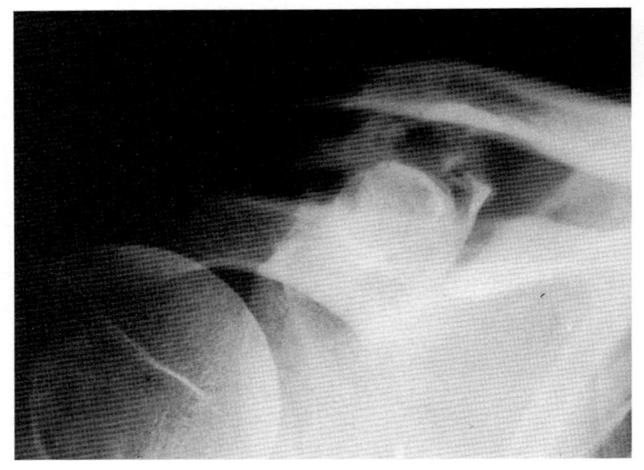

Abb. 1.68 Verkalkungen der korakoklavikulären Ligamente nach AC-Gelenksprengung und operativer Versorgung.

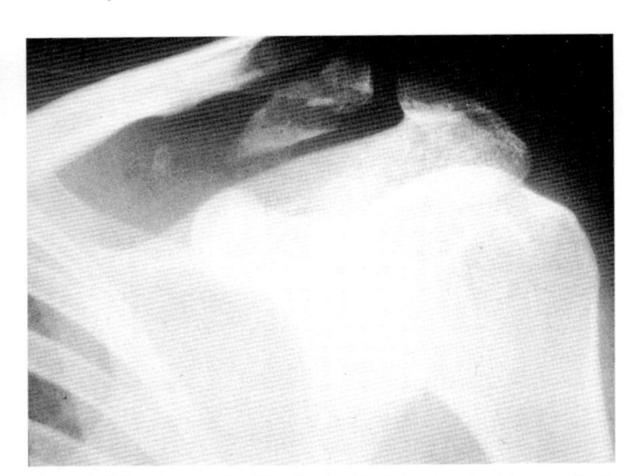

Abb. 1.69 Laterale Klavikula-Fraktur in der Zanca-Aufnahme.

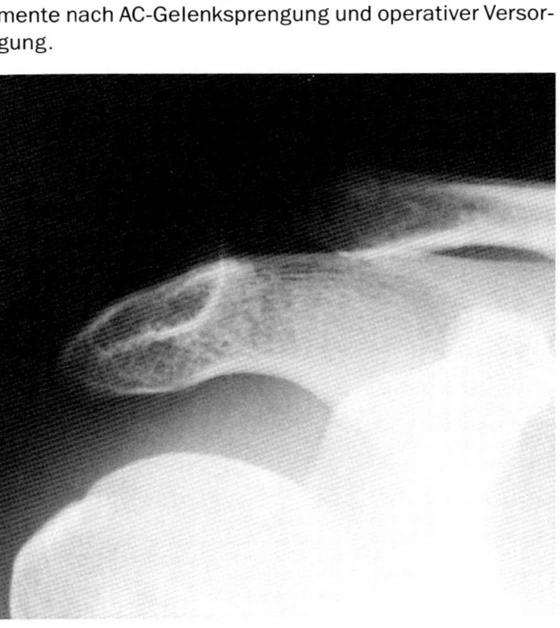

Abb. 1.70 Lyse des lateralen Klavikulaendes nach AC-Sprengung Tossy II.

AC-Gelenkaufnahmen unter Belastung Diese dienen der Verifizierung einer AC-Gelenksprengung, welche häufig bereits klinisch durch den Hochstand des lateralen Klavikulaendes auffällt (Abb. 1.71). Der Patient sitzt oder steht mit freihängenden Armen und mit dem Rücken gegen die Röntgenkassette gelehnt. Diese sollte ein solches Format haben, daß beide AC-Gelenke gleichzeitig zur Darstellung gelangen. Beide Arme werden mit etwa 10 kg Gewicht belastet. Das Gewicht sollte nicht in den Händen gehalten, sondern frei an den Handgelenken aufgehängt werden. Dadurch ergibt sich die maximale Relaxation der Muskulatur, so daß der stabilisierende Effekt auf die AC-Gelenke durch die Muskeln reduziert werden kann. Bei Vorliegen einer AC-Gelenksprengung findet sich ein Höhertreten des Schlüsselbeines auf der betroffenen Seite in Relation zum Akromion und zum Proc. coracoideus (Abb. 1.72, 1.73).

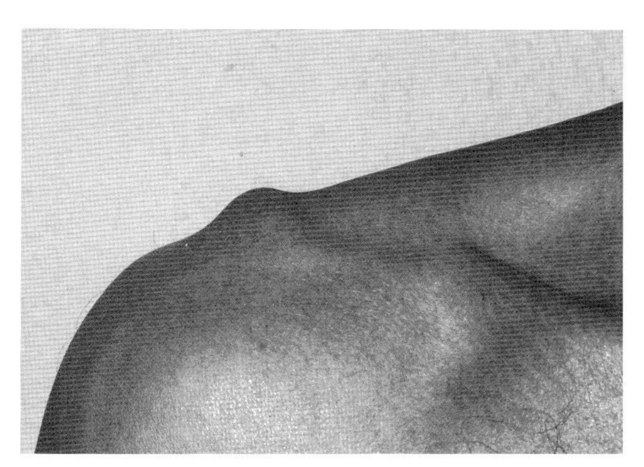

Abb. 1.71 Hochstand des lateralen Klavikulaendes bei Akromioklavikulargelenksprengung.

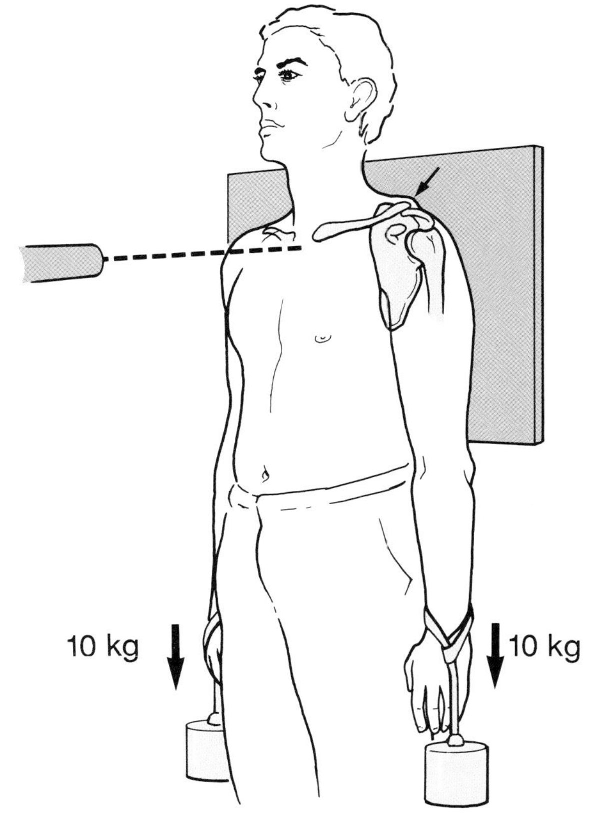

Abb. 1.72 Streßaufnahmen des AC-Gelenkes werden bei dem Verdacht auf eine AC-Gelenksprengung durchgeführt. Der Patient sitzt oder steht mit freihängenden Armen und lehnt sich mit dem Rücken gegen die Röntgenkassette. Diese sollte ein solches Format haben, daß beide AC-Gelenke gleichzeitig zur Darstellung gelangen. Beide Arme werden mit etwa 10 kg Gewicht belastet. Bei Vorliegen einer AC-Gelenksprengung findet sich ein Höhertreten des Schlüsselbeines auf der betroffenen Seite in Relation zum Akromion und dem Proc. coracoideus.

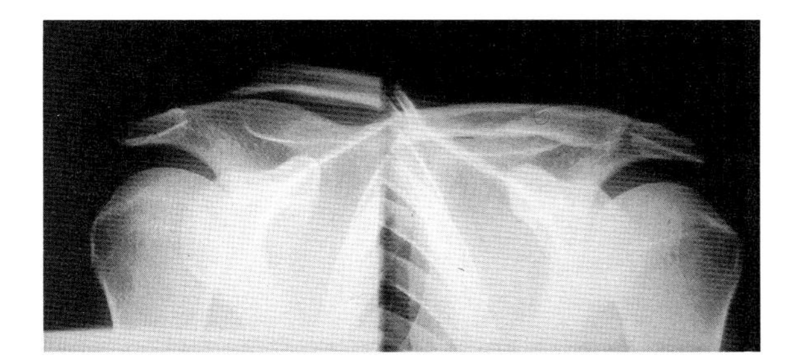

Abb. 1.73 Die vergleichende Aufnahme des AC-Gelenkes unter Belastung zeigt beim Vorliegen einer ACG-Sprengung den seitendifferenten Hochstand des lateralen Klavikulaendes.

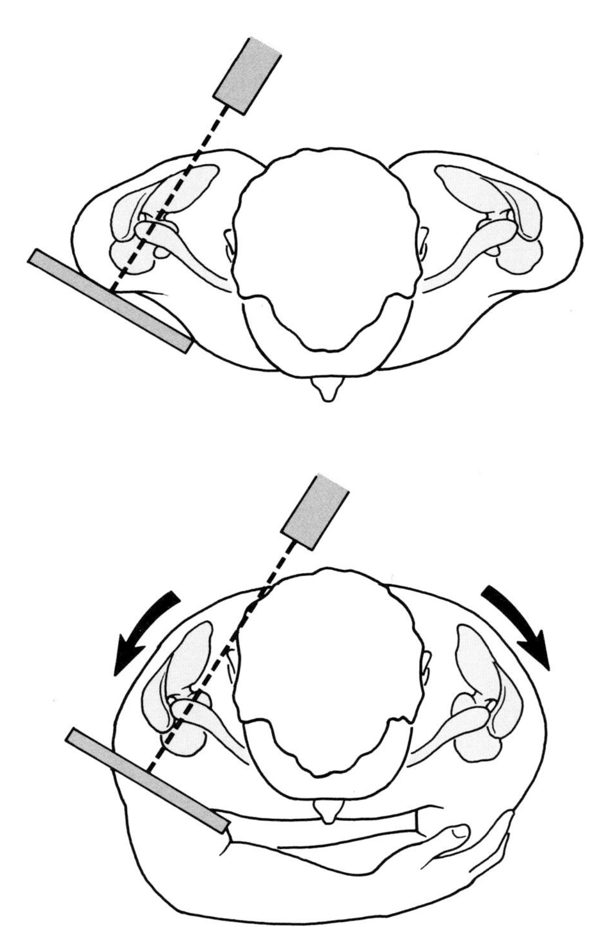

Abb. 1.74 Bei der Aufnahme nach ALEXANDER entsprechen die Stellung des Patienten und die Anordnung von Röntgenröhre und Filmplatte derjenigen der lateralen Y-Projektion der Skapula. Zusätzlich versucht der Patient nun jedoch, beide Schultern maximal zu antevertieren. Es werden sowohl von der gesunden als auch von der verletzten Seite Aufnahmen der AC-Gelenke gemacht.

Beurteilung des AC-Gelenkes im axialen Strahlengang Bei Verletzungen des AC-Gelenkes sollte auch dieses Gelenk zumindest in zwei Ebenen dargestellt und beurteilt werden. Hierzu reicht in der Regel die normale axiale Aufnahmetechnik. Bei Frakturen des lateralen Klavikulaendes kann die Stellung der Fragmente in der zweiten Ebene beurteilt werden. Bei Luxationen des AC-Gelenkes kann die ap-Verschiebung des dislozierten lateralen Klavikulaendes dokumentiert werden.

Die laterale Darstellung der Skapula nach Alexander Die Stellung des Patienten und die Anordnung von Röntgenröhre und Filmplatte entsprechen denjenigen der lateralen Y-Projektion der Skapula. Zusätzlich versucht der Patient nun jedoch, beide Schultern maximal zu antevertieren. Nun werden sowohl von der gesunden als auch von der verletzten Seite Aufnahmen der AC-Gelenke gemacht. Im Vergleich zur unverletzten Seite findet sich bei Vorliegen einer AC-Gelenksprengung das Akromion anterior und inferior unter dem distalen Ende des Schlüsselbeines [203] (Abb. 1.74).

DARSTELLUNG DES SC-GELENKES

Veränderungen des Sternoklavikulargelenkes lassen sich in vielen Fällen bereits klinisch erkennen. Zur röntgenologischen Darstellung eignet sich die von ROCKWOOD beschriebene Technik. Der Patient befindet sich in Rückenlage mit den dem Körper anliegenden Armen auf dem Röntgentisch, die Handflächen sind der Tischoberfläche zugewandt. Eine 28 x 35 cm große Röntgenplatte wird unter die Schultern und den Nacken gelegt. Die um 40° aus der Vertikalen geneigte Röntgenröhre wird direkt auf das Manubrium sterni zentriert. Ziel ist es, wenigstens die medialen Hälften beider Schlüsselbeine auf die Mitte des Films zu projizieren. Der Abstand zwischen Röntgenröhre und Kassette beträgt für Kinder 100 cm, für Erwachsene 140 cm (Abb. 1.75). Bei normaler Anatomie befinden sich beide Schlüsselbeine auf derselben horizontalen Ebene. Eine Abweichung einer Schlüsselbeinachse nach vorn entspricht einer vorderen Luxation des Gelenkes, eine Abweichung nach hinten der hinteren Luxation [203] (Abb. 1.76). Auch degenerative oder andere Prozesse lassen sich in dieser Projektion darstellen, obwohl in manchen Situationen eine Tomographie noch aussagekräftiger ist (Abb. 1.77).

DARSTELLUNG DER KLAVIKULA

Die Röntgendarstellung des Klavikulaschaftes erfolgt in der normalen ap-Einstellung. Die Indikation hierzu besteht hauptsächlich im Falle der Darstellung von Frakturen (Abb. 1.78) und Pseudarthrosen (Abb. 1.79) sowie zur postoperativen Kontrolle.

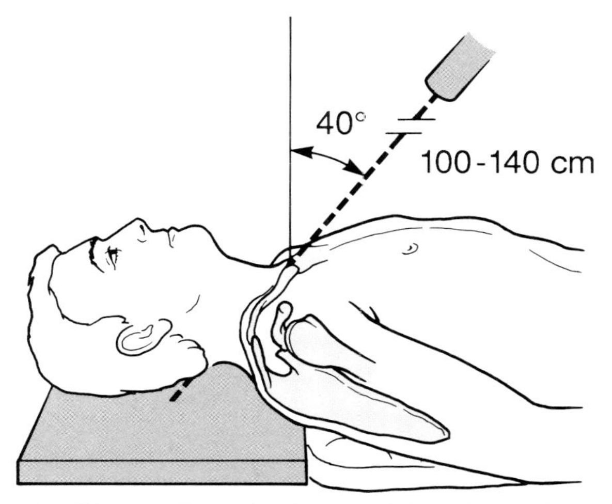

Abb. 1.75 Der Patient befindet sich in Rückenlage mit den dem Körper anliegenden Armen auf dem Röntgentisch, die Handflächen sind der Tischoberfläche zugewandt. Eine 28 x 35 cm große Röntgenplatte wird unter die Schultern und den Nacken gelegt. Die um 40° aus der Vertikalen geneigte Röntgenröhre wird direkt auf das Manubrium sterni zentriert. Ziel ist es, wenigstens die medialen Hälften beider Schlüsselbeine auf die Mitte des Films zu projizieren. Der Abstand zwischen Röntgenröhre und Kassette beträgt für Kinder 100 cm, für Erwachsene 140 cm.

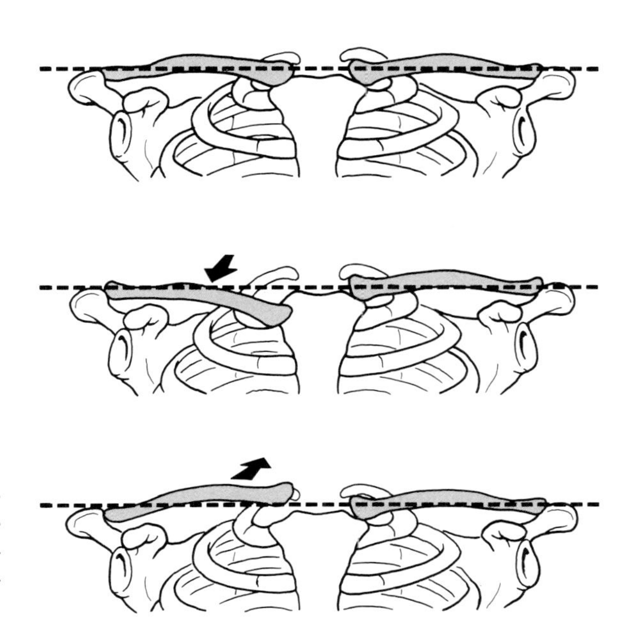

Abb. 1.76 Bei normaler Anatomie befinden sich beide Schlüsselbeine auf derselben horizontalen Ebene. Die Abweichung einer Schlüsselbeinachse nach vorne entspricht einer vorderen Luxation des Gelenkes, die Abweichung nach hinten einer hinteren Luxation [203].

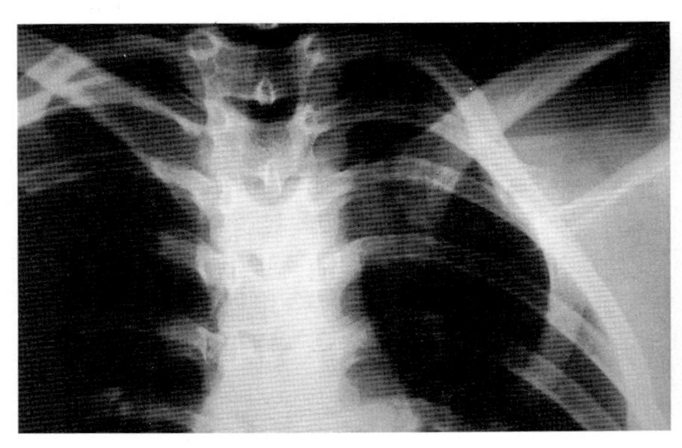

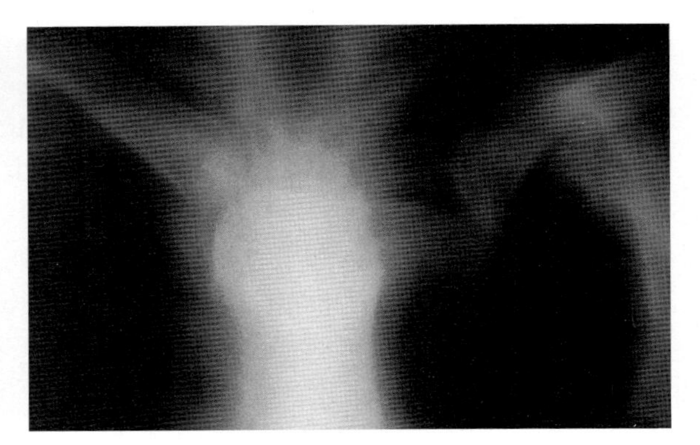

Abb. 1.77 Zystische Auftreibung des SC-Gelenkes in der ap-Aufnahme (links) und in der Röntgentomographie (rechts).

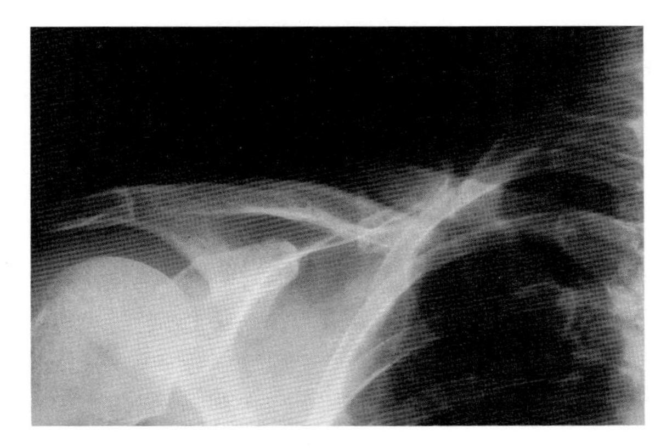

Abb. 1.78 Klavikulafraktur im mittleren Drittel mit typischer kranialer Dislokation des medialen Fragmentes.

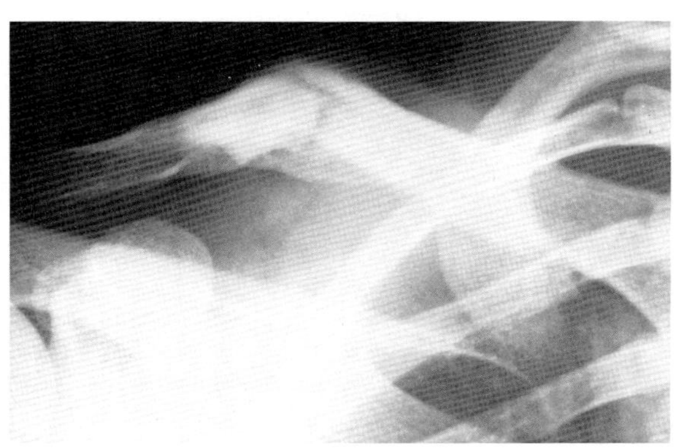

Abb. 1.79 Pseudarthrose im medialen Klavikuladrittel nach osteosynthetischer Versorgung.

FAZIT

Sicher ist es nicht notwendig, daß jeder orthopädisch-traumatologisch orientierte Arzt die Vielzahl der hier dargestellten Röntgentechniken in der technischen Ausführung und ihrer Interpretation beherrscht. Andererseits kommt deutlich zum Ausdruck, daß man sich nicht mit den „Standardprojektionen in zwei Ebenen" begnügen muß. Nach der eingehenden klinischen Untersuchung kann die Ausschöpfung der Möglichkeiten der Röntgendiagnostik dazu beitragen, die vermutete Diagnose zu sichern oder aber auch in Frage zu stellen.

Als *Standardserie* für die Patienten mit degenerativen Schulterbeschwerden empfiehlt sich die Durchführung folgender Aufnahmen:

- ap-Aufnahme in Adduktion,
- ap-Aufnahme in Abduktion,
- eine axillare Aufnahme.

Hierbei muß jedoch kritisch angemerkt werden, daß ein unauffälliges Röntgenbild keineswegs pathologische Veränderungen ausschließt, da sich die Hauptpathologie des Schultergelenkes in den Weichteilen abspielt und diese in der Röntgendarstellung nicht zur Darstellung kommen. Erst bei fortgeschrittenen Stadien (Impingement Stadium III) zeigen sich auch röntgenologisch Veränderungen. Andererseits besteht keine positive Korrelation zwischen dem Ausmaß der knöchernen Veränderungen und der klinischen Symptomatik oder dem Ansprechen auf die Therapie. Kalkablagerungen springen zwar ins Auge, sind aber oft nicht für die Beschwerden des Patienten verantwortlich. Zusammenfassend kann festgestellt werden, daß die Röntgendiagnostik bei degenerativen Schultererkrankungen nur gering mit der klinischen Symptomatik korreliert und somit ihre klinische Wertigkeit mit Zurückhaltung beurteilt werden sollte.
Bei Schulterinstabilitäten lassen sich durch entsprechende Röntgenaufnahmen (*Instabilitätsserie*) pathognomonische Veränderungen aufdecken. Falls die typischen Befunde zur Darstellung kommen, kann deutlich eine vordere von einer hinteren Instabilität unterschieden werden. Das Risiko der Durchführung einer operativen vorderen Stabilisierung bei einer hinteren Instabilität kann somit minimiert werden [47, 172, 178, 241]:

- ap-Aufnahmen in Innenrotation,
- West-Point-Aufnahme,
- modifizierte axillare Technik zur Darstellung einer Hill-Sachs-Läsion (z.B. Stryker-Notch).

Bei Vorliegen eines Frakturverdachtes mit starken Schmerzen des Patienten bietet sich die Durchführung einer *Traumaserie* an. Diese beinhaltet drei senkrecht zueinander stehende Projektionen, welche ohne größere Manipulationen an der verletzten Extremität zu erhalten sind:

- eine ap-Aufnahme in Neutralstellung,
- eine seitliche Darstellung der Skapula (Y-Projektion),
- eine axillare Aufnahme.

Hierdurch ist die exakte Relation der einzelnen Fragmente untereinander und deren Beziehung zur Gelenkpfanne festzustellen. Dies ist von entscheidender Bedeutung für die Therapie und die weitere Prognose der Verletzung [161, 163].

2
Sonographie

EINLEITUNG

Der Begriff der „Periarthropathia humeroscapularis“ kann heute nicht mehr als Diagnose akzeptiert werden, sondern muß als subsummierender Ausdruck für eine Gruppe von Erkrankungen des subakromialen Raumes betrachtet werden. Viele der rezidivierenden periarthropathischen Beschwerden sind klinisch oft nicht eindeutig zu klären. Mit Hilfe von nicht-invasiven bildgebenden Verfahren ist es häufig schwierig, eine exakte Darstellung der vorliegenden Pathologie zu erreichen, so daß man in der Vergangenheit mit Erfolg die Schultergelenksarthrographie einsetzte. NEVIASER verlangt die Schultergelenksarthrographie als obligatorische Maßnahme vor der operativen Behandlung [165]. Diese Methode hat leider den Nachteil, daß sie nur in der Diagnostik von Totalrupturen der Rotatorenmanschette oder inferioren Partialrupturen zuverlässig ist. Akromionseitige oder intratendinöse Partialrupturen lassen sich damit aber nicht darstellen. Auch eine stark ausgedünnte Rotatorenmanschette entzieht sich dieser Diagnostik.
Durch die Arthrographie ergeben sich Risiken für den Patienten, die aus der Invasivität der Methode abzuleiten sind. Hier ist insbesondere das Infektionsrisiko zu nennen. Neben der Strahlenbelastung steht das allergisierende Potential des Kontrastmittels im Vordergrund. Weiterhin ist die Injektion des Kontrastmittels eine häufig sehr schmerzhafte Prozedur. In den letzten Jahren erschien eine Vielzahl von Berichten über die Ultraschalldiagnostik des Schultergelenkes. Diese scheint als nicht-invasives Verfahren unser diagnostisches Repertoire zu erweitern. Die Rotatorensehnen am Schultergelenk und die lange Bizepssehne sind sonographisch sicher zu beurteilen. Außerdem sind die ossären Konturen des Humeruskopfes bzw. des Sulcus intertubercularis dokumentierbar. Anhand der vorliegenden Veröffentlichungen sowie der eigenen Erfahrungen wird die Indikation für eine Schultergelenksarthrographie nur noch sehr eng gestellt. Nach Ansicht der Autoren ergänzen sich jedoch die Sonographie und die Arthrographie bei bestimmten Fragestellungen. Hierbei wäre die Sonographie als Screening-Untersuchung aufzufassen. Bei unklarem sonographischen Befund erlangt die Arthrographie als nachgeordnetes Verfahren ihre Berechtigung dann, wenn eine Operationsindikation überprüft werden soll. Dies gilt besonders für die unsicheren Rupturzeichen der Rotatorenmanschette. Die Kombination von Kalkablagerungen und Rotatorenmanschettenruptur ist sonographisch schwierig zu differenzieren. Die Arthroskopie des Schultergelenkes bleibt den unklaren intraartikulären Befunden vorbehalten, falls röntgenologische und

sonographische Veränderungen nicht nachzuweisen sind. Vor der Sonographie des Schultergelenkes sollte eine ausführliche klinische Untersuchung mit einer Anamneseerhebung selbstverständlich sein. Da manche sonographische Erscheinungsbilder allein aufgrund des Ultraschallbildes nicht gedeutet werden können, sind obligatorisch Nativröntgenbilder zu fordern. Die Sonographie stellt u.E. eine Screening-Methode dar, die vor der Arthrographie ihren Platz findet, jedoch das Nativröntgenbild keinesfalls ersetzen kann. Hilfreich ist ein standardisierter Untersuchungsbogen bzw. eine standardisierte Untersuchungstechnik.

HISTORISCHE ENTWICKLUNG

Lange Zeit blieb die Ultraschalldiagnostik auf Indikationsbereiche der Inneren Medizin, der Urologie, der Gynäkologie und Geburtshilfe beschränkt, denn ihre Anwendung in der Orthopädie ist erst durch die Entwicklung hochfrequenter Echtzeit-Geräte möglich geworden. Es ist das Verdienst KRAUSES und SOLDNERS, mit der Vorstellung des Echtzeit-Verfahrens im Jahre 1967 der medizinischen Diagnostik eine neue Dimension der Bildgebung eröffnet zu haben [128]. Die zeitparallele Verfolgung von Bewegungsabläufen am Bildschirm sollte dieses Verfahren gerade für den Orthopäden interessant machen. Trotzdem stand man in der Orthopädie mit der an das Röntgenbild gewohnten Sehweise diesem nur Schnittbilder liefernden Verfahren zunächst zögernd gegenüber. Auch die Entwicklung der Ultraschalluntersuchung der Schulter verlief anfangs verhalten. Nur so läßt sich erklären, daß zwischen dem ersten Versuch einer sonographischen Schulterdarstellung durch MAYER 1977, der ohne Konsequenzen blieb, weitere zwei Jahre vergingen, ehe SELTZER et al. 1979 ihre Aufmerksamkeit der Schultersonographie zuwandten [142, 219]. Die letztgenannte Arbeitsgruppe konnte in experimentellen Studien bei Primaten intraartikuläre Flüssigkeitsansammlungen mittels Ultraschall darstellen. Es vergingen weitere drei Jahre, ehe 1983 FARRAR et al. die systematische Entwicklung der Schultersonographie mit einem Bericht über eine Untersuchungsreihe mit 48 Patienten einleiteten. In dieser Studie erreichte die Sonographie bei der Diagnostik von kompletten Rupturen der Rotatorenmanschette eine Sensibilität von 91% und eine Spezifität von 76% im Vergleich zur Arthrographie [59]. Weitere Untersuchungen durch Arbeitsgruppen um BRETZKE [18], CRAIG [35], CRASS [38–40], HEDTMANN [86], MACK [137, 138] und MIDDLETON [147, 150, 151] etablierten die Schultersonographie als Diskussionsgegenstand. CRASS et al. fanden nach operativen Eingriffen ein verändertes sonographisches Bild der Schulter. Ergebnisse von MACK et al. bestätigten diese Beobachtung. Gezielte Untersuchungen zur Echogenität von Sehnen unternahmen CRASS et al. Es zeigte sich, daß die Echogenität von Sehnen erheblich vom Anschallwinkel abhängig ist. Nur bei orthograd auftreffendem Schall erscheinen diese aufgrund der hochgeordneten Verläufe kollagener Fasern echoreich, Abweichungen von mehr als 2° führen bereits zu einer Abnahme der Echogenität, bei Anschallwinkeln, die größer als 10° sind, imponieren sie gar als echoarme Strukturen. FORNAGE sowie HARLAND beschrieben einige Jahre später ähnliche Ablenkungsphänomene an Sehnen [63, 81]. Auf zahlreiche Bildartefakte und Fehlinterpretationen der normalen Ultraschallanatomie machten MIDDLETON et al. aufmerksam [150]. Der Arbeitskreis um KATTHAGEN unternahm 1988 den Versuch, sonographische Bildphänomene direkt den anatomischen Strukturen der postmortalen Schulter zuzuordnen. Dabei wurden mit Punktionskanülen Ultraschallstrukturen aufgesucht und anschließend die Lage der Nadeln im Präparat demonstriert. Mit diesen Untersuchungen wurde nachge-

wiesen, daß einige bis dahin postulierte, aber nicht bewiesene Bildinterpretationen nicht länger haltbar waren und einer Korrektur bedurften [113].
Bei der Entwicklung eines geeigneten Untersuchungsverfahrens spielte die Wahl des Schallkopfes im angloamerikanischen Sprachraum nur eine untergeordnete Rolle, denn übereinstimmend verwendeten die amerikanischen Autoren 10MHz-Sektor-oder -Linearschallköpfe, wählten jedoch unterschiedliche Armpositionen zur Untersuchung. Die Zielsetzung war dabei die gleiche und galt der Lösung folgenden Problems: Das Akromion führt als knöcherner Überbau der Rotatorenmanschette zur Totalreflexion der Schallwellen und verhindert durch den entstehenden dorsalen Schallschatten den sonographischen Blick auf die Rotatorensehnen. Die geeignete Positionierung des Armes sollte einen möglichst großen Anteil der Rotatorenmanschette der Untersuchung zugänglich machen. Crass et al. bevorzugten eine Untersuchungsposition, bei der die Schulter hochgezogen und der Arm innenrotiert wurde, während Middleton et al. die Schulter in Neutralrotation und Adduktion des Armes sonographierten [40, 148]. Die Forschungsgruppe um Bretzke fand schließlich 1985 bei Rotationsversuchen des Armes an eröffneten Schultern im Sektionssaal heraus, daß durch maximale Innenrotation und gleichzeitige Extension der größte Anteil der Rotatorenmanschette, einschließlich der „critical area", unter dem Akromion nach ventral hervorgebracht werden könne und so der Untersuchung zugänglich sei [18].

STATISCHE UND DYNAMISCHE VERFAHREN

Die sonographische Untersuchung läßt sich prinzipiell auf zwei Arten durchführen: nach einem statischen oder nach einem dynamischen Verfahren [28]. Da die bisher genannten Wissenschaftler die Armposition während der Untersuchung nicht veränderten, sondern den Schallkopf systematisch über die Schulterkontur bewegten, wurde das Gelenk also nur statisch untersucht. Die dynamische Untersuchung führten Mack et al. 1985 ein [137]. Während passiver Innen- und Außenrotationsbewegungen wurden der Bewegungsablauf im subakromialen Nebengelenk und das Gleitverhalten der Sehnen beurteilt, was zur Erhöhung der Treffsicherheit bei der Diagnostik von Rotatorenmanschettenläsionen führte. Collins et al. sahen ebenfalls Vorteile in einer dynamischen Betrachtung, weil das Gleitverhalten der Rotatorenmanschette unter dem korakoakromialen Bogen beurteilt und Aufbuckelungen oder Bewegungsunregelmäßigkeiten, z.B. durch Adhäsionen bedingt, aufgedeckt werden konnten [28]. Auch Artefakte wurden leichter erkannt, so daß heute im deutschsprachigen Raum weitgehend übereinstimmend zunächst statisch untersucht und abschließend eine dynamische Betrachtung der Schulter vorgenommen wird.

PHYSIKALISCHE GRUNDLAGEN

DEFINITION DES ULTRASCHALLS

Als Ultraschall bezeichnet man mechanische Schwingungen fester, flüssiger und gasförmiger Medien mit Frequenzen, die jenseits der oberen menschlichen Hörschwelle, im

Bereich zwischen 20 kHz und 10^4 MHz, liegen. Die im medizinisch-diagnostischen Anwendungsbereich genutzten Ultraschallfrequenzen liegen dabei zwischen 2,2 und 10 MHz.

ERZEUGUNG VON ULTRASCHALLWELLEN

Das physikalische Prinzip sowohl der Erzeugung als auch des Empfangs von Ultraschallwellen basiert auf dem von den Eheleuten Curie im Jahre 1880 entdeckten sogenannten piezoelektrischen Effekt. Darunter versteht man den Vorgang, daß das Anlegen einer Wechselspannung an bestimmten Stoffen, insbesondere an Quarzen und heute zunehmend an polykristallinen Keramiken, zu deren Verformung durch Kontraktionen oder Expansionen führt. Die durch diese Körperbewegungen erzeugten mechanischen Schwingungen lassen sich durch geeignete Ankoppelung auf andere Strukturen übertragen und werden sich dort, gemäß des Schalleitungsvermögens dieses Mediums, mit definierter Geschwindigkeit fortpflanzen. Andererseits können piezoelektrische Elemente durch extern einwirkende Drücke eine Veränderung ihrer elektrischen Oberflächenspannung erfahren. Auf diese Weise können deshalb Druckschwankungen, wie sie durch Schallwellen hervorgerufen werden, über die Messung der Oberflächenspannung registriert und quantifiziert werden. Piezoelektrische Stoffe können also sowohl zur Erzeugung als auch zur Messung von Ultraschallwellen verwendet werden.

ULTRASCHALL ALS AKUSTISCHE WELLE

Ultraschallwellen unterliegen den Gesetzen der Akustik und können reflektiert, gestreut, gebeugt und absorbiert werden [81]. Die Reflexion ist Voraussetzung für die Entstehung eines Echos und abhängig von den Impedanzunterschieden der Gewebe. Sind diese Unterschiede groß, wie z.B. beim Übergang vom Muskelgewebe zum Knochen, dann erfolgt an dieser Grenzschicht eine Totalreflexion der Schallwellen. Hinter dieser Schicht entsteht ein sogenannter Schallschatten [72], in dessen Bereich Strukturen nicht darstellbar sind. Die Absorption oder Dämpfung entsteht durch innere Reibung und führt durch Überführung von Schallenergie in Wärme zu einer Schwächung des Schallbündels. Da die Absorption linear mit der Frequenz ansteigt, besitzen hochfrequente Scanner deutlich geringere Eindringtiefen als niederfrequente. Darüber hinaus führt die niedrigere Absorption der Schallwellen beim Durchlaufen flüssigkeitsgefüllter Hohlräume zum Phänomen der dorsalen Schallverstärkung. Hierunter versteht man den Effekt, daß das Gewebe, das hinter solchen Hohlräumen liegt, echoreicher abgebildet wird als die von solidem Gewebe überschichtete Umgebung in der gleichen Tiefe. Dies ist durch die unterschiedliche Absorption der Schallwellen in den darüberliegenden Schichten bedingt: Man beobachtet einerseits die niedrige Absorption in der Flüssigkeit und andererseits die vergleichsweise höhere Absorption im soliden Gewebe. Da die Signalhöhe durch Dämpfung mit zunehmender Wegstrecke abnimmt, wird über eine Verstärkung der Echos aus tieferen Gewebsschichten ein Tiefenausgleich vorgenommen, damit gleiche Reflexionszonen auch in unterschiedlichen Tiefen mit gleicher Helligkeit abgebildet werden. Schließlich ist zu berücksichtigen, daß Schallwellen gebrochen, gebeugt und gestreut werden, was zur Entstehung von Bildfehlern Anlaß geben kann. Streuungseffekte treten vor allem an rauhen Oberflächen auf und nehmen mit steigender Frequenz zu. Nicht senkrecht getroffene Oberflächen führen entsprechend dem Reflexionsgesetz

(Einfallswinkel gleich Ausfallswinkel) unter Umständen zu einer erheblichen Ablenkung der Schallwellen, so daß diese trotz Reflexion an einer Grenzfläche nicht zur Bildentstehung beitragen. Gerade an gewölbten Oberflächen, wie sie vorwiegend an der Schulter zu finden sind, muß diesem Phänomen besondere Beachtung geschenkt und seine Bedeutung bei der Bildentstehung und -interpretation sowie der Entstehung von Artefakten berücksichtigt werden.

PRINZIP DES IMPULS-ECHO-VERFAHRENS

Das Impuls-Echo-Verfahren basiert auf der Aussendung eines kurzen Ultraschallimpulses und einer anschließenden längeren Empfangsphase, in der die in dem Untersuchungsgebiet reflektierten und zur Schallsonde zurückkehrenden Schallwellen quantitativ registriert werden. Die so erhaltenen Meßwerte dienen durch anschließende elektronische Verarbeitung der Erstellung eines Monitorbildes. Der Schallkopf fungiert dabei als Sender und Empfänger, wobei der Informationsgehalt ausschließlich in den empfangenen Schallwellen liegt. Die Reflexion des Schalls an akustischen Grenzflächen beruht auf dem Impedanzunterschied zweier Gewebe, d.h. deren unterschiedlichen akustischen Widerständen. Da diese Unterschiede in biologischen Geweben sehr gering sind, liegt der Grad der Reflexion unter einem Prozent der auftreffenden Schallwellen. Die reflektierten Wellen beinhalten mit der Laufzeit und der Stärke des Signals zwei wesentliche Informationen. Die Laufzeit des empfangenen Impulses dient dabei als Maß für die zurückgelegte Wegstrecke und damit der Tiefenlokalisation der reflektierenden Schicht. Die Signalstärke gibt den Grad der Reflexion an und wird einem Helligkeitswert derart zugeordnet, daß ein starker Impuls im Monitorbild als helle Struktur zu erkennen ist. Eine stark reflektierende Grenzschicht wird als Bereich hoher Echogenität oder als echoreicher Bezirk bezeichnet. Die eigentliche Abtastung erfolgt entweder durch einen Linearapplikator, bei dem einzelne piezoelektrische Elemente so nebeneinander angeordnet sind, daß parallele Schallwellen an das Gewebe abgegeben werden, oder mittels eines Sektorscanners mit divergierender Schallausbreitung. Moderne Echtzeit-Geräte ermöglichen dabei mit Bildfrequenzen von fünfzehn bis dreißig Bildern pro Sekunde einen so raschen periodischen Bildaufbau, daß die Einzelbilder nicht mehr differenziert werden können. Dadurch werden eine dynamische Untersuchung und Bewegungsanalyse möglich.

SCHALLFELDCHARAKTERISTIK

Das Schallfeld wird durch das Nahfeld, den Fokusbereich und das Fernfeld näher beschrieben. Der Bereich des Nahfeldes befindet sich direkt unter der Schallsonde und ist durch große Inhomogenität des Schallbündels gekennzeichnet. Hier ist eine Bildauswertung nicht möglich. In dem sich anschließenden Fokusbereich ist das Schallbündel weitgehend homogen, so daß in diesem Bereich das Auflösungsvermögen am größten ist. Untersuchte Objekte sollten in dieser Zone liegen. Im Fernfeld divergiert das Schallbündel, und das Auflösungsvermögen nimmt wieder ab.

AUFLÖSUNGSVERMÖGEN

Unter dem Auflösungsvermögen versteht man den kleinsten möglichen Abstand, bei dem zwei nahe beieinander liegende Objekte noch voneinander differenziert werden können. Da das Ultraschallschnittbild zwei Dimensionen besitzt, eine in Schallrichtung und eine senkrecht dazu, unterscheidet man eine axiale von einer lateralen Auflösung. Das theoretisch maximale axiale Auflösungsvermögen entspricht etwa der Wellenlänge und liegt damit unter 0,5mm; für die laterale Auflösung nennt HEDTMANN bei Frequenzen von 5 oder 7,5 MHz einen Wert von etwa einem Millimeter [72]. Folgende Beziehung gilt zwischen der Wellenlänge (l), der Frequenz (f) und der Schallgeschwindigkeit (c):
c = l x f
Bei Annahme einer konstanten Schallgeschwindigkeit verhält sich also die Wellenlänge umgekehrt proportional zur Frequenz. Daher nimmt mit höheren Frequenzen und kleineren Wellenlängen das Auflösungsvermögen zu. Gleichzeitig nimmt jedoch mit kleinerer Wellenlänge die Streuung und damit die Schwächung des Schallbündels zu. Eine Verbesserung der Auflösung mit zunehmender Frequenz geht deshalb immer mit einer Verminderung der Eindringtiefe einher. Dies muß bei der Auswahl des Schallkopfes berücksichtigt werden.

WAHL DES SCHALLKOPFES UND DER SCHALLFREQUENZ

Die Wahl des geeigneten Schallkopfes richtet sich nach der jeweiligen Fragestellung [71]. Bei den ausschließlich zu verwendenden Echtzeit-Ultraschallgeräten stehen Linearapplikatoren mit einem parallelen Verlauf der Schallwellen oder Sektorschallköpfe mit divergenter Schallausbreitung zur Auswahl. Bei der Auswahl des Schallkopfes gilt es zum einen, eine möglichst gute Auflösung und Bildqualität zu erzielen, zum anderen, eine ausreichende Eindringtiefe in das Gewebe sicherzustellen. GRAF, HEDTMANN und KATTHAGEN nennen folgende Daten [71, 84, 113]:

Tabelle 1: Physikalische Charakteristik des Ultraschalls in Abhängigkeit von der Frequenz

Frequenz (MHz)	Tiefe (cm)	Fokus (cm)	Aufl. (mm)
3,5	15	4 – 8	0,45
5	10	3 – 6	0,3
7,5	7	2 – 5	0,2
10	5	1 – 4	0,15

Um beiden Erfordernissen Rechnung zu tragen, haben sich im Bereich der Schultersonographie Frequenzen von 5 oder 7,5 MHz als besonders geeignet erwiesen. Andere Autoren verwendeten 10 MHz-Applikatoren und erreichten so eine besonders hohe Auflösung und gute Bildqualität, was bei einer Beurteilung der Rotatorenmanschette Vorteile bot [18, 41, 148]. Die Eindringtiefe nimmt jedoch mit steigender Frequenz ab und beträgt bei 10 MHz maximal 5 cm. Bei der Erwägung von 7,5 MHz-Schallsonden muß bedacht werden, daß die maximale Eindringtiefe zwar bei 7 cm, der effektive Fokusbereich jedoch nur von 2 bis 5 cm reicht. Zu untersuchende Objekte sollten innerhalb des

Fokusbereichs liegen, weil dort aufgrund der Homogenität des Schallfeldes das Auflösungsvermögen am größten ist [113]. Unter Berücksichtigung dieser physikalischen Zusammenhänge und der vorliegenden Fragestellung wird zur Untersuchung der Rotatorenmanschette der 7,5 MHz-Scanner empfohlen, die 5 MHz-Schallsonde wird bei etwas schlechterer Auflösung jedoch auch mit Erfolg eingesetzt. Für die Instabilitätsuntersuchung ist der 5 MHz-Schallkopf am besten geeignet, da mit dem 7,5 MHz-Scanner oft keine ausreichende Eindringtiefe zu erzielen ist und der 5 MHz-Schallkopf aufgrund seiner größeren Auflagefläche stabiler auf dem Skapulakörper fixiert werden kann. Das Preis-Leistungs-Verhältnis spricht bei der Kaufentscheidung derzeit eher für den 5 MHz-Schallkopf. Weiterhin ist von Bedeutung, ob man sich für eine Linear- oder eine Sektorschallsonde entscheidet. Graf stellte heraus, daß Bildartefakte durch Beugung und Brechung von Ultraschallwellen bei Linearschallköpfen geringer sind als bei Sektorschallköpfen. Von daher empfiehlt sich zur Minimierung der apparativen Fehlerquellen bei der Entstehung von Bildartefakten die Verwendung einer Linearschallsonde. Außerdem bietet der Linearapplikator die Möglichkeit, die durch parallelen Schallwellenverlauf exakte Schallschattenbildung, verursacht durch Strukturen mit Totalreflexion der Schallwellen, diagnostisch und meßtechnisch zu nutzen [72]. Diese Anwendung ist bei der Verwendung von Sektorschallsonden nicht möglich. Außerdem erleichtere die Anwendung von Linearscannern die exakte Reproduzierbarkeit von Schnittebenen. Die statische Dokumentation kann mittels Thermoprinter sowie Multiformatkamera erfolgen. Aufgrund der besseren Haltbarkeit des Bildmaterials ist für die mittel- und langfristige Dokumentation die Multiformatkamera eindeutig zu bevorzugen. Die dynamische Dokumentation erfolgt mit Hilfe eines Videorecorders. Hier reicht für die Praxisdokumentation sicherlich die VHS-Videonorm. Für Videodemonstrationen oder Vorträge sollten SVHS oder Umatic bevorzugt werden.

FREIE SCHNITTEBENENWAHL VERSUS STANDARDPOSITIONEN

Amerikanische Untersucher wie Crass, Middleton oder Bretzke et al. führten den Schallkopf bei ihren Untersuchungen kontinuierlich in zwei Ebenen über die gesamte Schulterkontur und wählten selbst die zur Dokumentation erforderlichen Schnittebenen. Im deutschen Sprachraum hat man dagegen bereits sehr früh versucht, genaue Schallkopfpositionen zu definieren, um so einen hohen Grad der Standardisierung zu erreichen. Hedtmann et al. haben eine umfassende Untersuchungstechnik entwickelt, die auf definierten Schallkopfpositionen basiert [85]. Die Routineuntersuchung wird dabei auf zwei Schallkopfpositionen beschränkt, deren richtige Lage durch Orientierung an einer imaginären Referenzlinie vom Proc. coracoideus zum Akromion erreicht wird, die als „korakoakromiales Fenster" bezeichnet wird. Drei Schnittebenen, jeweils eine von ventral, lateral und dorsal, wählten Pfister et al., um die Schulter darzustellen [183]. Dabei wurde der Schallkopf jeweils aus der entsprechenden Position nach kranial oder kaudal verschoben, um das Untersuchungsgebiet zu vergrößern. Fünf Standardebenen werden bei Hien et al. beschrieben [87]. Seit 1988 verwendet eine Gruppe um Hinzmann eine axillare Schallposition, um den kaudalen Glenoidrand beurteilen zu können [89]. Graf hat zur Untersuchung der Säuglingshüfte eine Methode vorgestellt, bei der die Schallkopfposition sehr genau definiert wurde, verbunden mit der Vorstellung, dadurch reproduzierbare objektive Messungen durchführen zu können [72]. Zusammenfassend läßt sich feststellen, daß sich die Art des Vorgehens bei der Untersuchung direkt an der jeweiligen Fragestellung orientiert und es kein allgemeingültiges Verfahren gibt. Eine gute Übersicht über die gängigen Verfahren bieten Veröffentlichungen von GRAF und SCHULER [71, 72, 226].

WEICHTEILSONOGRAPHIE

UNTERSUCHUNGSTECHNIK

Die Untersuchung erfolgt am sitzenden Patienten. Es sollte ein Hocker ohne Arm- und Rückenlehnen verwendet werden, damit der Arm der zu untersuchenden Schulter frei herabhängen und von dem hinter dem Patienten sitzenden Arzt in allen Ebenen des Gelenkes bewegt werden kann. Der Untersucher führt mit einer Hand den Schallkopf und mit der anderen Hand den im Ellenbogen um 90° gebeugten Arm. Im Gegensatz zur Hüftuntersuchung stellt die Schulteruntersuchung eine dynamische Methode dar. Nicht nur die statischen Schnittbilder sind interessant, sondern vor allem die dynamischen Bewegungen in den einzelnen Standardprojektionen. Alle zur Darstellung der Strukturen des Schultergelenkes relevanten Standardschnittebenen sind bereits im angloamerikanischen Schrifttum beschrieben worden. Hier sind vor allem die Namen CRASS, BRETZKE und MIDDLETON zu nennen [18, 40, 147, 148]. Im deutschsprachigen Raum sollte die Nomenklatur von HEDTMANN Erwähnung finden [86]. Bei Darstellung sämtlicher Strukturen und bei Verwendung aller beschriebenen Schnittebenen würde eine große Bilderflut zustande kommen, wenn zusätzlich zu den unterschiedlichen Schallkopfpositionen auch noch Sonogramme in den verschiedenen Oberarmstellungen angefertigt würden. Die Auswahl der geeigneten Schallpositionen und der Dokumentationsaufnahmen sollte unmittelbar an der Fragestellung orientiert sein.
Es bieten sich die folgenden sechs Standardprojektionen an:
1. Das korakoakromiale Fenster
2. Der Supraspinatuslängsschnitt
3. Die laterale Frontalebene
4. Die posteriore Transversalebene
5. Die anteriore Transversalebene
6. Die anteriore Longitudinalebene

Das korakoakromiale Fenster In dieser Schallebene dienen Akromion und Proc. coracoideus als Leitstrukturen, der Schallkopf wird lateral des korakoakromialen Ligamentes positioniert (Abb. 2.1). Die Beurteilung der Rotatorenmanschette wird zunächst in Neutralrotation des Armes vorgenommen, anschließend wird in Innenrotation und in der im Schürzengriff kombinierten Extension mit Innenrotation die Supraspinatussehne dargestellt. Die Untersuchung im Schürzengriff bringt die am häufigsten verletzte Region der Supraspinatussehne in deren Ansatzzone vor der knöchernen Begrenzung des Akromions in die Schallebene. Die Sehne wird quer zu ihrer Faserrichtung dargestellt.
Schon an dieser Stelle soll auf eine grundsätzliche Problematik der Rotatorenmanschettensonographie hingewiesen werden: Bei leichter Abduktionsstellung des Armes zeigt die Sehnenplatte zwar einen sonographisch günstigen geradlinigen Verlauf, doch liegt der größte Anteil der Supraspinatussehne unter dem Akromion und ist deshalb sonogra-

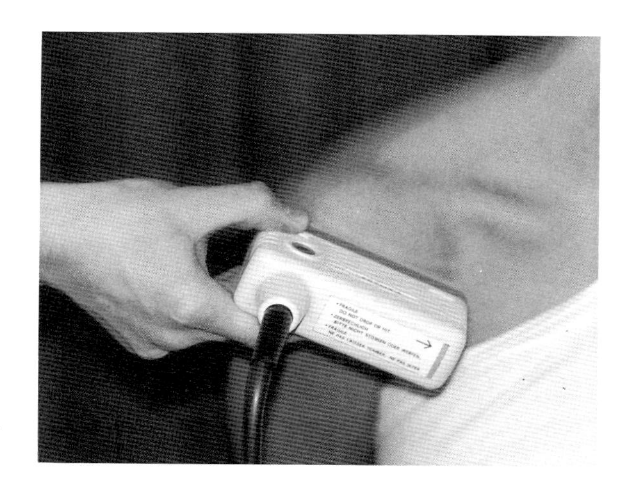

Abb. 2.1 Schallkopfposition im korakoakromialen Fenster.

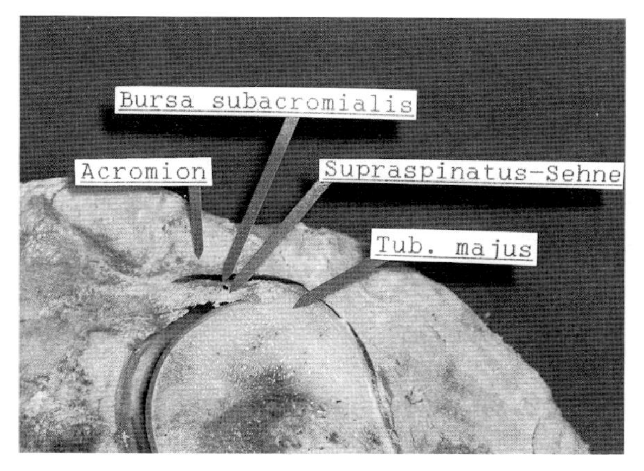

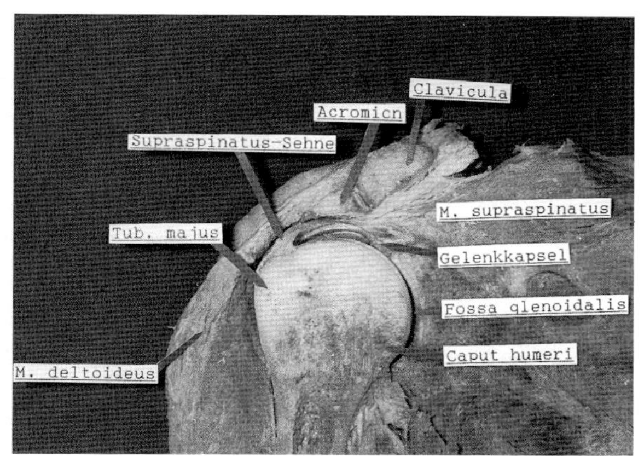

Abb. 2.2 Problematik der Rotatorenmanschettensonographie: Sonographisch günstiger Sehnenverlauf bei leichter Abduktionsstellung des Armes. Weite Teile der Supraspinatussehne liegen jedoch im Schallschatten des Akromions (links). Bei Adduktion des Armes ist ein größerer Anteil der Sehne darstellbar, doch nimmt diese dann einen artefaktanfälligen konvexen Verlauf (rechts).

phisch nicht darstellbar (Abb. 2.2 oben). Dennoch liegt die „kritische Zone" der Sehne im Ansatzbereich selbst in dieser Stellung lateral des Akromions. Bei Adduktion des Armes ist dagegen ein größerer Anteil der Sehne einsehbar, doch nimmt diese dann einen konvexen Verlauf (Abb. 2.2 unten). Dies führt zu unterschiedlichen Reflexionswinkeln der auftreffenden Schallwellen und bedingt wechselnde Echogenitäten im Verlauf der Sehne, was als Quelle für Artefakte und Fehlinterpretationen betrachtet werden muß. Der Subskapularisanteil der Manschette kann in Außenrotationsstellung inspiziert werden. Abschließend wird eine dynamische Untersuchung vorgenommen.

Der Supraspinatuslängsschnitt In dieser Einstellung wird der Schallkopf im rechten Winkel zur korakoakromialen Linie, und zwar in deren lateralem Drittel positioniert. Die Sehne des M. supraspinatus wird dabei in Längsrichtung angeschallt und in den o.g. Rotationsstellungen des Armes beurteilt. Diese Schallebene dient lediglich der Befundsicherung bei Veränderungen, die im korakoakromialen Fenster festgestellt wurden.

Die laterale Frontalebene In der lateralen frontalen Schallebene ruht der Schallkopf medial auf dem Akromion und liegt lateral der Schulterkonvexität an (Abb. 2.3). Gelegentlich ist eine Wasservorlaufstrecke erforderlich, um eine ausreichende Ankopplung erzielen zu können. Diese Position erlaubt besonders bei Abduktionsbewegungen das Gleitverhalten der Supraspinatussehne und der lateralen Anteile der Bursa subdeltoidea zu beurteilen.

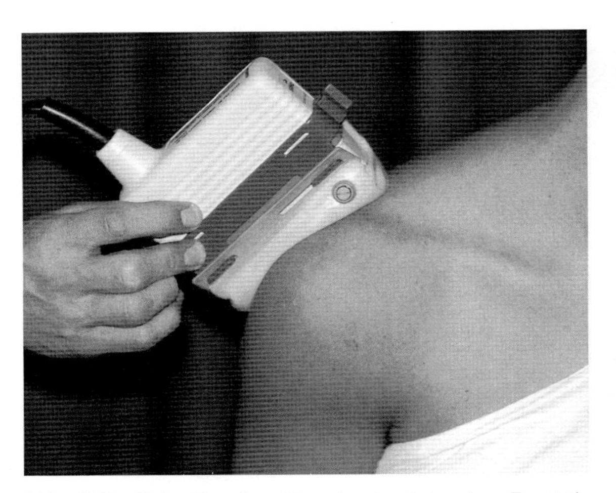

Abb. 2.3 Schallkopfposition in der lateralen Frontalebene.

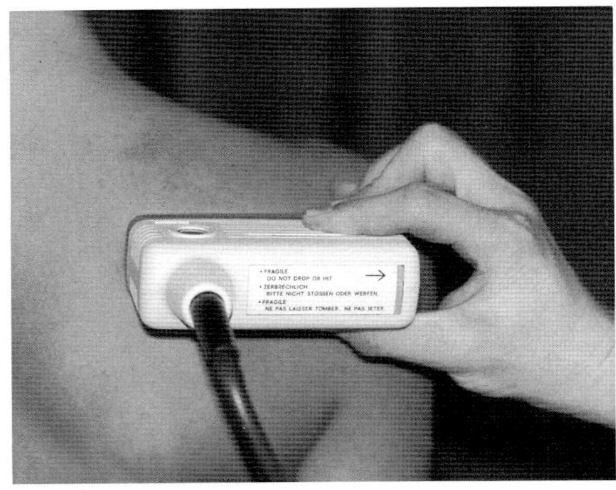

Abb. 2.4 Schallkopfposition in der posterioren Transversalebene.

Die posteriore Transversalebene Der Schallkopf wird nach orientierender Palpation unmittelbar kaudal der Spina scapulae in horizontaler Ausrichtung angelegt (Abb. 2.4). Der muskulotendinöse Bereich des M. infraspinatus kann durch Außenrotation des Armes statisch und dynamisch bis zu seinem Ansatz am Tuberculum majus dargestellt werden.

Die anteriore Transversalebene Die anteriore Transversalebene über dem Sulcus intertubercularis bringt medial die kaudalen Anteile des M. subskapularis und dessen Verlauf bis zum Ansatz am Tuberculum minus und die lange Bizepssehne im Querschnitt zur Darstellung.

Die anteriore Longitudinalebene Die anteriore Longitudinalebene über dem Sulcus intertubercularis erlaubt die Darstellung der langen Bizepssehne in ihrem Längsverlauf.
Der sonographische Vergleich mit dem nicht betroffenen Schultergelenk ist obligat durchzuführen, um bei der Befundbeurteilung die individuellen konstitutionellen Verhältnisse des Patienten berücksichtigen zu können. Der Vergleich des rechten mit dem linken Schultergelenk wird durch eine Dualdarstellung erleichtert, bei der zunächst das nicht betroffene Gelenk in einer Position untersucht und das Monitorbild festgehalten wird. Danach ist mit der betroffenen Seite in gleicher Weise zu verfahren, so daß man schließlich auf dem geteilten Monitor zwei Bilder gleichzeitig vorliegen hat. Natürlich dürfen nur Seitenvergleiche bei gleicher Schallkopflage und Armposition vorgenommen werden.

DAS SONOGRAPHISCHE BILD DER GESUNDEN SCHULTER

Die Geräteeinstellung zur Beurteilung der Weichteilstrukturen bei der dynamischen Ultraschalluntersuchung an der Schulter erfordert eine gute Grauwertabstufung als unabdingbare Voraussetzung, um alle periartikulären Strukturen darstellen zu können. Bei richtiger Standardeinstellung imponiert der unter dem subkutanen Fettgewebe liegende M. deltoideus echoarm. Lediglich die Muskelsepten sollten als schmale, zartgestreifte Echos zu erkennen sein (Abb. 2.5). Gegebenenfalls muß die Verstärkung des Sonographiegerätes entsprechend eingestellt werden. Diese Einstellung sollte während des gesamten Untersuchungsganges beibehalten werden. Häufig wird bei ersten Schall-

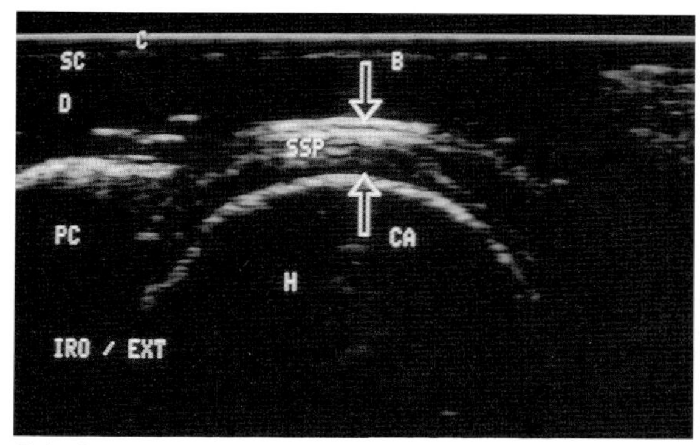

Abb. 2.5

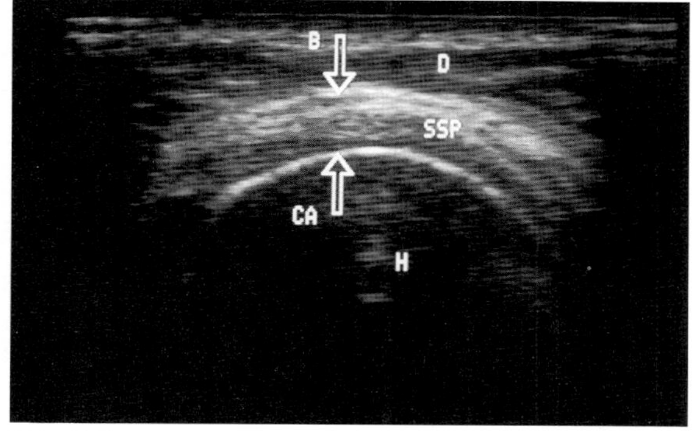

Abb. 2.6

Abb. 2.5 Im korakoakromialen Fenster wird die Rotatorenmanschette untersucht.
Ventrale Schallebene:
PC: Proc. coracoideus, D: M. deltoideus, B: Bursa subdeltoidea, SSP: Supraspinatussehne, CA: Cartilago articularis, C: Cutis, H: Humerus, SC: Subcutis.

Abb. 2.6 Im korakoakromialen Fenster kommt der echoarme schmale Saum des Gelenkknorpels (CA) bei starker Geräteverstärkung trotz des optischen Eindrucks vermehrter Bildfülle aufgrund der geringeren Abbildungsqualität nicht zur Darstellung. Auch die Bursalinien (B) wirken durch Streuungsartefakte unscharf und verbreitert.

versuchen die Geräteverstärkung zu hoch gewählt, da die Bildfülle eines echoreichen Monitorbildes offenbar eine vollständigere Abbildung der Strukturen vorzutäuschen scheint (Abb. 2.6). Man sollte sich jedoch vergegenwärtigen, daß mit zunehmend echoreicher Darstellung auch die Streuartefakte und das Hintergrundrauschen ebenfalls verstärkt werden und damit die Bildauflösung des Monitorbildes abnimmt. Zarte diskrete Strukturen wie z.B. die Bursadoppellinie oder der echoarme Gelenkknorpel sind dann nur unscharf und schemenhaft auszumachen oder können nicht zur Darstellung gebracht werden. Eine geringe Geräteverstärkung gewährleistet dagegen eine wesentlich höhere Detailtreue und bessere Abbildungsqualität. Bei richtiger Geräteverstärkung kommt die unter dem M. deltoideus liegende Supraspinatussehne als Struktur mittlerer Echogenität zur Darstellung. Bei den meisten Patienten ist die Echogenität der Rotatorenmanschette höher als die des M. deltoideus. Nur in Einzelfällen ist dagegen die Manschettenechogenität in bezug auf den M. deltoideus gleich oder geringer ausgeprägt. Nach Middleton et al. tritt dieser Effekt mit zunehmendem Alter auf.

Das korakoakromiale Fenster Die Sonographie des Schultergelenkes erfordert eine subtile Kenntnis der normalen Anatomie. Das sonographische Schnittbild ist jedoch keinesfalls mit dem anatomischen Schnittbild unmittelbar gleichzusetzen. Bei Neutralrotation des Armes (Abb. 2.1) zeigt sich im korakoakromialen Fenster direkt unter der Haut die schwach echogene subkutane Fettschicht (Abb. 2.5). Diese ist durch die gut schallreflektierende Faszie vom echoarmen Deltamuskel getrennt. Der am medialen Bildrand liegende Proc. coracoideus zeigt als knöcherne Struktur eine typische dorsale Schallauslöschung. Das dünne Häutchen der Fascia subdeltoidea bildet mit dem äußeren Bursablatt der B. subdeltoidea eine gemeinsame echogene Grenzschicht. Darunter findet sich ein schmaler echoarmer Bereich, der dem flüssigkeitsgefüllten Raum zwischen den Bursablättern entspricht. Diese Darstellung gelingt in der Regel nur bei streng orthogradem Schallweg und kann daher dem Untersucher zur Kontrolle der richtigen Schallkopflage dienen. Das innere Bursablatt ist ebenfalls nicht isoliert darstellbar, sondern bildet zusammen mit der Rotatorenbegrenzung ein gemeinsames Echo. Durch sonographisch kontrollierte Injektionen in die Bursa kann man darstellen, wie sich das äußere Bursablatt abhebt, während das innere Blatt im Normalfall nicht vom Epithenon der Rotatoren-

manschette zu differenzieren ist. Die Manschette kommt mittelgradig echogen zur Darstellung, wenn sie genau parallel zur Schallebene verläuft, weil dann die kollagenen Faserbündel den größten Teil der einfallenden Schallwellen in Richtung des Empfängers reflektieren. In Bereichen, in denen die Manschette nicht parallel zur Schallebene verläuft, kehren die unter einem großen Ausfallwinkel reflektierten Schallwellen nicht zum Empfänger zurück und tragen folglich auch nicht zur Bildentstehung bei. Daher werden diese Anteile der Sehnen im Vergleich zu anderen echoärmer dargestellt (Abb. 2.7). Derartige Echogenitätsunterschiede im Verlauf der Rotatorensehnen haben keine pathologische Bedeutung, sondern entsprechen der normalen Sonoanatomie. Zwischen dem kaudalen Grenzecho der Rotatorenmanschette und der echogenen Knorpel-Knochengrenze des Humeruskopfes findet sich eine schmale echoarme Schicht, die dem hyalinen Gelenkknorpel entspricht. Der Humeruskopf selbst zeigt die typische Totalreflexion ossärer Strukturen mit dorsalem Schallschatten. Das Ultraschallbild im korakoakromialen Fenster wird häufig als Radmuster beschrieben. Die Humeruskopfkontur bildet hierbei die Radfelge, die Rotatorenmanschette den Reifen und die Bursa subacromialis mit der subdeltoidalen Faszie die Lauffläche eines Rades (Abb. 2.8). Durch Rotationsbewegungen des Armes lassen sich in einer einzigen Schallebene verschiedene Anteile der Rotatorenmanschette darstellen. Bei Außenrotation kann der Subskapularisanteil im Längsschnitt beurteilt werden (Abb. 2.9), während sich bei maximaler Innenrotation im Schürzengriff die sogenannte kritische Zone der Supraspinatussehne im Schallfeld befindet (Abb. 2.8). Insbesondere bei leichter Innenrotation des Armes erscheint die intraartikulär verlaufende lange Bizepssehne als echogener rundlicher Herd im Ultraschallbild (Abb. 2.10). Dieser markiert ungefähr die Übergangszone vom Supraspinatus- zum Subskapularisanteil der Rotatorenmanschette. Die Identifizierung der Bizepssehne, beziehungsweise deren Abgrenzung gegenüber Artefakten oder Echogenitätsveränderungen der Rotatorenmanschette, kann mitunter schwierig sein und stellt eine Gefahrenquelle für Fehlinterpretationen dar. Daher sollte die Bizepssehne immer eindeutig als gleichmäßig rund oder oval konturiertes Echo dargestellt werden. Die Erkennung der Sehne gelingt meistens durch die dynamische Untersuchung und gegebenenfalls durch Abfahren und Verfolgen der Sehne mit dem Schallkopf bis zum Sulcus intertubercularis (Abb. 2.11). Die Bizepssehne kann auch hypoechogen erscheinen, wenn sie nicht senkrecht angeschallt wird. In diesen Fällen sollte durch leichte Kippbewegungen mit dem Schallkopf die regelrechte echoreiche Darstellung der Sehne angestrebt werden.
Neben der Beurteilung der statischen Bilder in den verschiedenen Rotationsstellungen kommt der dynamischen Untersuchung erhebliche Bedeutung zu. Bei passiver Rotation des Armes können die Gleitvorgänge der subakromialen Gewebsschichten untereinander beurteilt werden. Bei der normalen gesunden Schulter ist das Gleitverhalten unabhängig von der Rotationsrichtung durch flüssige und gleichförmige Verschieblichkeit der Schichten gekennzeichnet.

Der Supraspinatuslängsschnitt In dieser Schallebene entspricht die sonographische Anatomie im wesentlichen der des korakoakromialen Fensters. Es fehlt jedoch die gleichmäßig konvexe Humeruskopfkontur, da im kranialen Bildteil der Übergang vom Tub. majus zur artikulierenden Gelenkfläche im Ultraschallbild zu sehen ist.

Die laterale Frontalebene Die laterale Frontalebene wird aufgesucht, indem der Schallkopf zunächst frontal auf dem Akromion plaziert wird. In dieser Übersichtseinstellung ist die echogene Grenzschicht von Klavikula und Akromion zu erkennen, die Rotatorenmanschette und die Humeruskopfkontur verschwinden medial im Akromionschallschatten.

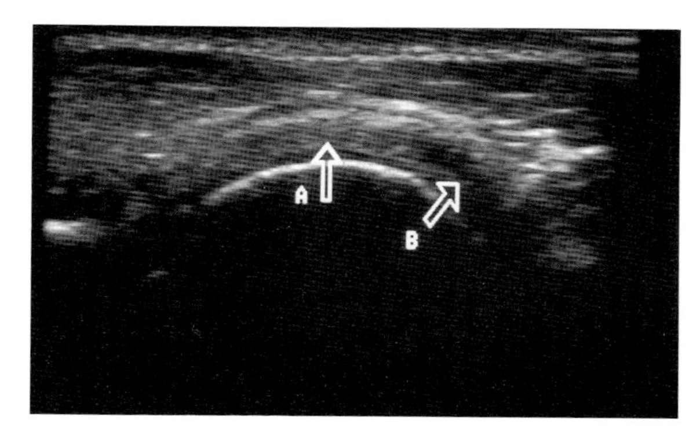

Abb. 2.7 Die orthograd angeschallte Supraspinatussehne wird mittelgradig echogen abgebildet (A). Die lateralen Sehnenanteile werden tangential von den Schallwellen getroffen, die deshalb nicht zum Empfänger reflektiert werden und daher nicht zur Bildentstehung beitragen können. Diese Sehnenabschnitte imponieren daher echoarm (B).

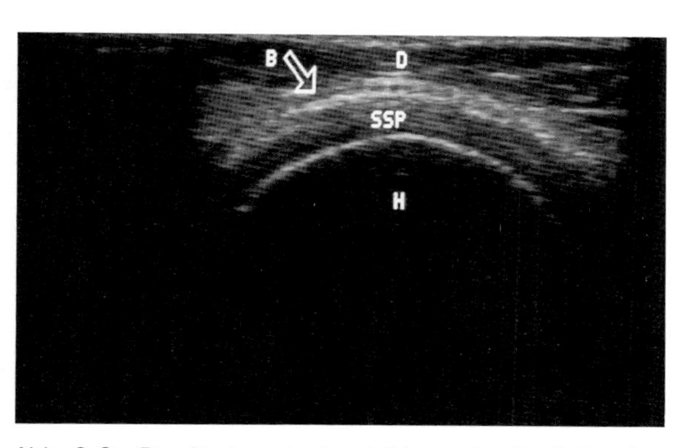

Abb. 2.8 Das Radmuster besteht aus der Radfelge des Humeruskopfes (H), der Reifenschicht der Rotatorenmanschette (SSP) und der Lauffläche, die von der Bursalinie (B) und der kaudalen Faszie des M. deltoideus (D) gebildet wird.

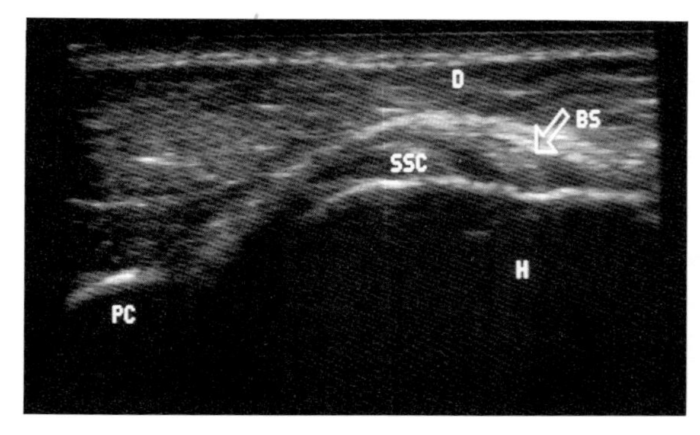

Abb. 2.9 Im korakoakromialen Fenster kann bei Außenrotation des Armes die Subskapularissehne (SSC) im Längsschnitt beurteilt werden. Die lange Bizepssehne (BS) liegt bei der Außenrotation lateral. Medial ist der Proc. coracoideus abzugrenzen.

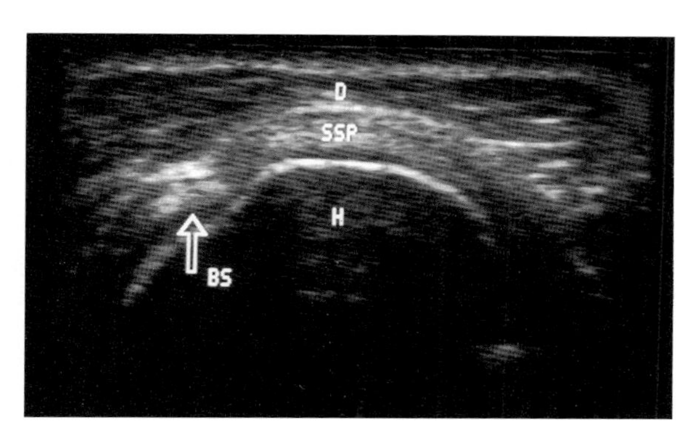

Abb. 2.10 Bei leichter Innenrotation liegt die echoreiche lange Bizepssehne (BS) medial in der Rotatorenmanschette.

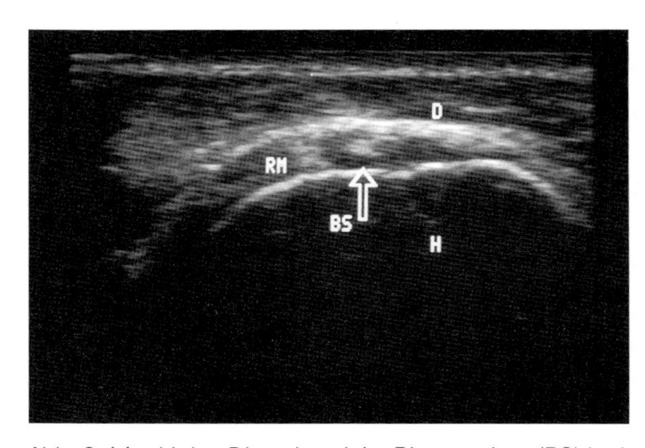

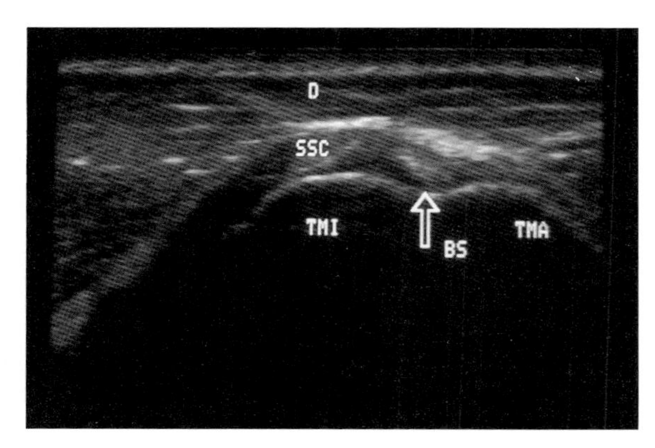

Abb. 2.11 Links: Die echoreiche Bizepssehne (BS) in der Rotatorenmanschette (RM). Rechts: Durch laterokaudales Verschieben des Schallkopfes kann der Verlauf der Sehne bis zum Sulcus intertubercularis dargestellt werden. Medial kann das Tub. minus (TMI), lateral das Tub. majus (TMA) abgegrenzt werden. Die Bizepssehne kann sicher im proximalen Sulcus identifiziert werden.

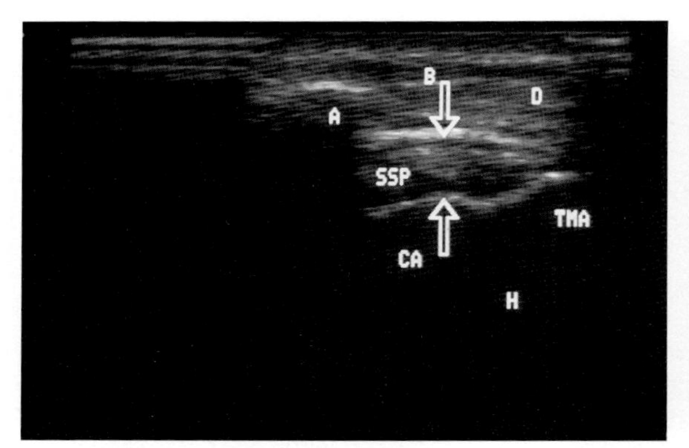

Abb. 2.12

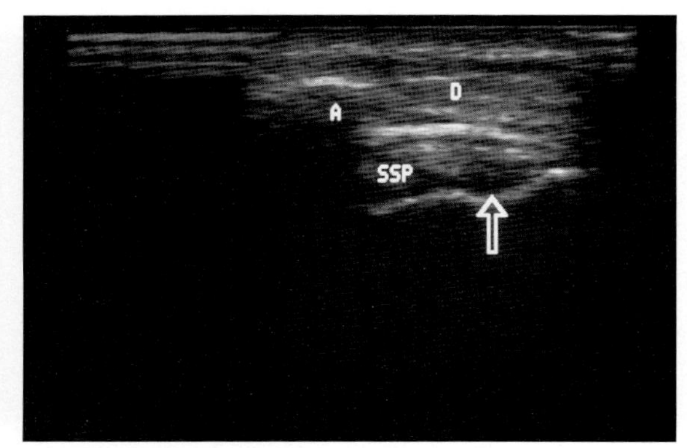

Abb. 2.13

Abb. 2.12 In der lateralen Frontalebene dienen die knöchernen Strukturen mit Totalreflexion und Schallschatten als Orientierungshilfen. Das Akromion und die Humeruskopfkontur mit dem nach lateral ansteigenden Tub. majus sind deutlich zu erkennen. Die Supraspinatussehne kann bis zu ihrem Ansatz beurteilt werden. Medial des Tub. majus ist im Bereich der Gelenkfläche des Humeruskopfes ein schmaler echoarmer Knorpelsaum darstellbar.
Laterale Schallebene:
A: Akromion, TMA: Tuberculum majus, SSP: Supraspinatussehne, CA: Cartilago articularis, B: Bursa subacromialis, D: M. deltoideus.

Abb. 2.13 In der lateralen Schallebene entsteht im Ansatzbereich der Supraspinatussehne eine hypoechogene Zone (Pfeil). Diese hat keine pathologische Bedeutung und ist durch den großen Reflexionswinkel der auftreffenden Schallwellen infolge des veränderten Sehnenverlaufs in diesem Bereich bedingt.

Zur korrekten Einstellung der Schallebene wird der Schallkopf nach lateral verschoben, bis die Rotatorenmanschette zentral im Bildausschnitt liegt (Abb. 2.12). Die Supraspinatussehne wird im Längsschnitt als schnabelförmige Struktur in ihrem Verlauf bis zum Ansatz am Tub. majus dargestellt. Die echoarmen Bereiche der Sehne in der Ansatzzone (Abb. 2.13) stellen keine morphologischen Veränderungen dar, sondern resultieren lediglich aus dem tangentialen Anschnitt der Sehnenplatte. Aufgrund des schrägen Einfallwinkels der Schallwellen werden diese nach lateral reflektiert und können nicht vom Empfänger aufgenommen werden. Bei orthogradem Schallweg kann der hyaline Gelenkknorpel zwischen Manschette und Humeruskopfkontur im Bereich der Gelenkfläche erkannt werden: er endet am Übergang zum Tub. majus (Abb. 2.12). Bei der dynamischen Betrachtung mit wechselnden Abduktions- und Adduktionsbewegungen des Armes wird dem Gleitverhalten der Supraspinatussehne an der Grenze zum Akromionschatten besondere Beachtung geschenkt. Im Normalfall taucht die Sehne flüssig, d.h. ohne Aufwulstungen an der Akromionunterkante, in den Akromionschatten ein. Die Verschieblichkeit der lateral übereinanderliegenden Gewebsschichten ist sonographisch gut zu beurteilen.

Die posteriore Transversalebene In der posterioren transversalen Ebene wird eine Vorlaufstrecke nur dann verwendet, wenn sonst keine exakte Ankopplung des Linear-Scanners möglich ist. Unter dem posterioren Anteil des M. deltoideus liegt hier, durch eine deutliche echoreiche Grenzschicht von diesem getrennt, der muskulotendinöse Infraspinatusanteil der Rotatorenmanschette (Abb. 2.14). Der dorsale Glenoidrand stellt sich wie die hintere Humeruskopfkontur echoreich mit dorsaler Schallauslöschung dar. Dorsal liegt dem Pfannenrand eine trigonale echogene Struktur an, die dem Labrum glenoidale entspricht. Von dieser ausgehend zieht als schmales echoreiches Band die Gelenkkapsel nach lateral über die Humeruskopfkontur. Dynamisch kann die Infraspinatussehne durch passive Innenrotation bei homogener Verschieblichkeit gegenüber dem M. deltoideus nach lateral über die Humeruskonvexität gezogen werden. Bei Außenrotation gleitet dieser in fließender Bewegung unter den M. deltoideus zurück.

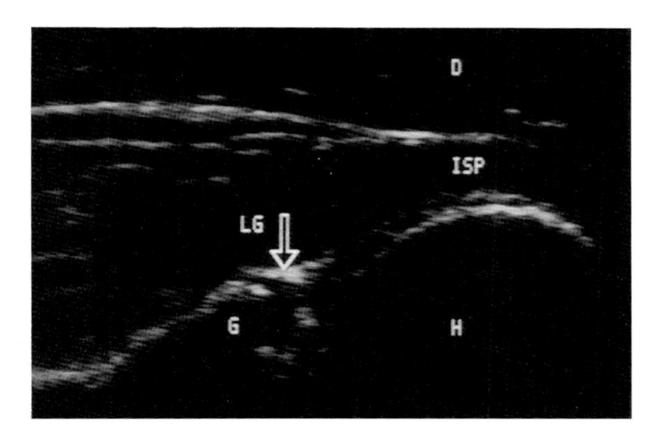

Abb. 2.14 Am gesunden Schultergelenk zeigen sich in der posterioren Transversalebene: Der M. deltoideus, der M. infraspinatus, der Humeruskopf, die Rückfläche des Corpus scapulae mit der Fossa glenoidalis am lateralen Ende, das Labrum glenoidale und die dorsale Kapsel.
Posteriore transversale Schallebene:
G: Fossa glenoidalis, H: Humerus, ISP: Infraspinatussehne, LG: Labrum glenoidale, D: M. deltoideus.

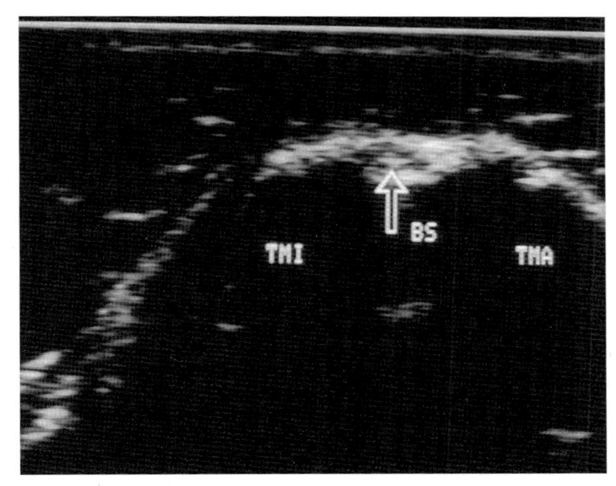

Abb. 2.15 In der anterioren Transversalebene kommt der Humeruskopf mit den Tubercula majus (TMA) und minus (TMI) als knöcherne Struktur mit der typischen dorsalen Schallauslöschung zur Darstellung. Im Sulcus intertubercularis liegt die echoreiche Bizepssehne in der Regel etwas nach medial dezentralisiert. Dies entspricht dem Normalbefund.

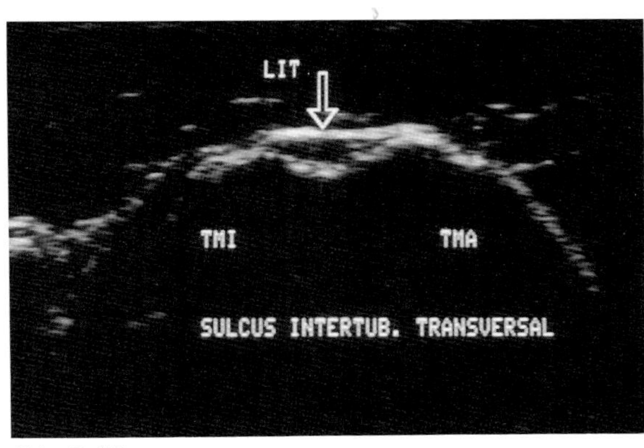

Abb. 2.16

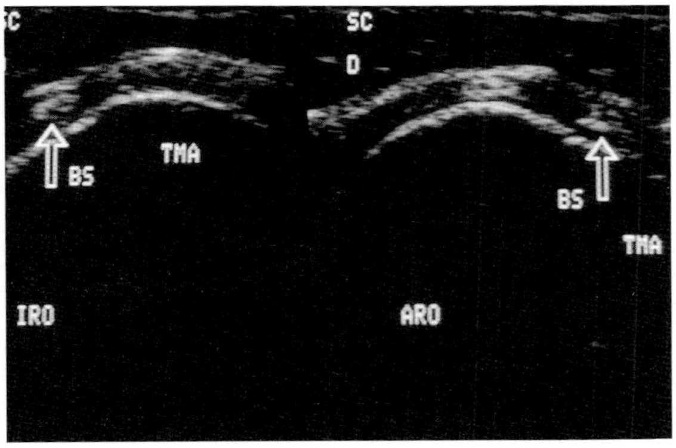

Abb. 2.17

Abb. 2.16 Gleiche Schallkopfposition wie in Abb. 2.15, jedoch nach leichter Kippbewegung mit der Schallsonde. Das Lig. intertubercularis kommt zur Darstellung, die Bizepssehne ist im Vergleich dazu hypoechogen.

Abb. 2.17 Bei der dynamischen Untersuchung ist die Bizepssehne in verschiedenen Rotationsstellungen darstellbar. Dies ermöglicht die Abgrenzung zu Artefakten, wie zum Beispiel der zentralen echoreichen Zone in der Subskapularissehne auf der rechten Bildhälfte, die leicht mit der Bizepssehne verwechselt werden kann, wenn keine dynamische Kontrolle erfolgt.

Die anteriore Transversalebene In dieser Ebene wird die Bizepssehne im Querschnitt getroffen: bei korrektem Schallweg erscheint sie rundlich oder oval und ist echoreich (Abb. 2.15). Häufig scheint der Sulcus intertubercularis mit seinen Begrenzungen, den Tubercula majus und minus, beim ersten Schallversuch leer zu sein, doch gelingt die Darstellung der Bizepssehne meist schon nach leichten Kippbewegungen mit dem Schallkopf. Auch das Lig. intertubercularis oder transversum kann aufgesucht werden (Abb. 2.16). Bizepssehne und -sulcus können sowohl im proximalen Anteil als auch im Bereich des distalen Sulcusausganges, also in unterschiedlicher Höhe, beurteilt werden.

Dabei sollte berücksichtigt werden, daß der Sulcus von kranial außen nach medial innen einen leicht schrägen Verlauf aufweist und somit beim tiefen Sulcusquerschnitt die Bizepssehne mehr nach medial verlagert erscheint (Abb. 2.15). Dies entspricht einem Normalbefund und ist nicht als Subluxationstendenz zu werten. Bei der dynamischen Untersuchung verbleibt die Bizepssehne bei allen Rotationsbewegungen im Sulcus (Abb. 2.17). In Außenrotation wandern der Sulcus intertubercularis, die Tuberkula und die lange Bizepssehne nach lateral. Medial kommt die Sehne des M.subscapularis zur Darstellung (s. auch Abb. 2.9, 2.11).

Die anteriore Longitudinalebene In dieser Schallebene kommt unter den echoarmen Schichten des subkutanen Fettgewebes und des Deltamuskels die lange Bizepssehne im Längsschnitt zur Darstellung. Sie liegt der Totalreflexion des Humerus unmittelbar auf. Da die Bizepssehne in der Regel nur teilweise parallel zum Schallkopf verläuft, zeigt sie aus den bereits genannten Gründen Abschnitte unterschiedlicher Echogenität. Es sollten nur die echoreichen Bezirke beurteilt werden. Zur regelrechten Darstellung der zunächst echoärmeren Abschnitte ist die dynamische Untersuchung oft hilfreich: Der Untersucher fixiert mit seiner freien Hand den im Ellenbogengelenk um 90° flektierten Unterarm des Patienten an dessen pronierter Hand. Der Patient wird dann aufgefordert, den Bizepsmuskel gegen diesen Widerstand willkürlich zu kontrahieren. Die Anspannung der Bizepssehne im Sulcus kann am Monitor verfolgt werden. Meistens nimmt sie infolge der Anspannung einen gestreckteren, geradlinigeren Verlauf und hebt sich etwas aus dem Sulcusbett heraus (Abb. 2.18). Diese minimale Änderung der Verlaufsrichtung verbessert meistens die Darstellbarkeit.

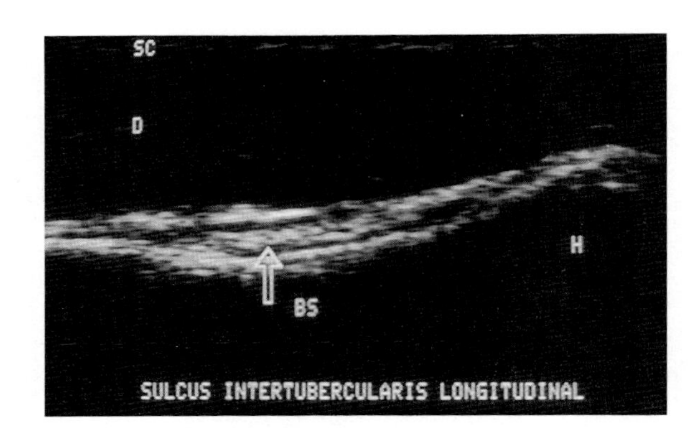

Abb. 2.18 Im longitudinalen Sulcusschnitt kann durch aktives Anspannen des M. biceps brachii die lange Bizepssehne meistens besser eingestellt werden.

PATHOLOGISCHE VERÄNDERUNGEN DES SUBAKROMIALEN RAUMES

Bursa subacromialis Die Bursa subacromialis mit ihren lateralen Ausläufern, der B. subdeltoidea und der B. subcoracoacromialis, kann sonographisch durch orthogrades Anschallen in der Regel gut dargestellt werden. Das untere Bursablatt fällt als echoreicher Grenzreflex mit der Rotatorenmanschettenoberfläche zusammen und ist nicht von dieser zu differenzieren. Ein schmaler echoarmer Saum trennt das äußere Bursablatt, das mit der unteren Faszie des M. deltoideus zusammenfällt, von der unteren Bursalinie ab. Dies ist im korakoakromialen Fenster und in der lateralen Frontalebene zu erkennen. Eine Verbreiterung der normalerweise 1 bis maximal 2 mm dicken Grenzschicht zwischen der Unterfläche des M. deltoideus und der Rotatorenmanschettenoberfläche als sonographisches Korrelat der Bursa subacromialis ist als pathologisches Zeichen anzusehen. Eine Verbreiterung kann auf zwei unterschiedliche Arten zustande kommen. Zum einen können sich die Bursablätter durch Flüssigkeitsansammlungen bei einem sympathischen Reizerguß oder durch entzündliches Exsudat voneinander entfernen: in diesen Fällen findet man zwischen dem kranialen und kaudalen Bursagrenzecho einen verbreiterten echoarmen Streifen (Abb. 2.19). Bei geringen Ergußmengen ist der obligatorisch durchzuführende Seitenvergleich mit der kontralateralen Schulter besonders hilfreich. Ein fibrotisch induriertes äußeres Bursablatt ist als verbreitertes echogenes Reflexband unterhalb des M. deltoideus zu erkennen (Abb. 2.20). Zum anderen kann die verbreiterte Echogenität der Bursa durchgängig sein, d.h. das kraniale Bursablatt ist nicht mehr von dem kaudalen durch den normalerweise vorhandenen schmalen echoarmen Flüssigkeitssaum getrennt (Abb. 2.21). Dies beruht meistens auf einer fibrotischen Induration des Schleimbeutelgewebes. Derartige Veränderungen sind sehr häufig bei älteren Patienten über 65 Jahren anzutreffen, aber auch bei Probanden entsprechenden Alters, die keinerlei Beschwerden haben. Diese Verbreiterung der Bursa hat in den Anfängen der Schultersonographie zu der fehlerhaften Annahme geführt, daß die Rotatorenmanschette selbst beim alten Menschen verbreitert sei. Richtig ist dagegen, daß die Dicke der Rotatorenmanschette im Alter abnimmt, während die Bursa durch Induration und Fibrose breiter wird. Derartige Verklebungen der Bursablätter gehen häufig mit Bewegungseinschränkungen einher. Gerade bei jüngeren Patienten ist im Fall einer verbreiterten echoreichen Bursa eine dynamische sonographische Betrachtung anzuschließen, um frühzeitig eine adhäsionsbedingte mangelnde Verschieblichkeit der subakromialen Weichteilschichten erkennen zu können. Manchmal treten eine flüssigkeitsgefüllte Bursa mit verbreiterter Doppelkontur und echogene Verbreiterungen eines oder beider Bursablätter kombiniert auf. Dies ist am ehesten als Anzeichen einer chronischen Induration und Fibrose mit hinzugetretenem akuten Reizzustand zu werten (Abb. 2.22).

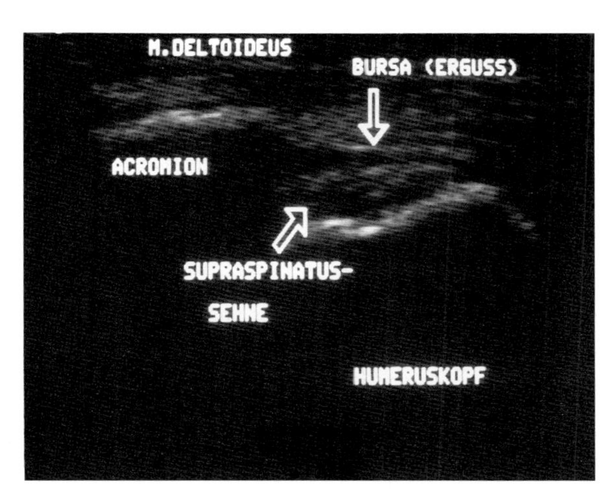

Abb. 2.19 In der lateralen Frontalebene ist die Verbreiterung der Bursadoppelkontur durch einen echoarmen Saum als Zeichen eines Bursaergusses deutlich zu erkennen.

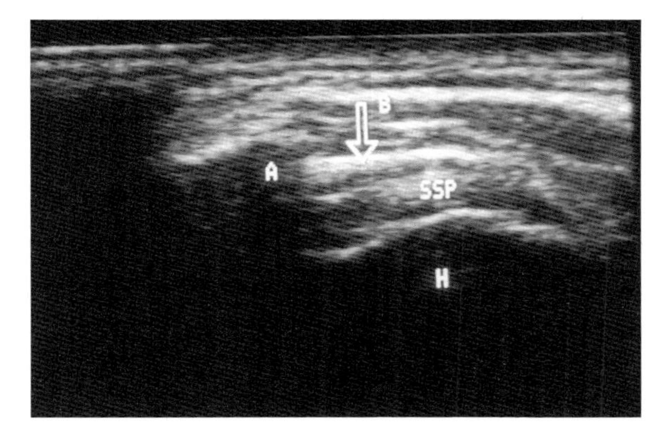

Abb. 2.20 In der lateralen Frontalebene ist die äußere Bursagrenzlinie als verbreitertes echoreiches Reflexband zu erkennen.
Laterale Schallebene:
A: Akromion, B: Bursa subdeltoidea, äußeres Blatt, SSP: Supraspinatussehne, TMA: Tuberculum majus.

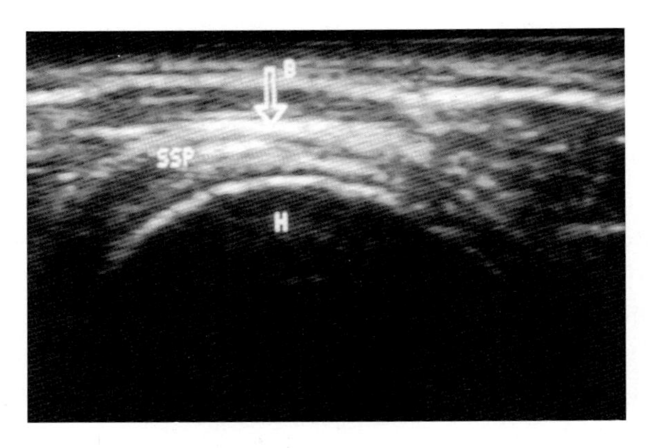

Abb. 2.21 Im korakoakromialen Fenster weist die B. subacromialis eine durchgehende echoreiche Verbreiterung auf, die beide Bursablätter miteinander verbindet. Die medial (links) des Pfeils zentral in der Supraspinatussehne befindliche echoreiche Zone darf nicht als Bursadoppelkontur fehlgedeutet werden. Bei der dynamischen Kontrolle ist diese umschriebene Hyperechogenität als zur Sehne gehörig erkennbar.

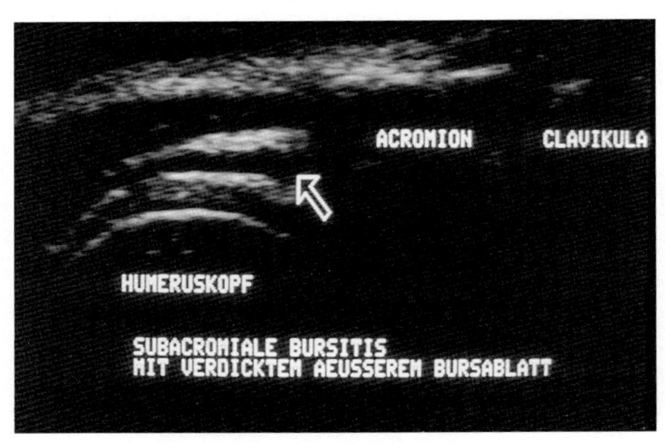

Abb. 2.22 In der lateralen Frontalebene weist die B. subacromialis dieses Patienten eine echogene Verbreiterung des äußeren Bursablattes infolge einer durch chronisch entzündliche Prozesse bedingte Fibrose auf. Darüber hinaus ist eine deutlich verbreiterte Bursadoppelkontur als Zeichen eines Bursareizzustandes zu erkennen, der die erneut akut aufgetretenen Beschwerden des Patienten bei chronisch rezidivierenden Schulterschmerzen erklärt.

Rotatorenmanschette Pathologische Vorgänge an der Rotatorenmanschette können sich sonographisch grundsätzlich in zwei Formen manifestieren: zum einen in Form struktureller Auffälligkeiten als Echogenitätsänderungen, zum anderen als morphologische Veränderungen der normalen Sonoanatomie. Strukturelle Auffälligkeiten sind bei der Frage nach einer Manschettenruptur als unsichere Kriterien einzustufen, die zwar den Verdacht auf eine Sehnenläsion begründen können, aber alleine nicht als Nachweis einer solchen gewertet werden sollten. Ausschließlich die Dokumentation einer sonomorphologischen Veränderung gilt als sicheres Zeichen für eine Manschettenläsion. In praxi fällt häufig schon bei der orientierenden dynamischen Untersuchung der Verlust des sogenannten Radmusters oder eine verwaschene oder unterbrochene Bursalinie auf. Echogenitätsänderungen sind dagegen meistens erst bei intensivierter Untersuchung mit exakter Einstellung des fraglichen Bereiches durch geeignete Rotation des Armes feststellbar. Die dynamische Untersuchung ist darüber hinaus geeignet, bei hypertrophierter oder aufgetriebener und verdickter Rotatorenmanschette eine Kompression und Aufwulstung der Supraspinatussehne an der Akromionkante in der lateralen Frontalebene zu dokumentieren (Abb. 2.23). Im wesentlichen lassen sich Veränderungen der Manschette durch drei typische Befundmuster beschreiben:

1. Umschriebene Zonen erhöhter Echogenität:

Hyperechogene Zonen können isoliert (Abb. 2.24), aber auch kombiniert mit echoarmen Bereichen auftreten. Diese äußern sich dann meist in Form eines echoarmen Vorhofs (Abb. 2.25). Echoreiche Zonen können gelenkseitig, gelenkfern oder zentral in der Sehnenplatte liegen. Allgemein kann es sich um intratendinöse entzündliche Prozesse, schwielige Degenerationszonen, fibrosierte Bereiche auf dem Boden von Narbenbildungen oder Teilrupturen mit randständigem Granulationsgewebe handeln. Eine Differenzierung der zugrundeliegenden histologischen Veränderung ist aufgrund der Sonographie nicht möglich, doch sind hyperechogene Zonen in der Regel nicht bei frischer

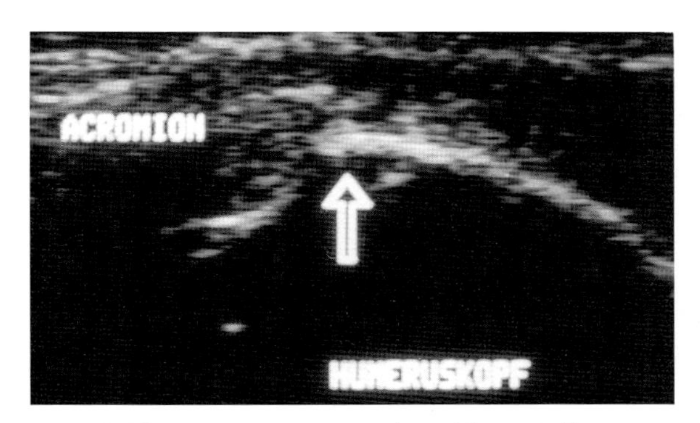

Abb. 2.23 Bei der dynamischen Ultraschalluntersuchung unter Abduktion des Armes zeigt sich deutlich eine Aufwulstung der Supraspinatussehne an der Akromionkante.

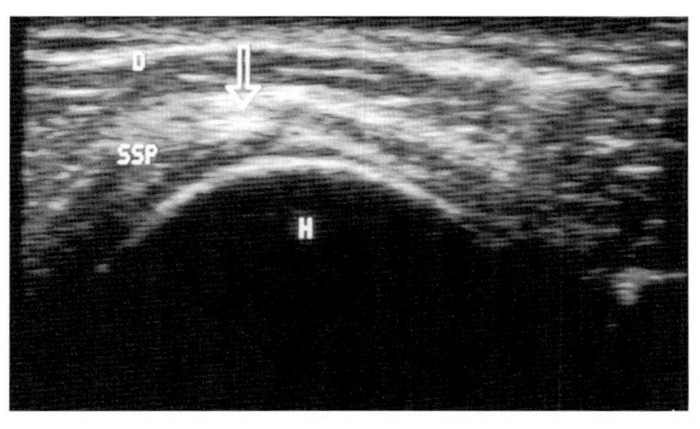

Abb. 2.24 Korakoakromiales Fenster im Schürzengriff. Zentral in der Supraspinatussehne ist eine Hyperechogenität festzustellen (Pfeil).

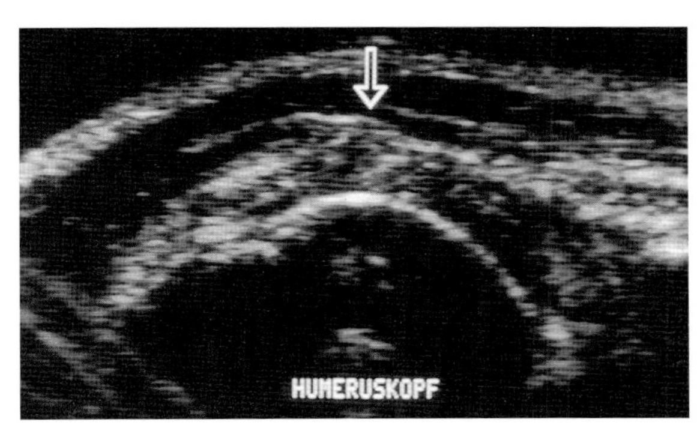

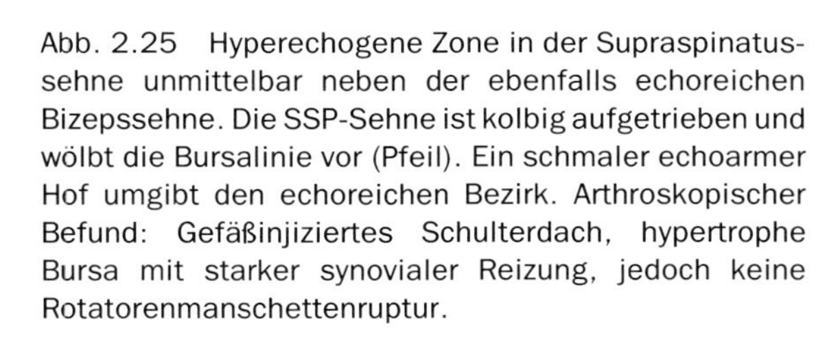

Abb. 2.25 Hyperechogene Zone in der Supraspinatussehne unmittelbar neben der ebenfalls echoreichen Bizepssehne. Die SSP-Sehne ist kolbig aufgetrieben und wölbt die Bursalinie vor (Pfeil). Ein schmaler echoarmer Hof umgibt den echoreichen Bezirk. Arthroskopischer Befund: Gefäßinjiziertes Schulterdach, hypertrophe Bursa mit starker synovialer Reizung, jedoch keine Rotatorenmanschettenruptur.

traumatischer Sehnenruptur zu finden. Bei degenerativem Vorschaden oder wiederholten und bereits vernarbten Teilrupturen der Sehne kann natürlich eine Ruptur in einem echoreichen Bezirk auftreten, doch ist die Hyperechogenität dann selbst kein Rupturkriterium. Als solches kann nur eine gleichzeitig vorliegende hypoechogene Zone gewertet werden, nach welcher daher zu suchen ist. Degenerative Rotatorenmanschettenrupturen treten häufig als kombinierte echoreiche und echoarme Bereiche in Erscheinung (Abb. 2.25).

2. Bereiche verminderter Echogenität:

Eine echoarme Zone in der Rotatorenmanschette kann unterschiedlich lokalisiert sein. Liegt diese gelenkseitig, handelt es sich um eine inferiore Partialruptur (Abb. 2.26). Intratendinöse echoarme Bereiche sind häufig Ausdruck von Degenerationen. Ist die Hypoechogenität bursaseitig zu finden (Abb. 2.27), geht dies meistens mit einer Unterbrechung der Bursagrenzlinie oder einer Stufenbildung in der Sehnenstruktur einher (Abb. 2.28). Unterbricht eine echoarme Zone das gesamte Reifenmuster, so liegt in der Regel eine Totalruptur der Sehne vor (Abb. 2.29).

3. Geometrische Veränderungen:

Neben Echogenitätsveränderungen müssen jedoch morphologische Veränderungen wie die umschriebene Abflachung und Verschmälerung (Abb. 2.30, 2.31) der Manschette mit Formumkehr der Konvexität und Kalibersprung der SSP-Sehne über einem solchen Bereich vorliegen, um einen sonographischen Befund für eine Ruptur erheben zu können. Verwaschene Bursalinien sind typisch bei degenerativen Veränderungen. Bei der dynamischen Betrachtung ist dann auf Adhäsionen besonders zu achten. Sicheres Zeichen einer ausgedehnten Totalruptur der Sehne ist das Bild der sogenannten Kopfglatze, bei der die Darstellung der Rotatorenmanschette fehlt. Hierbei liegt der M. deltoideus unmittelbar dem Humeruskopf auf (Abb. 2.32).

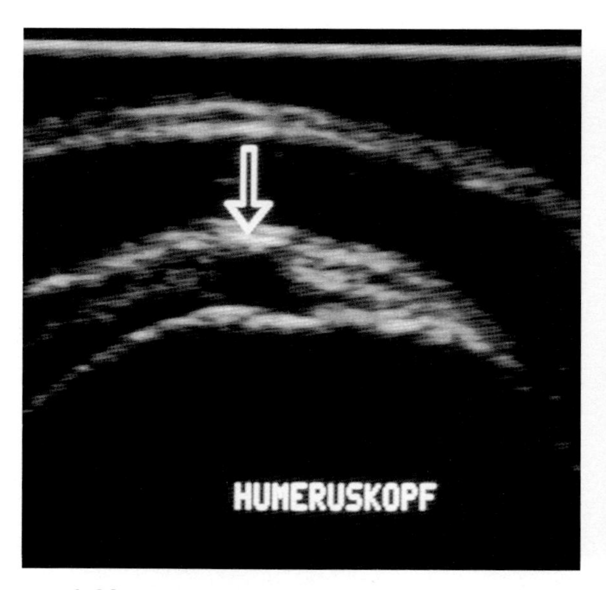

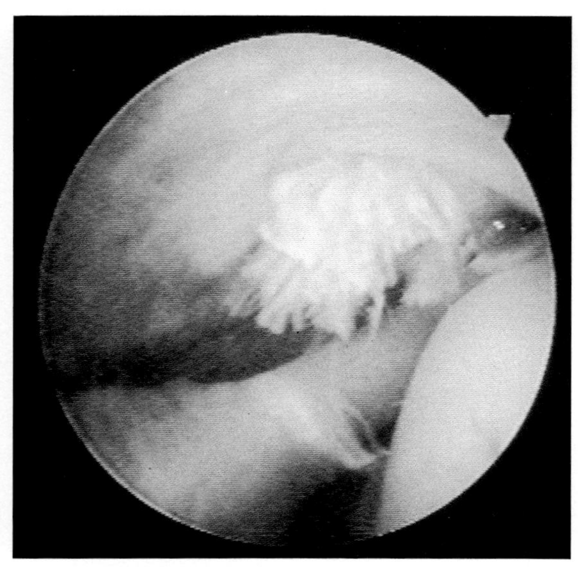

Abb. 2.26 Links: Gelenkseitige hypoechogene Teilruptur mit erhaltenen Bursalinien und darunterliegendem erhaltenem schmalen Sehnensaum. Rechts: Die Arthroskopie demonstriert den gelenkseitigen Manschettendefekt mit Ausfransungen in das Gelenk hinein (oben). Zentral im Bild die lange Bizepssehne, rechts unten der Humeruskopf.

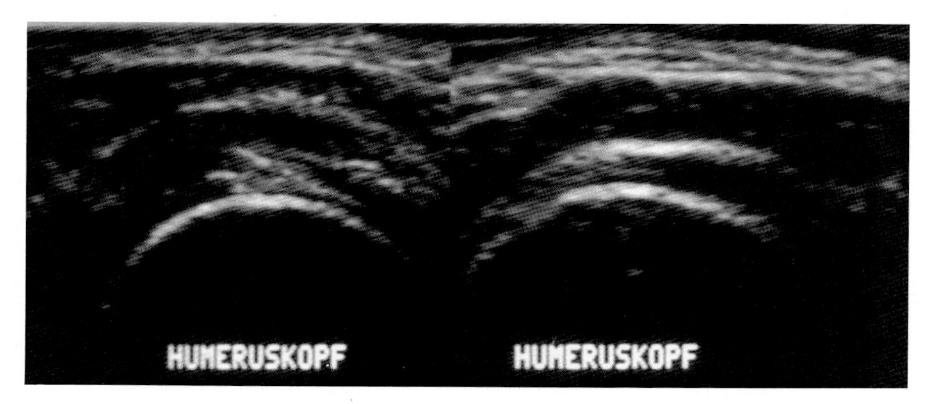

Abb. 2.27 Links: Hypoechogene Vorwölbung der Supraspinatussehne mit Verdrängung der inferioren Bursalinie. Bursaseitige Teilruptur der Rotatorenmanschette mit begleitendem Bursaerguß. Rechts: Intakte Gegenseite.

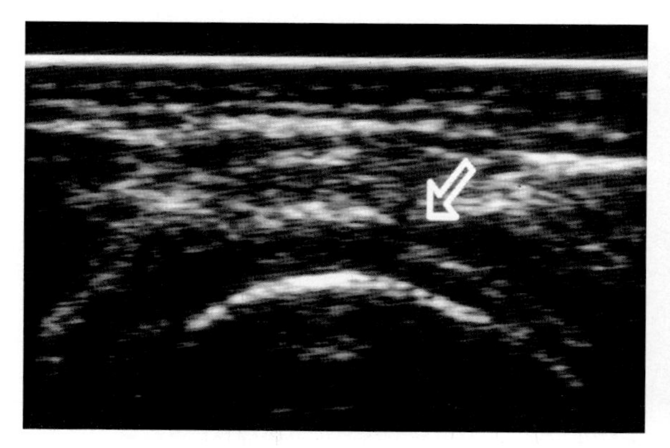

Abb. 2.28 Unterbrechung der Bursagrenzlinie und Stufenbildung der Rotatorenmanschette.

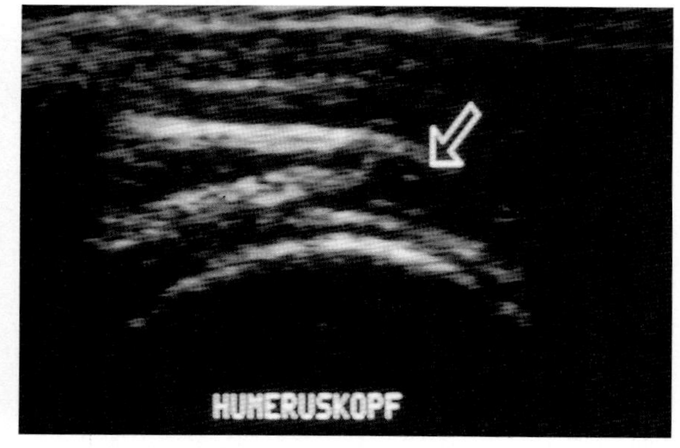

Abb. 2.29 Deutliche Stufenbildung in der Supraspinatussehne und Abbruch der Bursalinie infolge frischer traumatischer Sehnenruptur. Totalruptur arthroskopisch bestätigt.

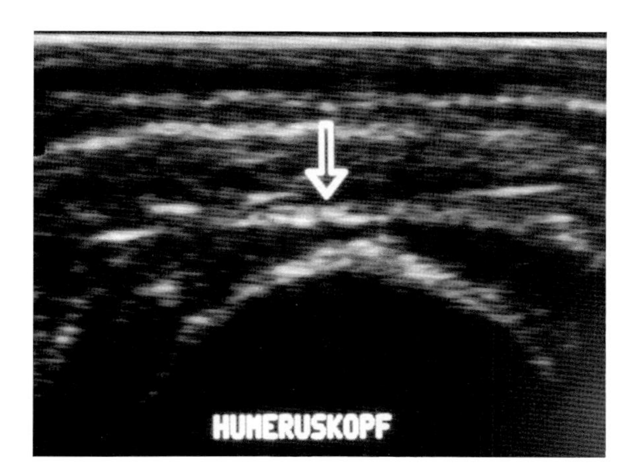

Abb. 2.30 Deutlich abgeflachte Supraspinatussehne (Pfeil) mit Verlust des normalen konvexen Verlaufs bei bursaseitiger Partialruptur.

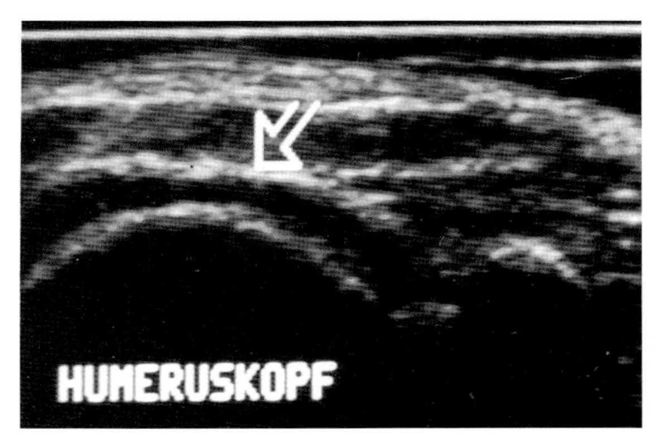

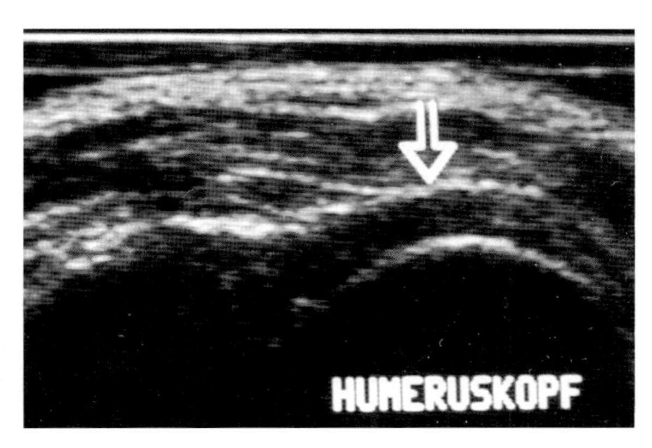

Abb. 2.31 Links abgeflachtes Radmuster der kranialen Sehnengrenze. Rechts gesunde Gegenseite.

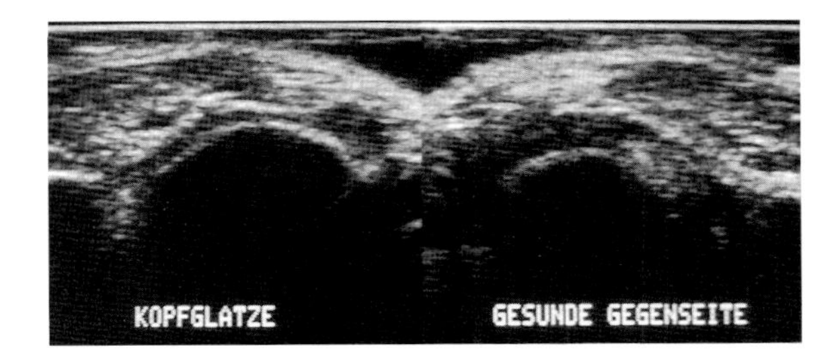

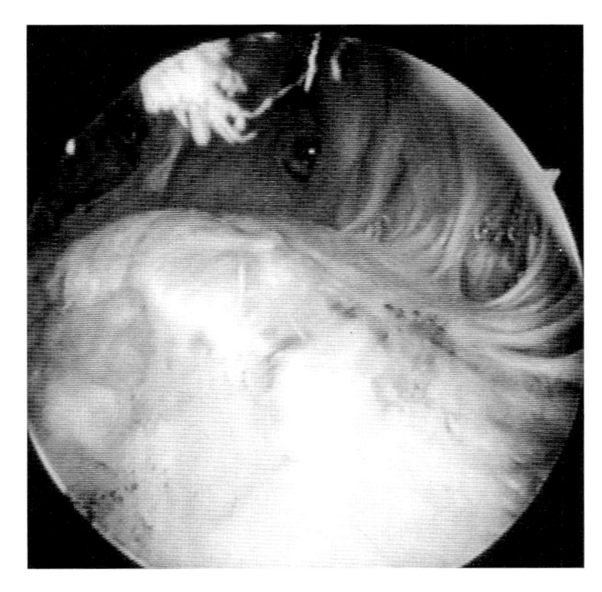

Abb. 2.32 Oben: Fehlen des typischen Radmusters im linken Bildteil. Der M. deltoideus liegt dem Humeruskopf unmittelbar auf. Dieser steht im Vergleich zur intakten Gegenseite in der rechten Bildhälfte weiter kranial. Unten: Arthroskopischer Befund: Ausgedehnte Totalruptur der Supraspinatussehne mit freier Humeruskopfoberfläche, die arthrotische Veränderungen zeigt, welche zuvor bereits sonographisch dokumentiert werden konnten.

Unter Berücksichtigung der Wertigkeit sonographischer Veränderungen der Rotatorenmanschette läßt sich folgende Einteilung der Rupturzeichen vornehmen:

a) unsichere strukturelle Zeichen (Echogenitätsveränderungen):
  - hyperechogene Zone,
  - hypoechogene Zone,
  - kombinierte hypo- und hyperechogene Zonen;

b) sichere sonomorphologische Zeichen (geometrische Veränderungen):
  - Unterbrechung der Bursagrenzlinie mit Stufenbildung in der Rotatorenmanschette,
  - Formumkehr des konvexen Radmusters der Rotatorenmanschette mit deutlichem Kalibersprung und segmentaler Verschmälerung,
  - Fehlen der Rotatorenmanschette: der M. deltoideus liegt dem Humeruskopf unmittelbar auf.

Tendinitis calcarea Die sonographische Darstellung einer Tendinitis oder Bursitis calcarea ist häufig schwierig. Oftmals sind im Nativröntgenbild aufgrund des Summationseffektes deutlich zur Darstellung kommende intratendinöse oder intrabursale Kalkablagerungen sonographisch nicht eindeutig als solche nachzuvollziehen. Nur selten findet man eine umschriebene Totalreflexion mit dorsalem Schallschatten (Abb. 2.33). Daher liegt in der Mehrzahl der Fälle lediglich eine Hyperechogenität vor, bei der eine spezifische sonographische Diagnose der Kalksalzinkrustration nicht möglich ist. In manchen Fällen zeigen selbst halbmondförmige größere Kalksalzablagerungen im gesamten Ansatzbereich der Supraspinatussehne keine Auffälligkeit im Ultraschallbild, d.h. es besteht eine Echogleichheit zwischen dem Kalkdepot und der Rotatorenmanschette. Diese wird durch die pathologisch-anatomisch nachzuweisende fibrokartilaginäre Transformation der Sehnenstruktur mit intrazellulärer Kalksalzeinlagerung verursacht. Die im Rahmen einer Kalkeinlagerung auftretende Hyperechogenität kann natürlich bei gleichzeitig vorliegendem Rotatorenmanschettendefekt oder begleitender Flüssigkeitsansammlung mit einer echoarmen Zone kombiniert auftreten. Im Falle einer Bursitis calcarea ist meist eine im Gesamtbild lediglich diskret erscheinende echogene Verbreiterung der Bursagrenzlinie festzustellen. Diese Zone muß den Rotationsbewegungen bei der dynamischen Untersuchung folgen. Dabei sind außerdem gehäuft Adhäsionen nachweisbar.

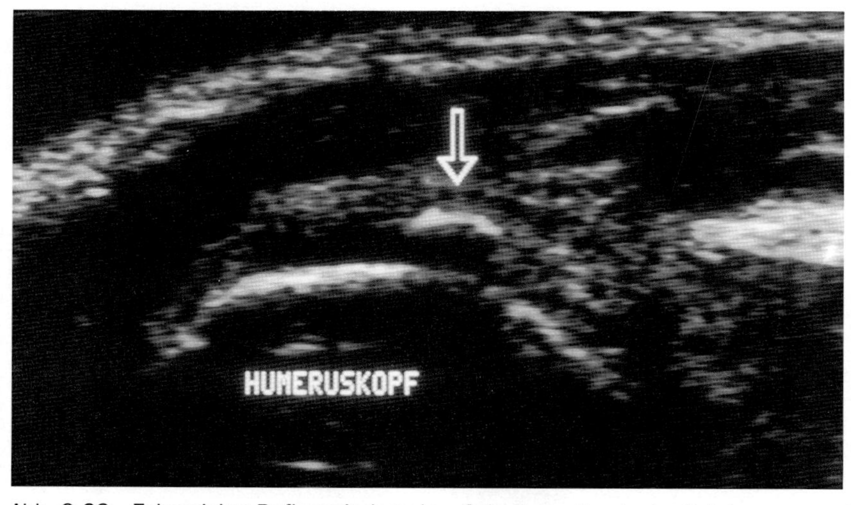

Abb. 2.33 Echoreicher Reflex mit dorsalem Schallschatten in der Rotatorenmanschette. Es besteht eine deutliche Abschwächung des darunterliegenden Humeruskopfechos. Röntgenbefund: Kalkdichte Verschattungen in Projektion auf die Supraspinatussehne. Operativer Befund: Pastenartige Kalkeinlagerungen in der Supraspinatussehne.

DIE LANGE BIZEPSSEHNE

Die sekundäre Beteiligung der langen Bizepssehne bei degenerativen Veränderungen der Rotatorenmanschette ist hinlänglich bekannt. Die Bizepssehnenruptur ist klinisch gut nachzuweisen. Eine Begleitruptur der Aponeurose der Rotatorenmanschette mit Rißbildung des Lig. intertubercularis läßt sich mit der Sonographie dokumentieren. Das auffälligste Bild ist der sogenannte Bizepssehnenhalo (Abb. 2.34). Hier ist im transversalen Sulcusschnittbild die Bizepssehne gut nachweisbar und von einer echoarmen Hofbildung umgeben. Sie kann einem Bizepssehnenscheidenerguß entsprechen oder Ausdruck einer fortgeleiteten Ergußbildung des Schultergelenkes sein. Auch im korakoakromialen Fenster kann der Nachweis eines Halos der durch die Rotatorenmanschette verlaufenden langen Bizepssehne gelingen. Der Bizepshalo ist in unserem Untersuchungsmaterial in etwa 40% der Fälle mit begleitenden Rotatorenmanschettenrupturen kombiniert. Ein Bizepssehnenhalo muß also immer Anlaß geben, nach Rotatorenmanschettenrupturen zu fahnden. Bei der dynamischen Untersuchung sind Subluxationen oder Luxationen der Bizepssehne aus dem Sulcus durch Rotation des Armes provozierbar, das Lig. intertubercularis ist dann zu inspizieren. Manchmal ist eine Subluxationsneigung der Bizepssehne Ursache eines chronischen Reizzustandes. Auch Sulcusosteophyten kommen hierfür in Frage. Sulcusosteophyten können im Sulcusschnitt bei entsprechender Größe nachgewiesen werden. Die wellenförmige Struktur der Tubercula majus und minus zeigt dann eine Konturverwerfung, die durch den Osteophyten hervorgerufen wird.

Kennzeichnend für eine Bizepssehnenruptur ist der leere Sulcus, in dem die Sehnenkontur nicht darstellbar ist (Abb. 2.35). Darüber hinaus können in der longitudinalen Darstellung distal des Sulcus hypoechogene Einblutungen und die distale Abrißstelle dokumentiert werden (Abb. 2.36).

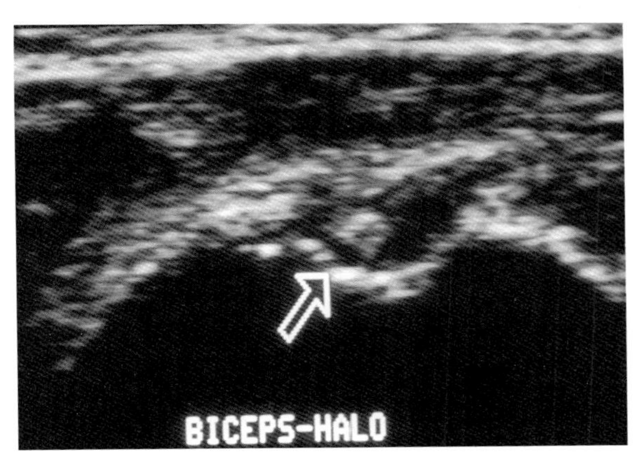

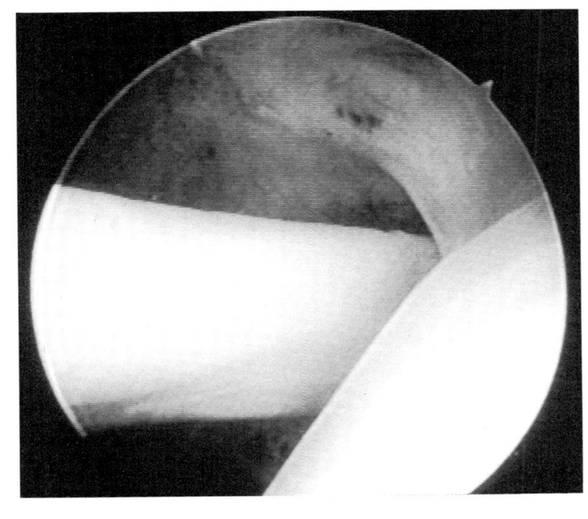

Abb. 2.34 Oben: Bizepstendinitis mit Bizepshalo in der anterioren Transversalebene. Deutlicher echoarmer Hof um die zentral gelegene echoreiche lange Bizepssehne. Unten: Die Arthroskopie zeigte eine gefäßinjizierte Bizepssehnenscheide (Bildmitte). Rechts unten im Bild befindet sich der Humeruskopf.

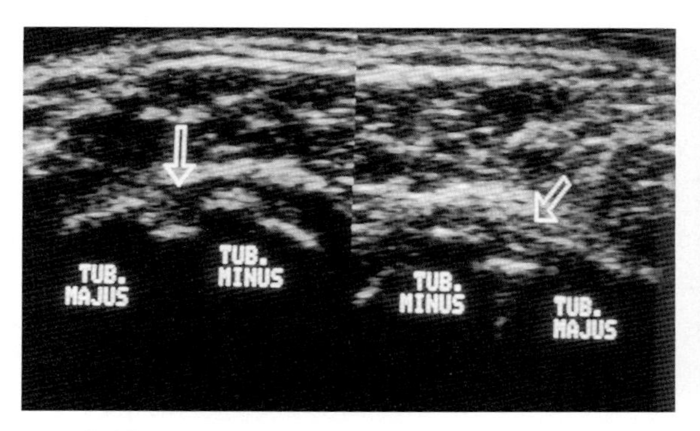

Abb. 2.35 Links: Der leere Sulcus ist kennzeichnend für eine Ruptur der langen Bizepssehne. Rechts: Die echogene Bizepssehne auf der intakten Gegenseite.

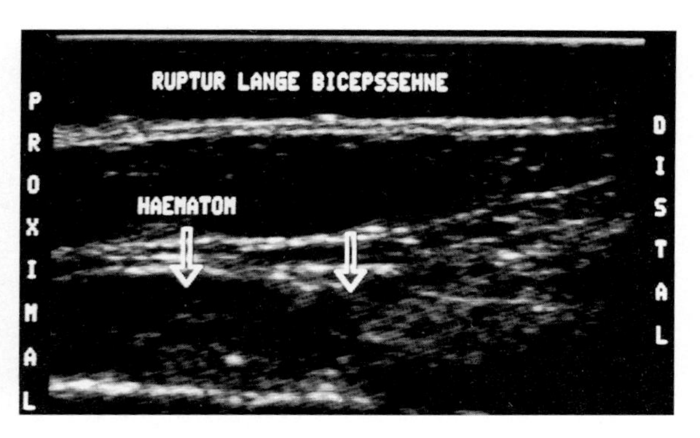

Abb. 2.36 Der distale Stumpf der weit distal rupturierten langen Bizepssehne kann einschließlich der hypoechogenen Einblutung am Übergang zum Muskelbauch demonstriert werden.

SONOGRAPHIE OSSÄRER STRUKTUREN

UNTERSUCHUNGSTECHNIK

Anders als bei der weichteilorientierten Ultraschalluntersuchung, die ein echoreiches weiches Bild mit guter Grauwertabstufung liefert, wird bei der Sonographie knöcherner Strukturen eine möglichst geringe Geräteverstärkung bevorzugt. Ähnlich wie bei der Hüftgelenksdarstellung wirken das Monitorbild durch relative Unterdrückung der Weichteilstrukturen und die so betonten Knochengrenzechos härter. Diese Geräteeinstellung hat den Vorteil, daß die Knochengrenzen scharf konturiert abgebildet werden und nicht überstrahlen. Dadurch werden auch dünne echoarme Knorpelschichten erkennbar, die sonst durch echoreiche Artefakte an Knochengrenzen der Beurteilung entgehen. Diese Art der Sonographie ist bei den Stabilitätsprüfungen des glenohumeralen Gelenkes und des AC-Gelenkes angezeigt. Für diese Untersuchungen sind drei Schallkopfpositionen geeignet:

1. Die posteriore Transversalebene:

In der posterioren Transversalebene liegt der Schallkopf der Schulterkontur unmittelbar unterhalb der Spina scapulae in horizontaler Ausrichtung an (Abb. 2.37). Die Messung des Abstandes zwischen der Hinterkante der Fossa glenoidalis und der dorsalen Humeruskopfkontur im sonographischen Bild ermöglicht die Erfassung des anteroposterioren Translationsausmaßes im glenohumeralen Gelenk, wenn unterschiedliche Gelenkstellungen miteinander verglichen werden.

2. Die laterale Frontalebene:

In dieser Ebene ist zur Instabilitätsuntersuchung nur ein sehr schmales Schallfenster erforderlich. Daher ist es nicht notwendig, daß die gesamte Schallkopfbreite angekoppelt wird. Auch eine Wasservorlaufstrecke ist in der Regel entbehrlich (Abb. 2.38). In dieser Position wird zur Feststellung der kraniokaudalen Translation des Schultergelenkes der Abstand von der Akromionoberkante bis zur Humeruskopfkontur gemessen (Abb. 2.39).

3. Die akromioklavikuläre Schallebene:

In dieser Schallebene kann eine Stabilitätsprüfung des AC-Gelenkes vorgenommen werden (Abb. 2.40).

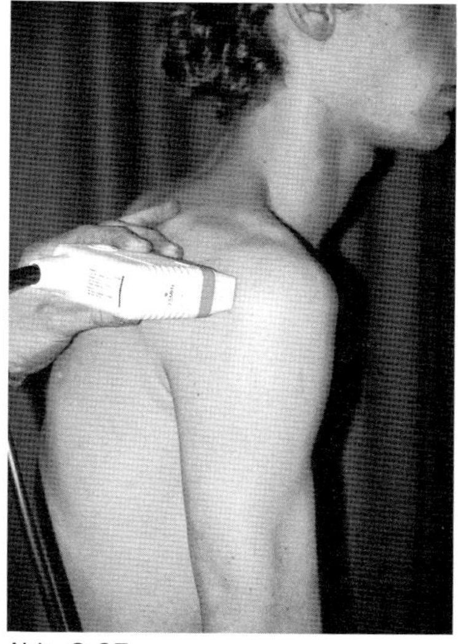

Abb. 2.37

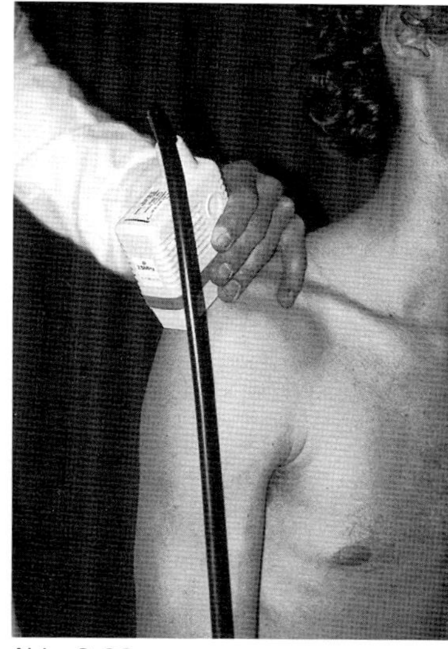

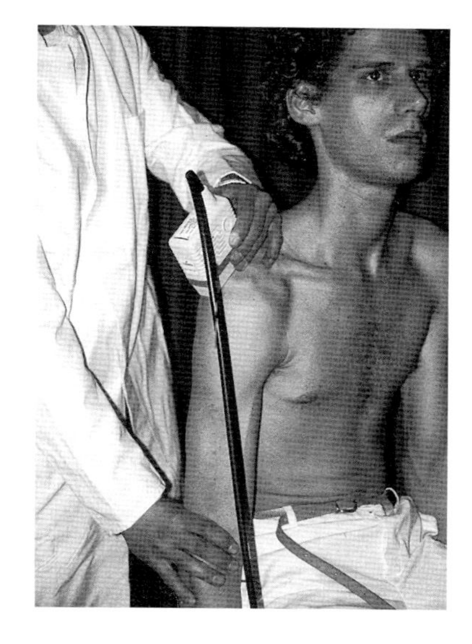

Abb. 2.38

Abb. 2.37 In der posterioren Transversalebene wird der Schallkopf unterhalb der Spina scapulae in horizontaler Ausrichtung positioniert.

Abb. 2.38 Links: Schallkopflage in der lateralen Frontalebene. Rechts: Der Untersucher fordert den Patienten auf, die Schultermuskulatur soweit wie möglich zu entspannen und übt dann nach Umfassen des Armes über dem Olekranon einen distalwärts gerichteten Zug am Arm aus. Bei diesem Patienten ist auch klinisch ein deutliches Sulcus-Zeichen zu beobachten.

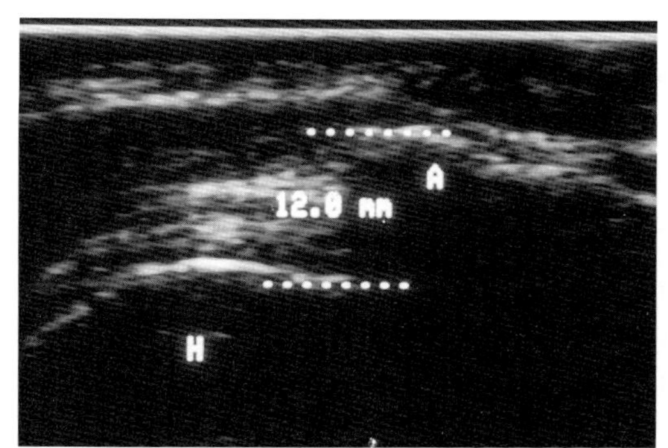

Abb. 2.39

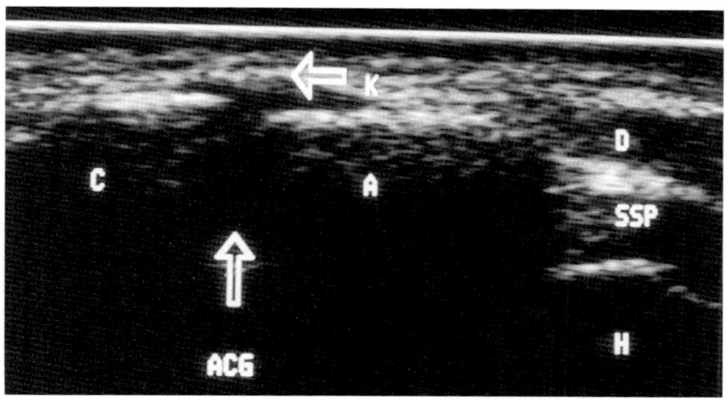

Abb. 2.40

Abb. 2.39 In der lateralen Schallebene Darstellung der Relation Humeruskopf – Akromion in der Neutralstellung. Der gemessene Abstand beträgt in diesem Fall 12 mm.
Laterale Schallebene:
A: Akromion, H: Humeruskopf.

Abb. 2.40 Akromioklavikuläre Schallebene:
A: Akromion, C: Klavikula, ACG: Akromioklavikulagelenk, K: Gelenkkapsel des ACG, D: M. deltoideus, SSP: Supraspinatussehne, H: Humeruskopf.

SONOGRAPHIE BEI INSTABILEM SCHULTERGELENK

Das glenohumerale Gelenk ist eines der beweglichsten Gelenke des menschlichen Körpers. Trotzdem sind die in der Literatur veröffentlichten biomechanischen Untersuchungen hinsichtlich der Bewegungen der Gelenkpartner zueinander bis auf wenige Ausnahmen auf die Analyse in der frontalen Bewegungsebene beschränkt. Dies ist nicht zuletzt darin begründet, daß eine Bewegungsanalyse auf ein bildgebendes Verfahren angewiesen ist, welches eine Beurteilung des Humeruskopfes, der Fossa glenoidalis sowie der Beziehung dieser korrespondierenden Gelenkpartner zueinander erlaubt. Hierzu bietet sich als Standardverfahren die Röntgendiagnostik an. Diese Methode bietet den Vorteil einer guten Beurteilbarkeit der ossären Strukturen sowie der relativ einfachen Handha-

bung, zumindest in der ap-Projektion des Schultergelenkes. In der erforderlichen zweiten Ebene ist die Beurteilung nicht unproblematisch, wie es die Vielzahl der in der Literatur veröffentlichten Aufnahmetechniken zeigt [47, 178, 203, 204]. Insbesondere die axiale Aufnahmetechnik ist durch die Überlagerung von mehreren ossären Strukturen in der Beurteilung erschwert. Bei anderen modernen bildgebenden Verfahren wie Computer- oder Kernspintomographie liegen in bezug auf Bewegungsstudien nur geringe klinische Erfahrungen vor. Dies mögen die Gründe dafür sein, daß kinematische Analysen des glenohumeralen Gelenkes in der sagittalen Ebene in der Literatur kaum dokumentiert sind. In dieser Ebene kann heute eine sonographische Beurteilung erfolgen. Zudem ermöglicht die Echtzeit-Technik eine dynamische Untersuchung der Gelenkfunktion.
Die klinisch relevanten Instabilitäten des Gelenkes lassen sich durch sonographische Untersuchungen in nur zwei Schallebenen aufdecken. Die anterioren und posterioren Instabilitäten werden in der posterioren Transversalebene untersucht. Eine inferiore Instabilität ist durch die sonographisch kontrollierte Prüfung des klinischen Sulcuszeichens erkennbar. Die sonographische Untersuchung sollte bei aktiven und passiven Gelenkbewegungen erfolgen. Zielsetzung der sonographischen Untersuchung ist primär die Feststellung der genauen Instabilitätsrichtungen und damit die differentialdiagnostisch wichtige Abgrenzung einer unidirektionalen anterioren Instabilität von einer multidirektionalen Instabilität. Des weiteren sind die Dokumentation einer Instabilität sowie die quantitative Erfassung des Instabilitätsausmaßes möglich. Eine Videoaufzeichnung ist zur Demonstration von Subluxationen oder Luxationen und zur Dokumentation der Gelenkbewegungen bei der dynamischen Untersuchung zu empfehlen.
Um eine Aussage über die Stabilität des Gelenkes machen zu können, wird die Stellung des Humeruskopfes in der Fossa glenoidalis durch sonographische Messung ermittelt. Dies geschieht zunächst in Neutralstellung des Armes, dann bei aktiven Bewegungen und schließlich bei passiven Bewegungen unter Streßbedingungen. Bei der Positionierung des Schallkopfes in der posterioren Transversalebene ist darauf zu achten, daß dieser im rechten Winkel zur Knochenoberfläche der Skapula eingestellt und horizontal ausgerichtet wird. Als Meßebene ist die Mitte zwischen Glenoidober- und Glenoidunterkante definiert. Bei korrekter Einstellung zeichnen sich die Knochenkonturen des hinteren Fossarandes und der dorsalen Humeruskopfkontur aufgrund der maximalen Schallreflexion scharf ab (Abb. 2.41 links). Der Abstand zwischen diesen knöchernen Landmarken wird zunächst in Neutralstellung des Armes durch das Einzeichnen von zwei zur Schallkopfebene parallelen Hilfslinien gemessen (Abb. 2.41 rechts). Dies geschieht am besten auf dem 1:1- Bild des Thermoprinters, nachdem alle Meßaufnahmen angefertigt sind. Als Vergleichsaufnahmen zur Neutralstellung dienen Meßbilder, die bei sonographisch kontrollierter Prüfung der passiv durchgeführten vorderen und hinteren Schublade erstellt werden. Zudem kann die Humeruskopftranslation in festgelegten, aktiv eingenommenen Armstellungen dokumentiert werden.

Sonographische Befunde bei manifester Luxation Durch die Veränderung der normalen Humeruskopf-Glenoid-Relation sind sowohl das Ausmaß als auch die Richtung der Instabilität zu erkennen. Bei der akuten oder chronischen Luxation kann die Humeruskopfposition in Relation zur Glenoidpfanne dargestellt werden. Eine spezielle Lagerung ist nicht notwendig. Die oftmals mit Schmerzen verbundene Lagerung beim Röntgen entfällt ebenso wie die Strahlenexposition. Gravide Patientinnen können problemlos untersucht werden. Bei posterioren Luxationen steht der Humeruskopf deutlich dorsal der Hinterkante der Fossa glenoidalis (Abb. 2.42). Der Seitenvergleich mit der nicht betroffenen Schulter bestätigt auch dem sonographisch nicht erfahrenen Untersucher die Diagnose.

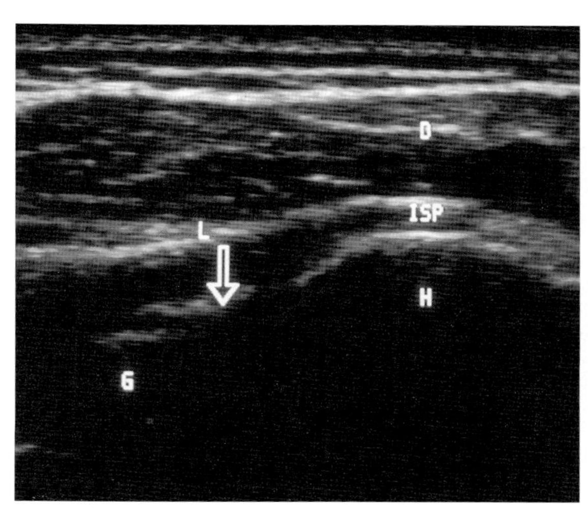

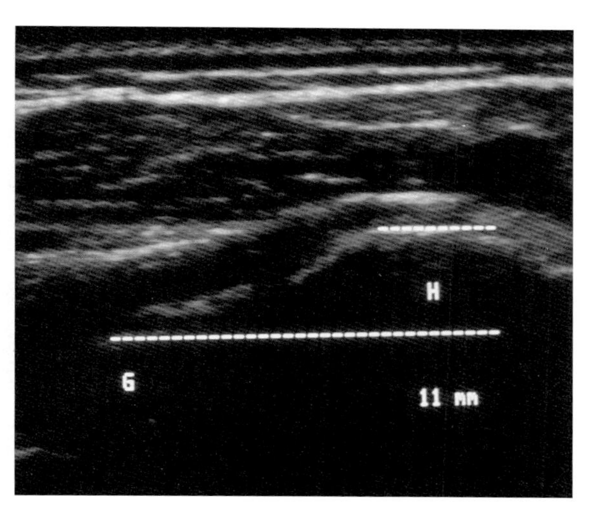

Abb. 2.41 Linkes Bild: Posteriore Schallebene in Neutralstellung des Armes. Als knöcherne Bezugspunkte zum Einzeichnen der Meßlinien dienen die Konturen der Fossa glenoidalis und der dorsalen Humeruskopfkontur. Rechtes Bild: Hilfslinien zur Bestimmung des Abstandes von der Fossa glenoidalis bis zur Humeruskopfkontur. Der Abstand beträgt hier 11 mm.
Posteriore transversale Schallebene:
G: Fossa glenoidalis, H: Humerus, ISP: Infraspinatussehne, L: Labrum glenoidale, D: M. deltoideus.

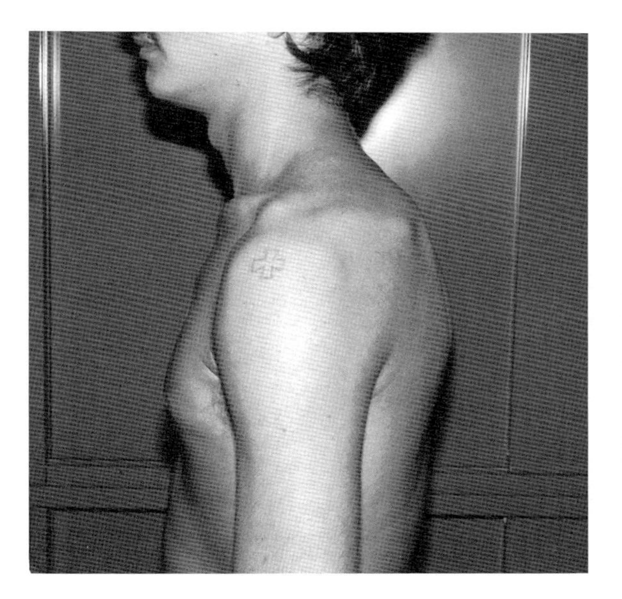

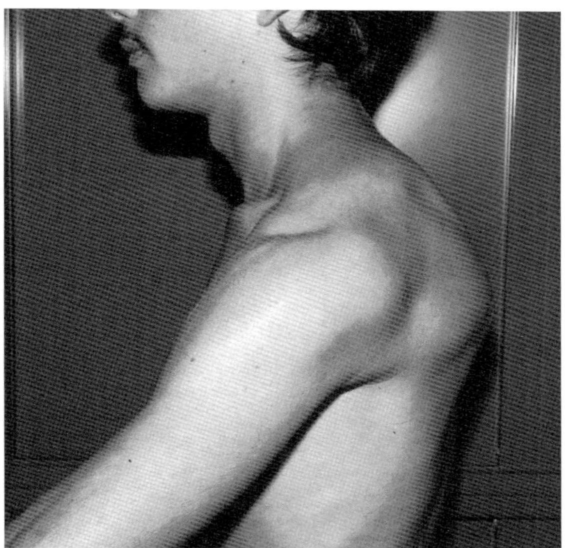

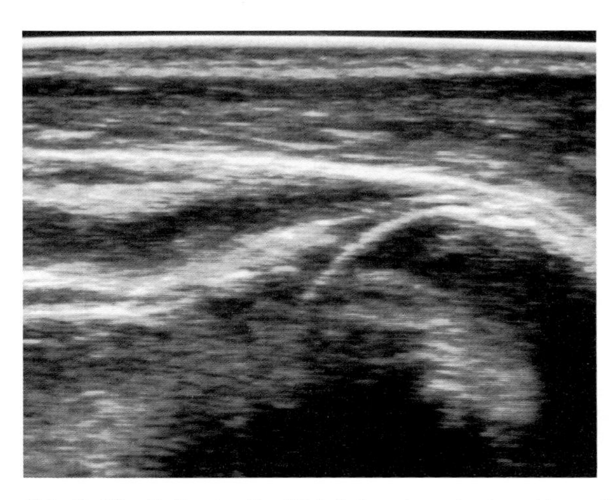

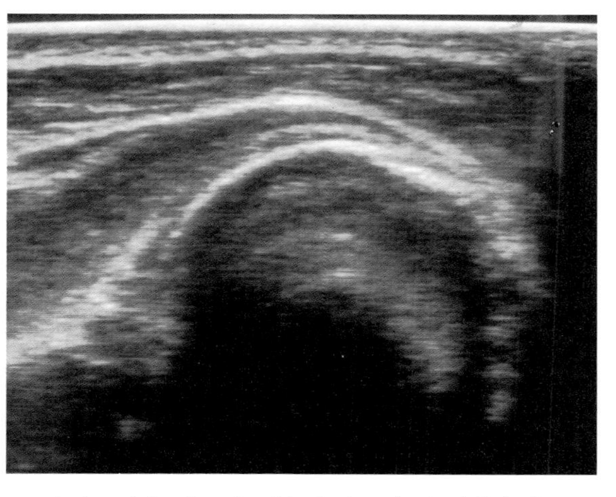

Abb. 2.42 Patient mit willkürlicher dorsaler Luxation mit reponiertem (oben) und subluxiertem (unten) Schultergelenk im klinischen Bild und im sonographischen Befund.

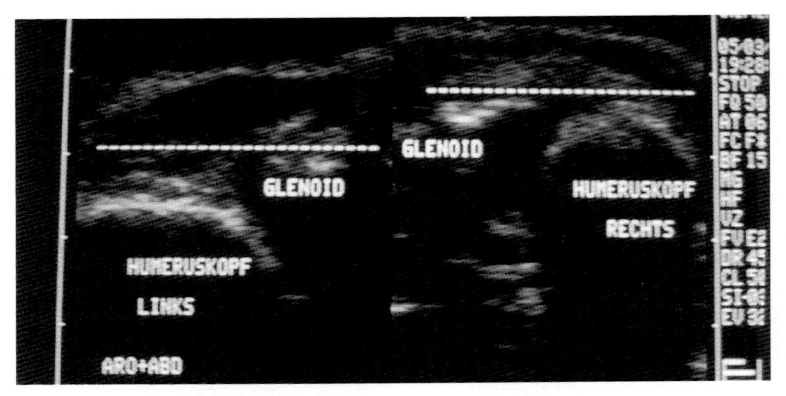

Abb. 2.43 In der posterioren Transversalebene kann das knorpelig präformierte Schultergelenk sonographisch gut untersucht werden. Bei diesem fünf Monate alten Säugling steht auf der linken Seite die Humeruskopfkontur infolge einer angeborenen Schulterluxation in der Abduktions-Außenrotationsstellung weiter ventral in Relation zur Fossa glenoidalis als auf der rechten Seite.

Im Falle einer anterioren Luxation steht die dorsale Begrenzung des Humeruskopfes ventral der Glenoid-Hinterkante. Willkürliche Luxationen können sonographisch dokumentiert werden.
Einen besonderen Vorteil bietet die Sonographie bei Luxationen im Säuglingsalter. Bereits während der Geburt können traumatische Luxationen des glenohumeralen Gelenkes entstehen. Bei fast ausschließlich kartilaginär angelegtem Schulterskelett ist die Beurteilung von Röntgenaufnahmen im Säuglingsalter außergewöhnlich schwierig. Wie im Bereich des Hüftgelenkes bietet sich gerade für die Frage der Stellung der Gelenkpartner am Schultergelenk in diesem Alter die Ultraschalldiagnostik an (Abb. 2.43).
Im Vergleich zu anderen technischen Verfahren wie Röntgen, Computertomographie und Kernspintomographie ist der apparative Aufwand bei der Sonographie gering, und es wird kein medizinisches Hilfspersonal benötigt. Die Untersuchung ist problemlos auch im Notdienst durchführbar.

Sonographische Untersuchung der passiven Gelenkbeweglichkeit Die Untersuchung der passiven Gelenkbeweglichkeit unter Streßbedingungen mit Hilfe der Schubladenprüfungen wird in Neutralposition des Armes durchgeführt. Die linke Hand des Untersuchers fixiert Klavikula und Akromion, während Daumen und Zeigefinger gleichzeitig die Position des Humeruskopfes palpieren. Die rechte Hand des Untersuchers umfaßt von ventral den Oberarm subkapital und übt einen dosierten Streß nach ventral auf das Gelenk aus. Zur sonographisch kontrollierten Prüfung wurde die Testdurchführung modifiziert. Hierbei fixiert der Untersucher mit der linken Hand die Klavikula von dorsal, während Daumen und Zeigefinger derselben Hand die Schallsonde in der posterioren Transversalebene positionieren. Dies ist für den Geübten unproblematisch, lediglich bei mächtigem Schultergürtel sollte die Fixation der Schulter durch eine Hilfsperson erfolgen, weil dann dem Untersucher das ventrale Übergreifen zur Fixation nicht möglich ist. Die rechte Hand umgreift von dorsal den Oberarm im proximalen Schaftdrittel. Unter Kontrolle der Relaxation wird nun ein dosierter Streß nach ventral auf das Gelenk ausgeübt. Das in dieser Stellung erstellte Meßbild wird mit der Neutralstellung verglichen (Abb. 2.44). Man erhält so das Ausmaß der passiven ventralen Translation. Bei Prüfung der hinteren Schublade stützt die schallkopftragende Hand die Schulter von dorsal ab, während die rechte Untersucherhand einen Streß nach dorsal ausübt (Abb. 2.45). Bei der Schubladenprüfung ist jeweils nicht die Höhe der eingesetzten Kraft entscheidend, sondern die maximal mögli-

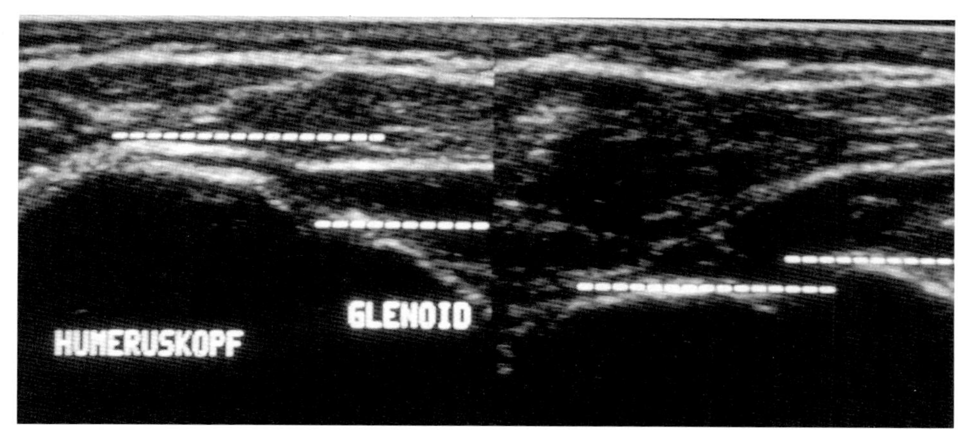

Abb. 2.44 Beispiel einer anterioren Subluxation bei Prüfung der vorderen Schublade. Linkes Schultergelenk bei einem Patienten mit anteriorer Instabilität. In der linken Bildhälfte die Neutralstellung. Rechts ist eine Umkehrung der Relation zwischen Humeruskopfkontur und hinterem Fossarand bei anteriorer Subluxation zu erkennen.

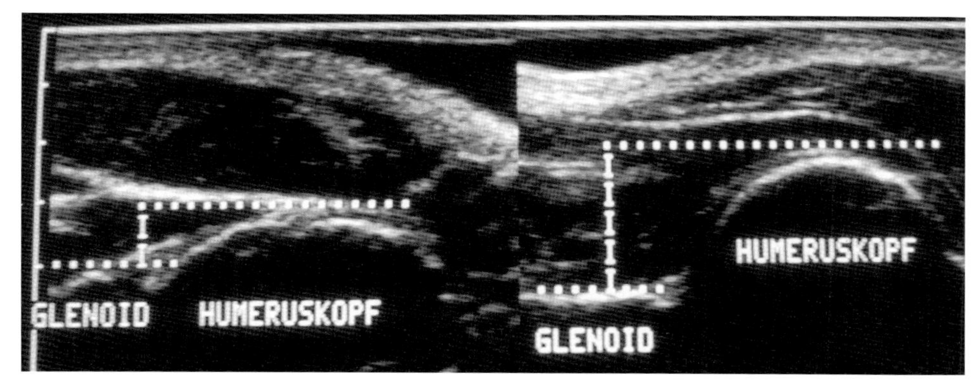

Abb. 2.45 Die Zunahme des Abstandes zwischen Humeruskopf und hinterem Pfannenrand zeigt die posteriore Instabilität bei der hinteren Schubladenprüfung an (rechte Bildhälfte). In der linken Bildhälfte die Neutralstellung.

che Entspannung der Schultermuskulatur durch den Patienten. Aus diesem Grunde führen die Autoren die Schubladenprüfungen manuell durch, um gleichzeitig eine klinische Kontrolle der Relaxation der Schultermuskulatur vornehmen zu können. Manchmal entwickelt sich die Testdurchführung besonders bei ängstlichen Patienten zu einem Geduldsspiel, bei dem erst nach wiederholten Versuchen mit Ablenkungsmanövern und Entspannungsübungen ein Meßbild erstellt werden kann. Halteapparate zur reproduzierbaren maschinellen Translation des glenohumeralen Gelenkes haben sich nicht bewährt, da bei Anwendung solcher Geräte der Muskeltonus des Patienten nicht kontrolliert werden kann.

Verschiedene Studien zeigten, daß in Neutralstellung des Armes die dorsale Humeruskopfbegrenzung im Meßbild 8 bis 10 mm hinter der dorsalen Glenoidkante steht [98, 99, 100]. Aufgrund der kleiner dimensionierten Anatomie ist dieser Abstand bei Frauen tendenziell geringer als bei Männern. Bei Patienten mit einer anterioren Instabilität kommt es zu einer signifikant größeren anterioren Translation als bei Patienten mit stabilen Schultergelenken. Messungen hierzu ergaben, daß bei der anterioren Schublade bei schultergesunden Probanden auf der dominanten Seite ein dorsaler Überstand des Humeruskopfes über den hinteren Pfannenrand von durchschnittlich 3,9 (± 2,7) mm und auf der nicht-dominanten Seite von durchschnittlich 6,8 (± 2,6) mm besteht. Hierbei zeigte sich, daß die anteriore Verschieblichkeit bei Probanden auf der dominanten Seite sehr signifikant größer war als auf der nicht-dominanten Seite ($p < 0{,}01$). Bei der posterioren Schublade verblieb auf der dominanten Seite ein dorsaler Überhang des Humeruskopfes von 9,9 (± 3,4) mm und auf der nicht-dominanten Seite von durchschnittlich 10,9

(± 2,3) mm. Patienten mit anterioren Instabilitäten zeigten eine deutlich vermehrte ap-Translationsbeweglichkeit. Die Relation von Humeruskopf zu Glenoidhinterkante wurde bei der anterioren Schublade negativ: der Humerus stand 3,6 mm vor der hinteren Pfannenbegrenzung. Dies wurde als anteriore Subluxation gewertet und definitionsgemäß durch ein negatives Vorzeichen ausgedrückt. Der Unterschied zwischen betroffener und nicht betroffener Extremität mit einem verbleibenden Humerusüberstand von 2,5 mm war statistisch hoch signifikant ($p < 0{,}0001$) [99, 100]. Bei posteriorer Instabilität wanderte der Humeruskopf bei Prüfung der hinteren Schublade nach dorsal aus. Dies war im sonographischen Bild an der Zunahme des dorsalen Humerusüberstandes über die Fossa glenoidalis zu erkennen (Abb. 2.45).
In der lateralen Frontalebene wird zur Prüfung der inferioren Gelenkstabilität der sonographisch kontrollierte Sulcustest durchgeführt. Zunächst wird die Schallsonde in der bereits beschriebenen Weise positioniert (Abb. 2.38 links), und die knöchernen Strukturen werden scharf abgebildet (Abb. 2.41). Als Landmarken dienen das Akromion und die Humeruskopfkontur. Der Abstand von der Akromionoberkante bis zur Humeruskontur wird entlang des Akromionschallschattens gemessen. Dies geschieht zuerst in Neutralstellung des Armes, anschließend bei Distalstreß am relaxierten Arm (Abb. 2.38 rechts). Durch die anatomisch fixierte Relation zwischen Akromion und Fossa glenoidalis ist durch die definierte Meßstrecke eine Aussage zur Stellung des Humeruskopfes in der Gelenkpfanne möglich. Das klinische Sulcus-Zeichen gilt als pathognomonisch bei einer inferioren Gelenkinstabilität, die ihrerseits nicht isoliert vorkommt, sondern nur bei der multidirektionalen Schulterinstabilität zu finden ist (Abb. 2.46). Die sonographisch kontrollierte Durchführung ist sensitiver für die Aufdeckung einer vermehrten kraniokaudalen Beweglichkeit des Humerus im Gelenk als der klinische Test, weil das Sulcus-Zeichen bei gut ausgebildetem Weichteilmantel, wie man ihn z.B. bei Sportlern vorfindet, aufgrund der ausbleibenden charakteristischen Einsenkung des Weichteilmantels falsch negativ ausfallen kann.
Bei schultergesunden Probanden erhöht sich unter Distalzug am Arm die Distanz Akromion – Humeruskopf um durchschnittlich 2,4 (± 1,9) mm am dominanten Arm und um 2,3 (± 2,2) mm am nicht-dominanten Arm. Bei multidirektionalen Instabilitäten erhöht sich der Abstand vom Akromion zum Humeruskopf durch Zug am Arm auf durchschnittlich 6,1 (± 3,3) mm [99, 100]. Der sonographische Nachweis einer ein oder beidseitig vorliegenden kraniokaudalen Instabilität bei multidirektional instabilen Patientenschultern erlaubt die wichtige differentialdiagnostische Abgrenzung zu den unidirektionalen Instabilitätsformen.

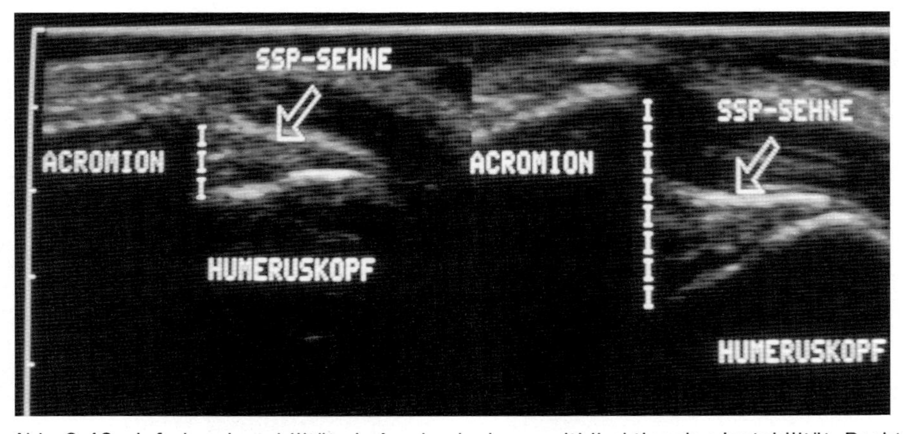

Abb. 2.46 Inferiore Instabilität als Ausdruck einer multidirektionalen Instabilität. Rechts inferiore Subluxation des Humeruskopfes, links reponiertes Gelenk.

Sonographische Untersuchung der aktiven Gelenkbeweglichkeit Zur Untersuchung der aktiven Gelenkbeweglichkeit wird in der posterioren Transversalebene der Abstand zwischen der dorsalen Humeruskopfkontur und der hinteren Glenoidkante in verschiedenen, vom Patienten aktiv eingenommenen Gelenkstellungen gemessen. Der Arm der zu untersuchenden Schulter befindet sich zunächst in der Neutral-Null-Position, wird dann aktiv um 90° flektiert (Abb. 2.47), anschließend in Nullrotation um 90° abduziert (Abb. 2.48) und schließlich in die 90°-Abduktions- und Außenrotationsstellung gebracht (Abb. 2.49). In den genannten Gelenkstellungen wird der gemessene Überstand des Humeruskopfes nach dorsal über den hinteren Pfannenrand in positiven Werten ausgedrückt. Steht der Humerus ventral vor dem Fossarand, erhalten die Meßwerte ein negatives Vorzeichen.

Die Sonographie ist auch zur Dokumentation willkürlicher Subluxationen und Luxationen, die vom Patienten aktiv herbeigeführt werden können, geeignet. Eine Videoaufzeichnung kann den Bewegungsablauf des Humerus dabei dynamisch aufzeichnen. Bei einer aktiv vom Patienten bewirkten posterioren Subluxation oder Luxation ist sonographisch eine Zunahme des dorsalen Humerusüberstandes über den Pfannenrand dokumentierbar und kann ausgemessen werden.

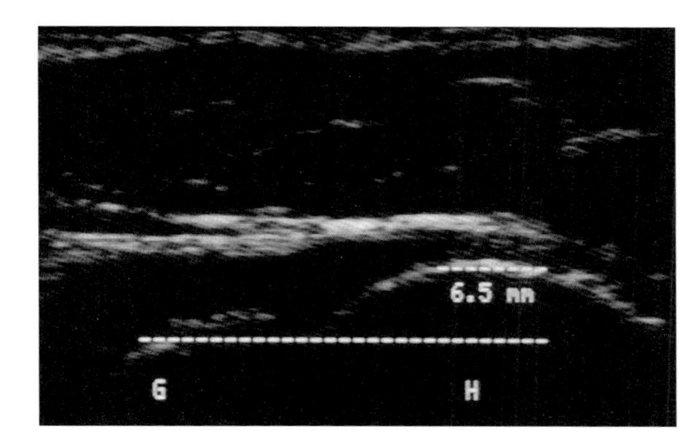

Abb. 2.47 In der 90°-Flexionsstellung beträgt der Humerusüberstand über die Fossabegrenzung bei demselben Patienten 6,5 mm.
G: Fossa glenoidalis, H: Humeruskopf.

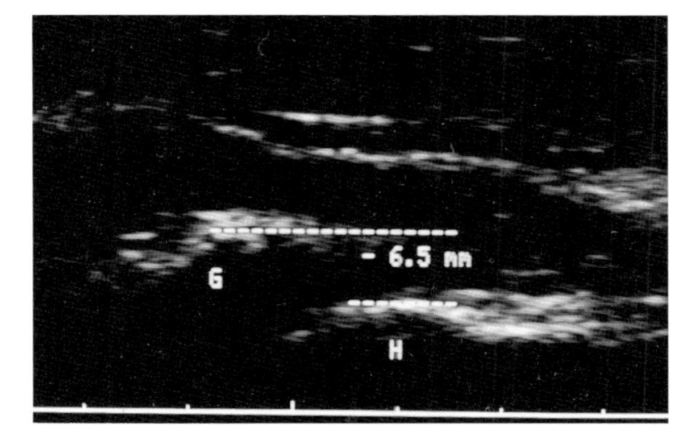

Abb. 2.48 Bei aktiver Abduktion bis auf 90° in Neutralrotation kommt es zu einer ventralen Translation des Humeruskopfes. Bei demselben Patienten steht die dorsale Humeruskopfbegrenzung nun 6,5 mm vor dem dorsalen Glenoidrand. Dies wird definitionsgemäß durch ein negatives Vorzeichen ausgedrückt.

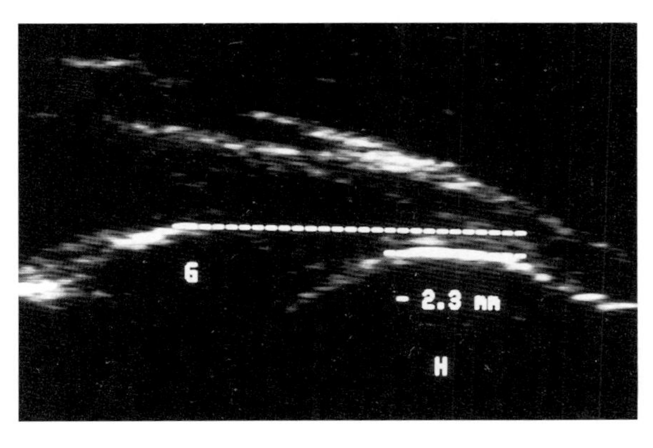

Abb. 2.49 Bei Abduktion-Außenrotation des Armes steht bei demselben Patienten die Humeruskontur -2,3 mm vor dem hinteren Pfannenrand. In dieser Gelenkstellung geht das Tub. majus mit in die Messung ein.

Hill-Sachs-Läsionen Zu den typischen Begleitverletzungen und Komplikationen der Schulterluxationen gehören Ablösungen der anterioren Gelenkapsel (Bankart-Läsion) mit oder ohne Pfannenrandfraktur, Rotatorenmanschettenläsionen mit oder ohne Abriß des Tub. majus und Nervenläsionen. Darüber hinaus zählen die Impressionsfrakturen des Humeruskopfes zu den häufigsten Komplikationen. Dies gilt besonders für die traumatischen Schulterluxationen. Die Erstbeschreibung dieser Impressionsfraktur erfolgte im Jahre 1832 durch MALGAIGNE [140], doch erst 1940 erkannten HILL und SACHS [88] den exakten Pathomechanismus der Impression des posterolateralen Anteiles des Humeruskopfes bei der anteroinferioren Schulterluxation mit der daraus resultierenden Impressionsfraktur an typischer Stelle.
Die Diagnose einer die Schulterinstabilität komplizierenden Hill-Sachs-Läsion gelingt selbst mit radiologischen Spezialverfahren nicht immer [178, 224]. HILL und SACHS fanden bei 32% der Patienten nach der ersten anterioren Schulterluxation den typischen Defekt, HOVELIUS gibt eine Inzidenz von 51% an [91]. Letztgenannter schätzt die wirklichen Zahlen jedoch deutlich höher ein, da die Röntgendiagnostik in der durchgeführten Studie häufig falsche negative Befunde ergab, obwohl in der Literatur bis in die jüngste Zeit immer wieder Versuche unternommen wurden, die Röntgendiagnostik zu optimieren. DANZIG [45] schloß aus experimentellen Untersuchungen, daß die Kombination einer ap-Aufnahme in Innenrotation, einer Stryker-Aufnahme und einer modifizierten Didiée-Aufnahme die sichersten Ergebnisse erzielt, um eine Hill-Sachs-Läsion zu erkennen. Wegen der relativen Unsicherheit der Diagnostik im nativen Röntgenbild untersuchten andere Gruppen die Wertigkeit der Arthrotomographie und der Computertomographie zur Darstellung der Hill-Sachs-Läsion [44]. Aufgrund der aufwendigen, kostenintensiven und teilweise invasiven Methodik haben sich diese Verfahren jedoch im klinischen Alltag nicht durchsetzen können.
Die klinische Bedeutung der Hill-Sachs-Läsion ist nach wie vor Gegenstand von Diskussionen. Während einige Autoren generell auf die Begünstigung einer Reluxation durch diese Läsion hinweisen [76], vertreten andere Untersucher die Auffassung, daß nur besonders großdimensionierte Impressionen eine Reluxation verursachen könnten [67]. Wieder andere sind der Meinung, daß die Läsion nur bei gleichzeitig bestehendem Bankart-Defekt eine Bedeutung haben könne, oder daß bei jungen Patienten eine moderate Hill-Sachs-Läsion die Prognose nicht beeinträchtige [92]. Wenn auch die prognostische Wertigkeit und die aus der Diagnose erwachsende therapeutische Konsequenz einschließlich der Indikationsstellung zur Umstellungsosteotomie nach WEBER [236] derzeit kontrovers diskutiert werden, so besteht in der Literatur jedoch weitgehend Übereinstimmung in der Einschätzung der diagnostischen Wertigkeit der Läsion. Von vielen Autoren wird sie als pathognomonisch stattgehabte Schulterluxation betrachtet [47, 88, 177, 178, 203]. Damit kommt ihrem Nachweis eine diagnostische Wertigkeit von nahezu beweisendem Charakter zu. Dies kann gerade bei Patienten, die nur anamnestisch den Verdacht auf eine Schulterinstabilität lenken und bei denen auch die klinische Untersuchung nicht eindeutig ist, von großer Bedeutung sein.
Sonographisch wird das Schultergelenk zur Feststellung einer Hill-Sachs-Läsion in der posterioren Transversalebene untersucht (Abb. 2.37). Die Untersuchung wird so vorgenommen, daß der Arm der zu untersuchenden Schulter sich zunächst in der Neutral-Null-Position befindet und anschließend langsam unter sonographischer Betrachtung und Führung durch den Untersucher aktiv in die 90°-Flexionsstellung gebracht wird. Auf diese Art und Weise ist die gesamte proximale dorsale Humeruskonvexität der sonographischen Betrachtung zugänglich. Beurteilt werden dabei sowohl das echoreiche bogige Reflexmuster des Humeruskopfes als auch der darüberliegende schmale echoarme

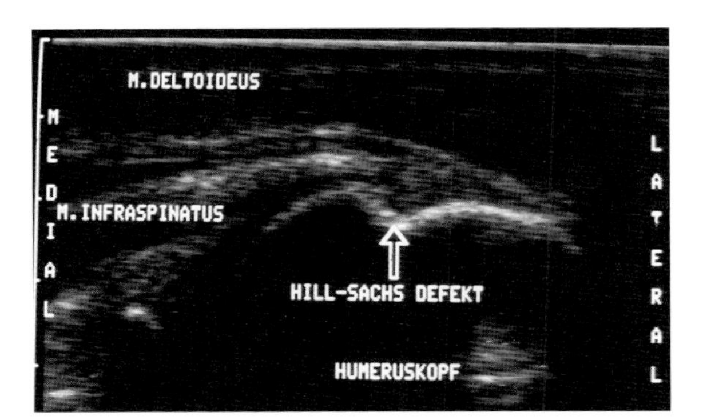

Abb. 2.50 Typische dreieckige Impression (Hill-Sachs-Defekt) im dorsolateralen Anteil der Humeruskopfkontur.

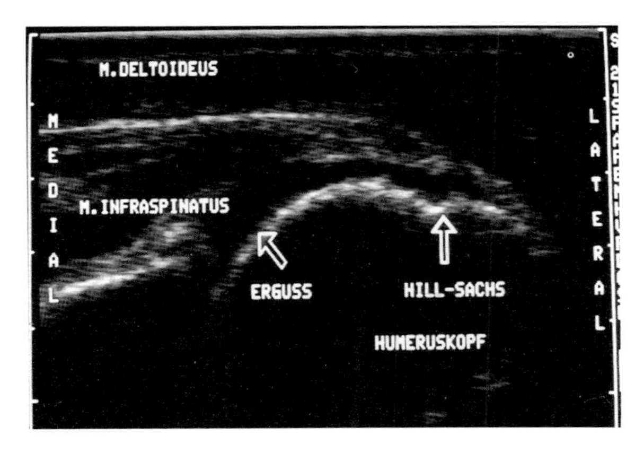

Abb. 2.51 Arthroskopisch gesicherte diskrete Hill-Sachs-Läsion. Hier muß durch eine dynamische Betrachtung die Fehlinterpretation des Collum anatomicum als Läsion ausgeschlossen werden. Darüber hinaus ist im Bild ein posttraumatischer Gelenkerguß als echoarmer Saum zwischen der Gelenkkapsel und der Humeruskopfkontur zu erkennen.

Saum des Gelenkknorpels. Hill-Sachs-Läsionen kommen als typische dreieckige (Abb. 2.50) oder flachere ausgedehntere Impressionsfrakturen zur Darstellung. Sie können jedoch auch diskreter sein (Abb. 2.51) oder nur in einem Knorpeldefekt bestehen. Darüber hinaus kann bei der dynamischen Untersuchung beurteilt werden, ob die Läsion bei Bewegungen des Armes in die Fossa glenoidalis hineinläuft und inwieweit der normale Bewegungsablauf dadurch beeinträchtigt wird. In der Regel erlaubt der sonographische Vergleich mit der Gegenseite die sichere Identifizierung eines solchen Defektes; insbesondere eine Mißinterpretation des Collum anatomicum als Hill-Sachs-Läsion muß vermieden werden.
In einer prospektiven Studie erreichte die Sonographie bei der Darstellung von Hill-Sachs-Läsionen im Vergleich zum intraoperativen Befund eine Sensitivität von 95%, eine Spezifität von 92%, eine Genauigkeit von 94%, einen positiven prädiktiven Wert von 95% und einen negativen prädiktiven Wert von 92%. Das Ultraschallverfahren erwies sich damit gegenüber den Röntgentechniken als überlegen.

Stellenwert der Sonographie bei Schulterinstabilitäten Wie ist derzeit der klinische Stellenwert der Sonographie im Vergleich der bildgebenden diagnostischen Verfahren bei glenohumeralen Instabilitäten einzuschätzen? Bisher konnte die klinische Verdachtsdiagnose einer Instabilität nur sehr eingeschränkt durch nicht-invasive apparative Techniken verifiziert oder dokumentiert werden. Wie unsicher daher die Diagnose bei Patienten im einzelnen Fall sein kann und welche fatalen Folgen bei falscher OP-Technik entstehen können, zeigen entsprechende Fälle in der Literatur [27]. Liegen Röntgenaufnahmen im luxierten Zustand vor, so ist die Diagnose einfach. Falls der Patient nur anamnestisch über Instabilitäten klagt, gestaltet sich die Situation schwieriger. Die anteriore Schulterluxation wird klinisch und auf Standard-ap-Aufnahmen selten übersehen. Dennoch ist

die röntgenologische Beurteilung von posterioren Luxationen oder Subluxationen des Schultergelenkes schwierig, wie es die Vielzahl der in der Literatur angegebenen Techniken eindrücklich belegt. Oftmals sind spezielle Lagerungs- und Einstelltechniken notwendig, die an die Beweglichkeit des Patienten und die Fähigkeiten der Röntgenassistentin besondere Anforderungen stellen [172].
Die Stärken der Arthrographie liegen in der Diagnostik degenerativer Veränderungen der Rotatorenmanschette [42, 43, 165]. In der Instabilitätsdiagnostik bietet sich diese Methode zur Zeit nur bei bestimmten Fragestellungen an. Die Indikation zur Arthrographie muß besonders deshalb streng gestellt werden, da es sich um eine invasive Methode mit möglichen Komplikationen handelt. Mit Hilfe der Computertomographie lassen sich viele diagnostische Erkenntnisse gewinnen [44]. Die Kombination von Arthrographie und Computertomographie erlaubt Aussagen über den Zustand der anterioren Gelenkwand nach Luxationen oder Subluxationen. Gegen einen Einsatz dieser Methode in der Routinediagnostik sprechen zur Zeit noch die hohen Kosten sowie der große apparative und personelle Aufwand. Ähnliches gilt für die Kernspintomographie. Die Schulterarthroskopie hat sehr viel zu unserem Verständnis der Biomechanik und Pathomechanik des Schultergelenkes beigetragen. Gelingt eine Diagnosesicherung nicht durch Anamnese, klinische Untersuchung und apparative Diagnostik, so kann eine Arthroskopie durchgeführt werden. Eventuell kann die Verletzung in gleicher Sitzung endoskopisch versorgt werden. Eine rein diagnostische Arthroskopie sollte jedoch nur die Ausnahme sein, da es sich hierbei zwangsläufig um einen operativen Eingriff mit allen chirurgischen und anästhesiologischen Komplikationsmöglichkeiten handelt.
Bei entsprechender Erfahrung kann die Sonographie eine wertvolle Ergänzung im Spektrum der bildgebenden Diagnostik bei Schulterinstabilitäten sein. Mit Hilfe der Sonographie kann auch bei der akuten Luxation die Humeruskopfposition in Beziehung zur Glenoidpfanne dargestellt werden. Dies bietet gerade bei Verletzungen im Säuglingsalter große Vorteile, da hier die Gelenkpartner noch fast ausschließlich kartilaginär angelegt sind. Eine spezielle Lagerung ist nicht notwendig. Die oftmals mit Schmerzen verbundene Lagerung beim Röntgen entfällt ebenso wie die Strahlenexposition. Gravide Patientinnen können problemlos untersucht werden. Auch für den Ungeübten kann durch den Seitenvergleich die Diagnose gesichert werden. Gerade die oft übersehenen posterioren Luxationen werden deutlich dargestellt. Willkürliche Luxationen können unter sonographischer Kontrolle dokumentiert werden. Im Vergleich zu anderen technischen Verfahren wie Röntgen, Computertomographie und Kernspintomographie ist der apparative Aufwand gering, und es wird kein medizinisches Hilfspersonal benötigt. Die Untersuchung ist problemlos auch im Notdienst durchführbar. Die posterolaterale Impressionsfraktur des Humeruskopfes (Hill-Sachs-Läsion) kann mit Hilfe der Sonographie gut diagnostiziert und vermessen werden.
Denkbar wäre zukünftig ein Einsatz der Sonographie in der postoperativen Verlaufskontrolle.

ARTHROSE DES GLENOHUMERALEN GELENKES

Arthrosen des Schultergelenkes manifestieren sich in Form osteophytärer Anbauten, welche die normale Sonoanatomie der echogenen Grenzechos an ossären Strukturen verändern. Sowohl in der ventralen (Abb. 2.52) als auch in der dorsalen Schallebene können unregelmäßig konturierte Aufwerfungen und prominente Grenzechos als sonographische Korrelate der Osteophyten demonstriert werden. Die echoarme Schicht des

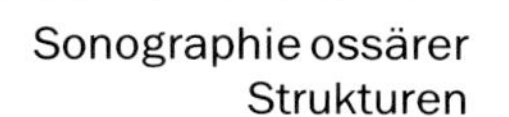

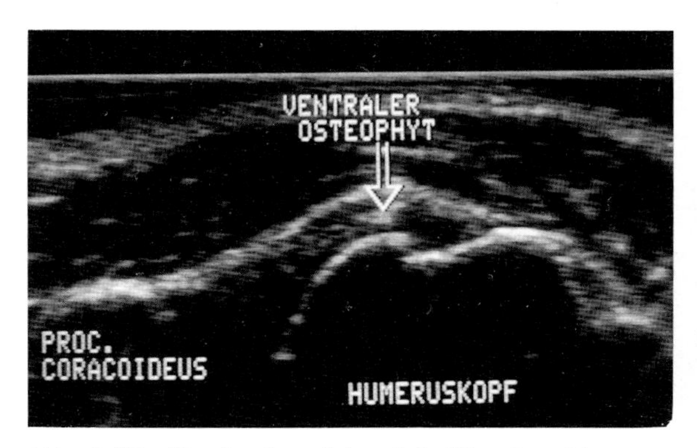

Abb. 2.52 Korakoakromiales Schallfenster. Die unregelmäßige Konturveränderung des Humeruskopfechos mit ventraler Aufwerfung ist sonomorphologisch dem Knochen zuzuordnen. Es handelt sich um einen ventralen Osteophyten bei Omarthrose.

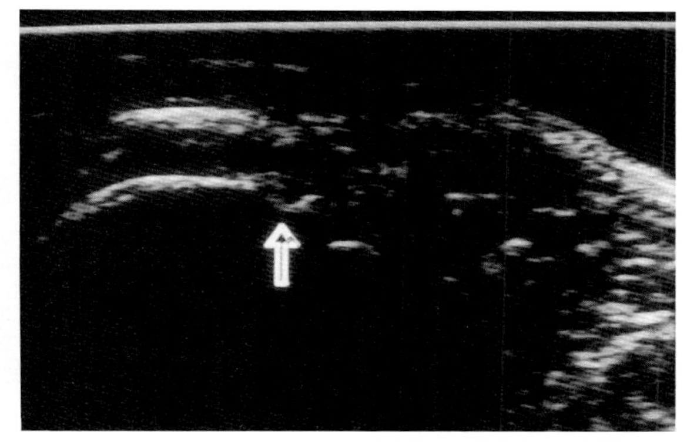

Abb. 2.53 Wenn degenerative Zysten zu einem Defekt in der Humeruskopfoberfläche geführt haben, sind diese als entsprechende Aussparung und Konturveränderung sonographisch nachweisbar.

hyalinen Knorpels ist bei fortgeschrittener Arthrose nicht mehr nachweisbar, nur gelegentlich sind noch verbliebene Restinseln des Knorpels auffindbar. Auch isolierte Knorpeldefekte lassen sich zeitweise gut abgrenzen. Eine degenerative Ruptur der Rotatorenmanschette bei Omarthrose ist als sogenannte Kopfglatze nachweisbar. Degenerative Zysten und Usuren des Humeruskopfes sind nur dann zu entdecken, wenn sie zu einer Zerstörung der Oberfläche des Knochens geführt haben und sind dann an entsprechenden Einbrüchen des normalen echoreichen Grenzechos der ossären Struktur zu erkennen (Abb. 2.53). Auch Gelenkergüsse können bei aktivierter Arthrose gefunden werden.

INSTABILITÄTEN DES AKROMIOKLAVIKULAREN GELENKES

Die Stabilitätsprüfung des AC-Gelenkes erfolgt in der akromioklavikularen Schallebene. Dabei liegt der Schallkopf in Verlängerung der Klavikulaachse über dem AC-Gelenk. Bei orthogradem Schallweg lassen sich die knöchernen Gelenkanteile und die Kapsel sicher darstellen. Insbesondere im Seitenvergleich sind posttraumatische Schwellungszustände und Ergußbildungen oder Einblutungen durch eine Vergrößerung des Kapselraumes zu erkennen; eine Differentialdiagnose der Exsudate anhand von Echogenitätsunterschieden ist sonographisch nicht möglich (Abb. 2.54). Extraartikuläre Hämatome können dagegen von Gelenkaffektionen abgrenzt werden. Bei schwereren Verletzungen, z.B. Tossy III, ist eine deutliche Gelenkstufe sichtbar. Zudem kann eine dynamische Untersuchung die Instabilität des Gelenkes in der Regel nachweisen (Abb. 2.55). Bei klinisch weniger deutlichen Instabilitäten kann durch sonographisch kontrollierte Repositionsversuche und wechselnd starken Druck auf das laterale Klavikulaende die atypische Bewegung der Gelenkpartner zueinander dargestellt werden. Meßaufnahmen am unbelasteten Gelenk und bei Distalzug am Arm ermöglichen dann die Dokumentation des Subluxationsvorganges.

ARTHROSE DES AKROMIOKLAVIKULAREN GELENKES

Die Arthrose des AC-Gelenkes ist anhand ähnlicher sonographischer Kriterien auszumachen wie im Bereich der glenohumeralen Arthrose: auch hier stehen Konturunregelmä-

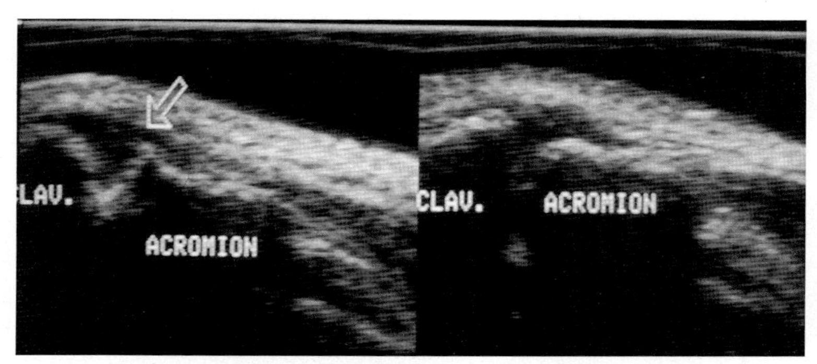

Abb. 2.54 Degenerativer AC-Gelenkhydrops mit echoarmem Gelenkerguß und Abhebung der Gelenkkapsel (Pfeil). Sonographisch können Ursache und Art der Ergußbildung nicht differenziert werden.

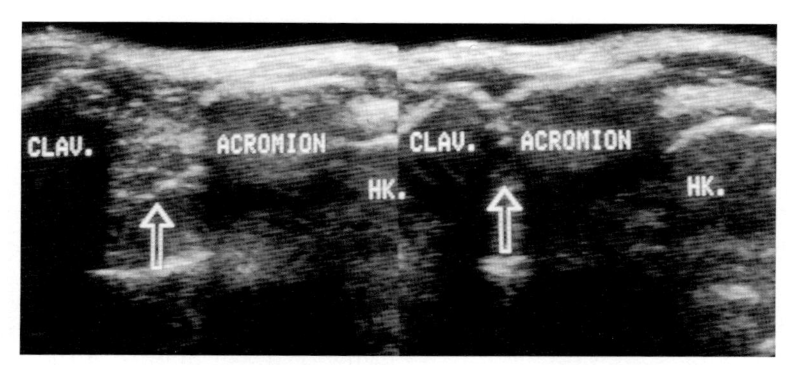

Abb. 2.55 AC-Gelenksprengung (Tossy III) nach Sturz auf die Schulter. Links Luxationsstellung, rechts das reponierte Gelenk.

ßigkeiten der Gelenkpartner im Vordergrund. Osteophytäre Anbauten führen zu Aufwerfungen und echoarmen Erhabenheiten mit echoreichen Grenzechos, die durch die Totalreflexion an diesen Strukturen entstehen. Natürlich kann eine AC-Gelenkarthrose sonographisch nur eingeschränkt beurteilt werden, weil die Unterseite des Gelenkes der Untersuchung nicht zugänglich ist. Damit entziehen sich jedoch nach kaudal gerichtete Prominenzen der Darstellung, die eine mechanische Schädigung der Supraspinatussehne nach sich ziehen können. Ein degenerativer Gelenkerguß kann eine aktivierte Arthrose dokumentieren.

HUMERUSKOPFFRAKTUREN

Die Sonographie als multiplanar abbildendes Verfahren kann durch die freie Wahl der Schnittebenen bei bestimmten Fragestellungen auch bei der Frakturdiagnostik des Humeruskopfes eingesetzt werden. Üblicherweise werden diese Frakturen nach der röntgenologischen Klassifikation von Neer [161] eingeteilt. Unbestritten ist bei einer derartigen Verletzung die Röntgenuntersuchung die diagnostische Maßnahme der ersten Wahl. Doch selbst durch Aufnahmen in drei Ebenen ist die Konfiguration der Fragmente zueinander nicht immer genau zu erfassen. Insbesondere die Kranialisation des Tuberculum majus, die durch den Zug der Supraspinatussehne bewirkt wird, ist davon betroffen. Auch klaffende Frakturspalten, die in der Röntgenprojektion nicht sichtbar sind, können gelegentlich sonographisch gefunden werden (Abb. 2.56). Eigene Untersuchungen zeigten, daß röntgenologisch oft nur eingeschränkt zu beurteilende Dislokationen, insbesondere die Kranialisation des Tuberculum majus, sonographisch gut darzustellen sind (Abb. 2.57). Ferner konnte die Kranialisation des Tuberculum majus bei der dynamischen Untersuchung als Ursache für eine Kompression der Supraspinatussehne am

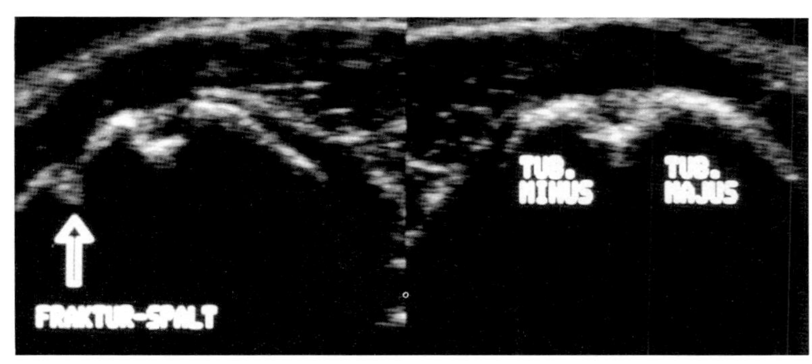

Abb. 2.56 Ventrales Klaffen des Frakturspaltes im Sonogramm (links) bei röntgenologisch unverschobener Fraktur des Humeruskopfes im direkten Vergleich mit der gesunden Gegenseite (rechts).

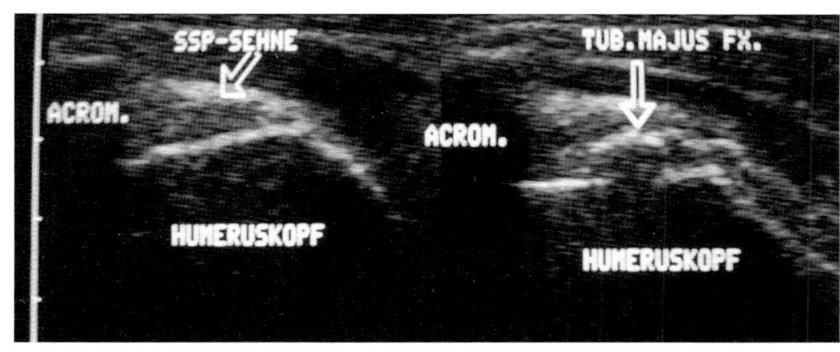

Abb. 2.57 Deutliche Kranialisation des Tuberculum majus-Fragmentes (rechts) bei röntgenologischer Humeruskopffraktur im Vergleich zur gesunden Gegenseite (links).

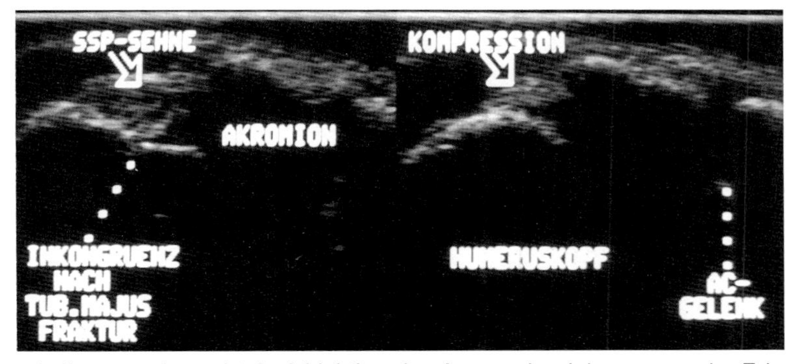

Abb. 2.58 Bei der dynamischen Ultraschalluntersuchung ist in Adduktion des Armes eine Inkongruenz der Tub. majus-Kontur bei ausgeheilter Fraktur zu erkennen (links). Bei Abduktion des Armes kommt es zur Kompression und Aufwulstung der Supraspinatussehne an der Akromionkante (rechts).

Akromion während der Abduktion erkannt werden (Abb. 2.58). Der Vorteil der Sonographie bei der Darstellung der Fragmentdislokation beruht auf der Möglichkeit der vollständig freien Wahl der Dokumentationsebene. Eine vergleichbare radiologische Technik wäre allenfalls die Röntgendurchleuchtung mit Hilfe eines Bildwandlers. Diese Methode hat aber den Nachteil der Strahlenbelastung. Weiterhin muß bei stationärem Bildwandler der Arm des Patienten bewegt werden, um alle Projektionsebenen zu erfassen. Dies ist bei frisch Verletzten jedoch in aller Regel aufgrund der posttraumatischen Schmerzen nicht möglich. Tendenziell ist es heute so, bei jüngeren, aber auch bei körperlich aktiven älteren Patienten die Operationsindikation aufgrund der besseren Spätergebnisse weiter zu stellen. Unbefriedigende Ergebnisse bei konservativem Vorgehen drohen besonders bei Verschiebung des Tuberculum majus nach dorsokranial, bei Subluxation des Humeruskopfes, bei Lösung einer Fraktur im Collum anatomicum und bei Fehlstellungen von mehr als 45°. Zugleich ist es neben der erweiterten Operationsindikation nötig, die bildgebende Diagnostik zu verbessern. Die sonographische Untersuchung erlaubt im Einzelfall bei röntgenologisch fraglichen Fragmentdislokationen eine erweiterte Aussage. Hierdurch ist bereits zum Zeitpunkt des Unfallereignisses eine verbesserte Primärdiagnostik möglich, die zu einer erweiterten Operationsindikation führen könnte. Auch bei posttraumatisch persistierender Beschwerdesymptomatik erlaubt die sonographische Untersuchung möglicherweise eine Differenzierung der Schmerzursachen.

BESTIMMUNG DES HUMERUSRETROTORSIONSWINKELS

Die Torsion des Humerus und ihre Messung haben dadurch Bedeutung gewonnen, daß verschiedene Autoren in einer pathologischen Torsion eine Ursache der habituellen Schulterluxation vermuten [184]. Zur Entscheidung, ob stabilisierende Eingriffe am Kapsel-Band-Apparat und der Pfanne (Putti-Platt, Bankart, Eden-Hybinette) oder eine Rotationsosteotomie nach Weber [236] durchgeführt werden sollen, ist die Bestimmung des Humerusretrotorsionswinkels notwendig. Hierzu sind verschiedene Röntgentechniken [184], aber auch computertomographische Winkelmessungen [46] angegeben worden. Der Nachteil dieser Methoden ist zum einen die damit verbundene Strahlenbelastung. Zum anderen ist wie bei allen Methoden eine präzise Lagerung erforderlich. Häufig müssen Aufnahmen wegen technischer Fehler wiederholt werden. Bei den meisten Methoden ist eine Umrechnung nach Tabellen erforderlich. Die Computertomographie ermöglicht die Bestimmung mit einem hohen Maß an Präzision, erfordert jedoch eine absolut ruhige Lagerung über einen längeren Zeitraum. Weiterhin sprechen Strahlenbelastung und Kosten derzeit gegen eine Anwendung im Routinebetrieb.
Die sonographische Bestimmung der Humeruskopfretrotorsion kann in der von Harland [82] angegebenen Technik erfolgen. Dabei werden ein Ultraschallschnitt durch die proximale Epiphyse des Humerus und ein zweiter Schnitt durch das distale Humerusende gelegt. Auf dem Schallkopf wird eine kleine Wasserwaage befestigt, damit als Bezugsebene in beiden Schnittebenen die Horizontale definiert werden kann (Abb. 2.59). Die Einstellung muß so exakt wie möglich erfolgen, da bereits kleine Abweichungen der Schallkopflage aus der Waagerechten ein falsches Meßergebnis zur Folge haben. Als proximaler Schenkel des Retrotorsionswinkels ist das Lot senkrecht auf einer Tangente über die Tubercula majus und minus durch den tiefsten Punkt des Sulcus intertubercularis festgelegt. Der distale Schenkel wird von der volaren Trochleatangente vom Capitulum humeri zur Trochlea humeri gebildet. Damit sind die Schenkel des Retrotorsionswinkels in beiden Schnittebenen definiert (Abb. 2.60).
Für die Klinik ist es wichtig, einen gut reproduzierbaren Winkel zur Verfügung zu haben, um eine exakte Diagnostik, präoperative Planung und postoperative Verlaufskontrolle durchführen zu können. In einer vergleichenden experimentellen und klinischen Studie wurde die direkte Bestimmung der Humerusretrotorsion am Präparat mittels eines Parallelographen nach Martin und Saller [141] mit der röntgenologischen Bestimmung nach Pieper [184], der computertomographischen Bestimmung nach Dähnert [46] und der sonographischen Messung nach Harland [82] verglichen. Im Verlauf der Untersuchungen wurde die Erfahrung gemacht, daß nach anfänglichen Schwierigkeiten die Lagerung und die Einstellung der gewünschten Schallebenen durchaus schnell und auch reproduzierbar erfolgen können. Distal am Ellenbogen war die doppelt geschwungene S-Kontur der Kondylen (Abb. 2.60b) schnell erkennbar. Eine Festlegung der Achse bzw. des Win-

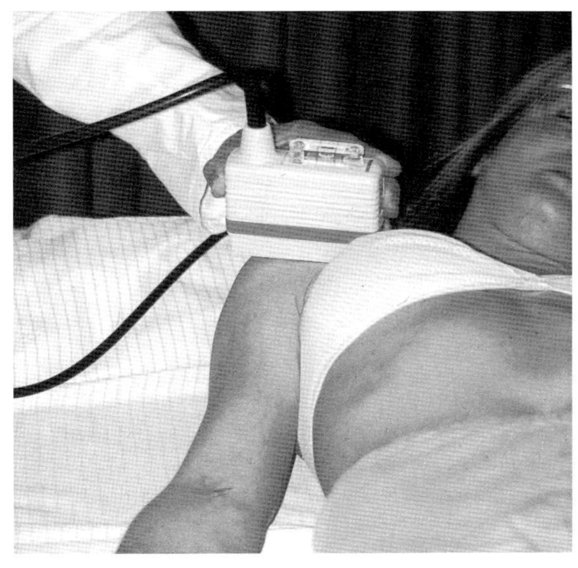

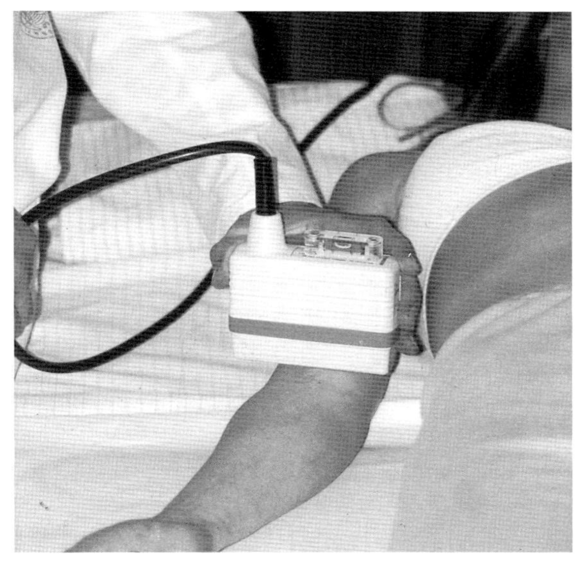

Abb. 2.59 Sonographische Einstellung der proximalen (links) und distalen (rechts) Humerusepiphyse am Patienten. Eine kleine Wasserwaage auf dem Schallkopf ermöglicht die exakte Einstellung der waagerechten Schallkopfposition. Hierdurch kann in beiden Schnittebenen die Horizontale als definierte Bezugsebene herangezogen werden.

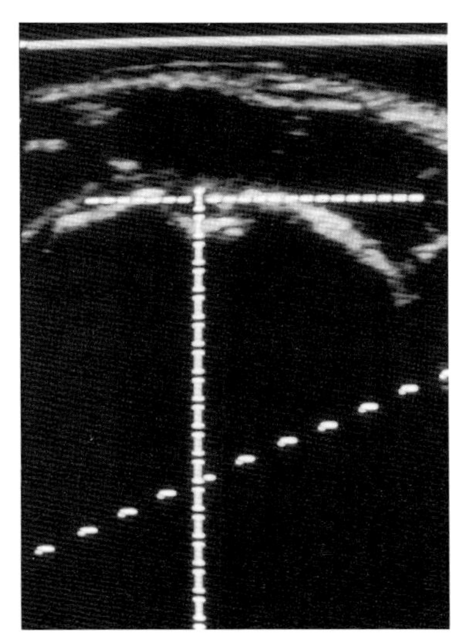

Abb. 2.60a

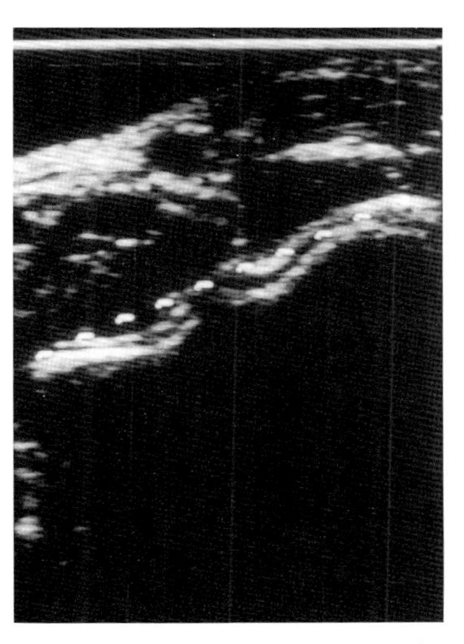

Abb. 2.60b

Abb. 2.60 Sonographisches Bild der proximalen (a) und distalen (b) Schallebene. Durch die Einzeichnung der Hilfslinien am Humeruskopf (im rechten Winkel zu einer Tangente über die Tubercula und durch den tiefsten Punkt des Sulcus intertubercularis) und an den Epikondylen (Tangente ventral der Doppel-S-Kontur) kann ein Torsionswinkel bestimmt werden.

kelschenkels bereitete selten Schwierigkeiten. Deutliche Probleme ergaben sich jedoch bei der Festlegung des proximalen Winkelschenkels (Abb. 2.60a). Selten war der geforderte „tiefste Punkt" des Sulcus intertubercularis als Referenzpunkt exakt auszumachen. Oftmals gab es mehrere mögliche Bezugspunkte, so daß eine reproduzierbare Festlegung der proximalen Achse kaum möglich war. Hierdurch ergaben sich bei der sonographischen Meßmethode im Vergleich zu den anderen Verfahren sehr differente Meßwerte [105]. Daher können u.E. mit der zur Zeit verfügbaren sonographischen Technik keine Meßwerte ermittelt werden, die für eine exakte Operationsplanung herangezogen werden könnten. Hier bleibt die Computertomographie die Methode der Wahl. Die sonographische Methode der Retrotorsionsbestimmung am Humerus bietet sich somit allenfalls als Screening-Methode an.

EXSUDATIVE, PROLIFERATIVE UND RHEUMATISCHE VERÄNDERUNGEN

Die im Rahmen rheumatischer Erkrankungen auftretenden Exsudate als Zeichen eines aktiven Geschehens lassen sich sonographisch gut darstellen und können den jeweilig betroffenen Strukturen des subakromialen Raumes zugeordnet werden. Bursaergüsse wurden bereits beschrieben (s. Seite 65). Geringe Ergußbildungen des Schultergelenkes können häufig anhand eines fortgeleiteten Bizepssehnenscheidenergusses in der anterioren Transversalebene nachgewiesen werden (s. dazu Seite 71). Es ist jedoch zu bedenken, daß nicht bei allen Patienten eine physiologische Verbindung zwischen Gelenkbinnenraum und der Bizepssehnenscheide besteht und auch eine vorhandene Verbindung durch adhäsive Prozesse verlegt sein kann. Der Nachweis geringer Ergußmengen ist dann schwieriger und kann nur am Gelenk selbst erfolgen. Ursprünglich ist die Schultersonographie zum Auffinden von Gelenkergüssen bereits 1979 von Seltzer et al. in die Diagnostik eingeführt worden [219]. Ergüsse sind prinzipiell in allen Schallebenen anhand einer durch die Ergußbildung bedingten Distanzierung der Gelenkkapsel von der Humeruskopfkontur mit dazwischenliegendem echoarmen Saum festzustellen. Dies ist besonders beim Vergleich mit der gesunden Gegenseite sichtbar. Größere Schultergelenksergüsse weisen die typischen Kriterien eines flüssigkeitsgefüllten Hohlraumes mit hypoechogener zystischer Raumforderung (Abb. 2.61) und dorsaler Schallverstärkung auf (Abb. 2.62). Die Echogenitätszunahme hinter dem Gelenkerguß beruht darauf, daß die Schallwellen beim Durchlaufen von Flüssigkeiten weniger stark abgeschwächt werden als durch Sehnen- oder Muskelgewebe, die einen größeren akustischen Widerstand aufweisen. Daher sind nach tiefenabhängiger Geräteverstärkung der empfangenen Schallwellen Bildbereiche hinter Flüssigkeitsansammlungen relativ hyperechogen gegenüber Bildbereichen gleicher Eindringtiefe, die jedoch hinter solidem Gewebe liegen. Die Sonographie ist außerdem geeignet, intraartikuläre Ergüsse von extraartikulären Flüssigkeitsansammlungen zu differenzieren (Abb. 2.63), was klinisch in der Regel nicht sicher gelingt.
Bei rheumatischer Grunderkrankung können die genannten Veränderungen kombiniert auftreten. Ebenso können sowohl das glenohumerale Gelenk als auch das AC-Gelenk einzeln oder gemeinsam betroffen sein (Abb. 2.64). Die mehr proliferativen Formen der Schultergelenkssynovitis lassen neben den zystischen Veränderungen zusätzlich strichförmige echoreiche Zonen innerhalb der echoarmen Herde erkennen. Arrosionen des Humeruskopfes führen zu einer wellenförmigen Konturunregelmäßigkeit oder Unterbrechung des normalen, konvexbogigen Echostreifens der Knochenstruktur (Abb. 2.61). Zystenbildungen und Resorptionsgruben können in verschiedenen Schallebenen dokumentiert werden. Manchmal ist ein Ansatzsporn der Supraspinatussehne zu beobachten (Abb. 2.65). Die sonographisch feststellbaren Veränderungen bei rheumatischen Erkrankungen ermöglichen eine gute Verlaufsbeobachtung und gestatten, einen Anhaltspunkt für Umfang und Ausmaß eines aktiven Prozesses zu finden, indem die betroffenen Strukturen genau differenziert werden.

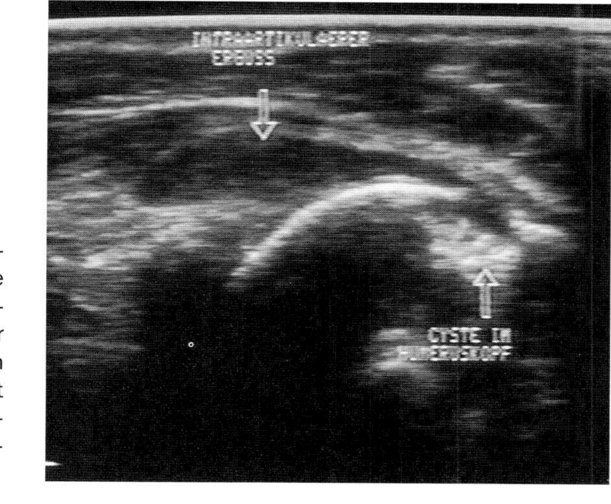

Abb. 2.61 In der posterioren Transversalebene in Neutralrotation ist der bei diesem Patienten vorliegende Gelenkerguß anhand der vom Humeruskopf abgehobenen Gelenkkapsel deutlich zu erkennen. Zwischen der Gelenkkapsel und der Humeruskopfkontur befindet sich als Korrelat der vermehrten intraartikulären Flüssigkeit eine breite echoarme Zone. Darüber hinaus ist die laterale Humeruskopfkontur durch eine rheumatische Knochenzyste unterbrochen und eingesenkt.

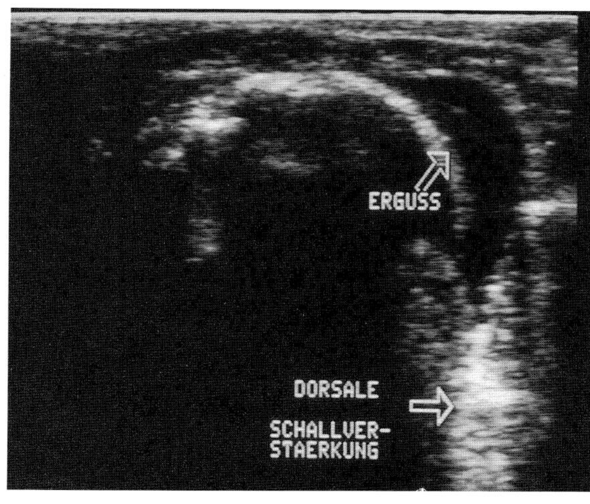

Abb. 2.62 In der posterioren Transversalebene (rechte Bildhälfte) ist ein typischer echoarmer Gelenkerguß mit einer vom Humeruskopf abgehobenen Gelenkkapsel zu erkennen. Hinter der hypoechogenen Flüssigkeitsansammlung kommt es zu einer relativen Schallverstärkung.

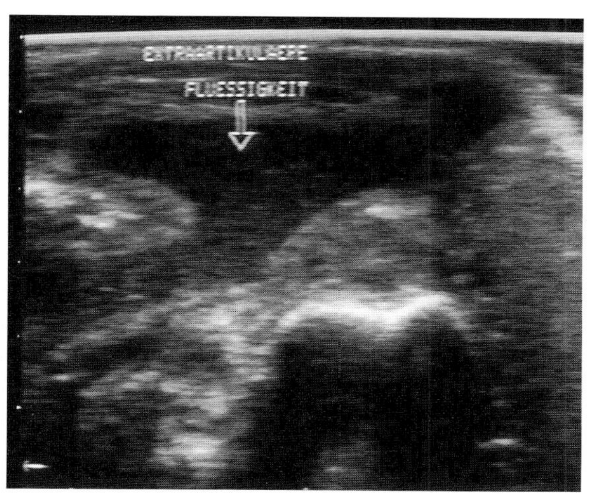

Abb. 2.63 In der anterioren Transversalebene ist eine extraartikuläre hypoechogene Flüssigkeitsansammlung zu erkennen.

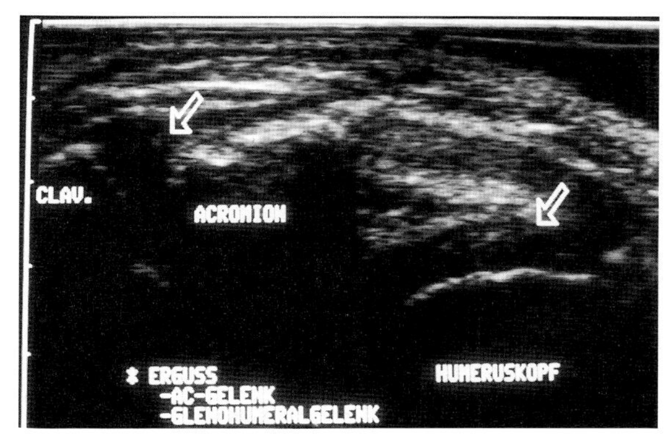

Abb. 2.64 Laterale Frontalebene. Das glenohumerale und das AC-Gelenk weisen infolge einer rheumatoiden Arthritis intraartikuläre Ergüsse auf. Die Verbreiterung des Kapselraumes ist an beiden Gelenken deutlich sichtbar (Pfeile), am glenohumeralen Gelenk imponiert darüber hinaus die weite Distanzierung der schnabelförmigen Supraspinatussehne von der Humeruskopfkontur.

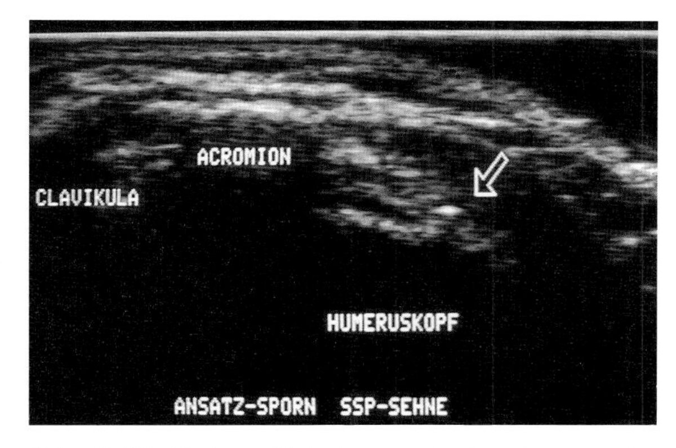

Abb. 2.65 Gelegentlich kann ein Ansatzsporn der Supraspinatussehne als echogene Ausziehung der Ansatzstelle dokumentiert werden.

FEHLERQUELLEN BEI DER BILDINTERPRETATION

In diesem Kapitel sollen die wichtigsten Fehlerquellen bei der Bildinterpretation besprochen werden. Die häufigste Fehlerquelle liegt in einer falschen Schallkopfposition begründet. Nur die sorgfältige Orientierung durch Palpation der knöchernen Strukturen an der Schulter vor der Plazierung der Schallsonde gewährleistet die erforderliche Genauigkeit bei der Einstellung des Bildes. Durch artifizielle Veränderungen können aber auch bei optimaler Schallkopflage Bildfehler entstehen. Dazu gehören besonders Veränderungen der Echogenität einer Sehnenstruktur. Daher sollte die sonographische Diagnose einer Bizepssehnen- oder Rotatorenmanschettenruptur nur gestellt werden, wenn zusätzlich echomorphologische Kriterien vorhanden sind. Echogenitätsunterschiede finden sich bereits in jeder nicht veränderten Sehne, wenn diese in der Schallebene ihre Verlaufsrichtung ändert. Sie sind also Teil der regelrechten Sonoanatomie und durch die physikalischen Eigenschaften des Ultraschalls bedingt. Eine häufige Quelle für Fehlinterpretationen in der ventralen Schallebene ist eine echoreiche Zone in der Supraspinatussehne, die sich gewöhnlich über dem Zenit der konvexen Humeruskontur findet. Diese entsteht dadurch, daß an dieser Stelle die hochgeordneten kollagenen Faserbündel der Sehne genau senkrecht angeschallt werden und die Ultraschallwellen maximal reflektiert werden (Abb. 2.66 links). In medial und lateral benachbarten Bereichen nimmt die Sehne einen der Humeruskontur folgenden bogenförmigen Verlauf. Diese Sehnenanteile werden nicht orthograd getroffen, und daher erreicht trotz eigentlich guter Reflexion aufgrund des ungünstigen Ausfallwinkels nur ein Teil der Schallwellen wieder den Empfänger. Diese Bereiche der Sehne imponieren daher echoärmer als senkrecht getroffene Bezirke (Abb. 2.66 rechts). Dieses Phänomen ist charakteristisch für die Sonographie von Sehnengewebe und wird durch mehrere experimentelle Studien u.a. von CRASS, FORNAGE und HARLAND belegt. Auch in einer zweiten, zur ersten um 90° gedrehten Schallkopfposition ändert sich dieses Bild meistens nicht, weil die Sehnenplatte auch in dieser Richtung, also von ventral nach dorsal, bogenförmig verläuft. Hier kann die dynamische Betrachtung weiterhelfen. Handelt es sich bei der echoreichen Zone um einen Bereich, der substantiell zur Sehne gehört oder der das sonomorphologische Korrelat einer anatomischen Struktur, z.B. der Bizepssehne, darstellt, muß sie den Bewegungen der Sehne bei der Rotation des Armes folgen. Verbleibt die echogene Zone jedoch in der zentralen Bildposition, d.h. verändert sie ihre Lage und topographische Beziehung zu den umgebenden Strukturen in einer Art und Weise, die physiologisch-anatomisch nicht möglich ist, so handelt es sich um ein Bildartefakt.
Auch in der lateralen Schallebene kann artefiziell eine Hypoechogenität auftreten. In Abbildung 2.67 scheint die Kontinuität der Supraspinatussehne im Ansatzbereich aufgrund einer dort vorhandenen echoarmen Zone unterbrochen zu sein. Die mögliche Fehldeutung dieser Echogenitätsveränderung im Sinne einer Sehnenruptur liegt nahe. Bedenkt man jedoch, daß die Sehne in ihrem Ansatzbereich eine erhebliche Richtungsänderung vollzieht, so erklärt sich diese echolose Zone als typisches Schallphänomen bei Sehnengewebe. Die kollagenen Faserbündel werden akromionnah orthograd getroffen, so daß die Manschette dort echoreich imponiert. In der Ansatzzone werden sie dagegen schräg angeschallt und führen zu einem großen Ausfallwinkel der Schallwellen, die damit nicht zur Bildentstehung beitragen. Dieser Sehnenanteil imponiert daher echoarm. Durch Abduktion des Arms kann auch dieser laterale Sehnenverlauf unter einem günstigeren Anschallwinkel dargestellt werden. Es zeigt sich dann das typische echoreiche Sehnenbild. Fehler entstehen häufig, wenn nicht orthograd angeschallte Strukturen beurteilt werden. Tangential angeschallte Grenzschichten täuschen eine verminderte

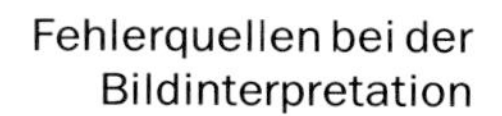

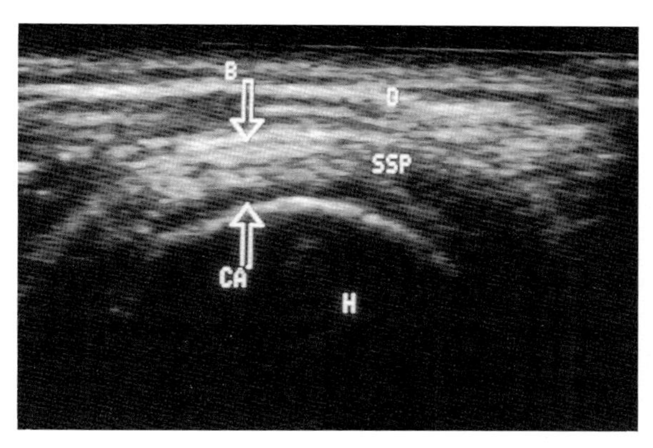

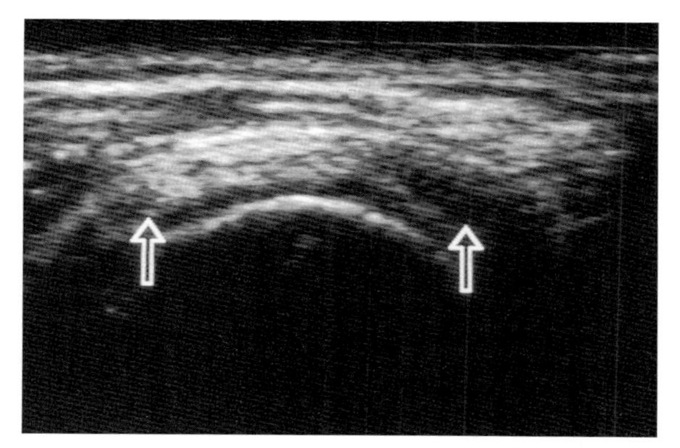

Abb. 2.66 Korakoakromiales Schallfenster im Schürzengriff. Links: Die SSP-Sehne erscheint durch den orthograden Schallweg zentral über der Humeruskontur echoreich. Deutlich sind die Bursa subdeltoidea und der Gelenkknorpel abzugrenzen. Rechts: Da die Sehne aufgrund ihres bogigen Verlaufs in den medialen und lateralen Anteilen (Pfeile) tangential von den Schallwellen getroffen wird, imponieren diese Bereiche hypoechogen. Dies entspricht einem Normalbefund.

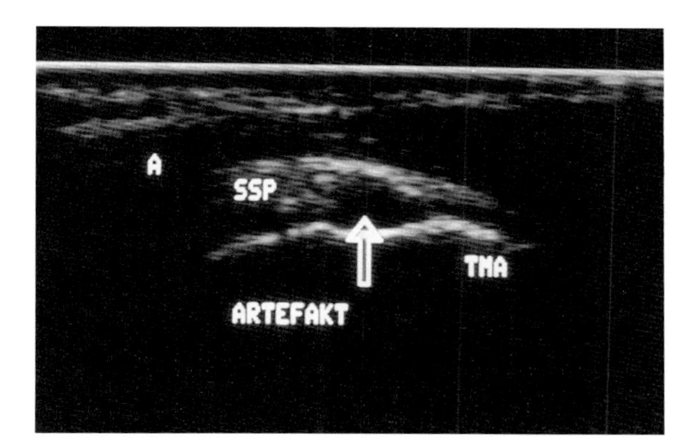

Abb. 2.67 Die Hypoechogenität der Supraspinatussehne im Ansatzbereich hat künstlichen Charakter.

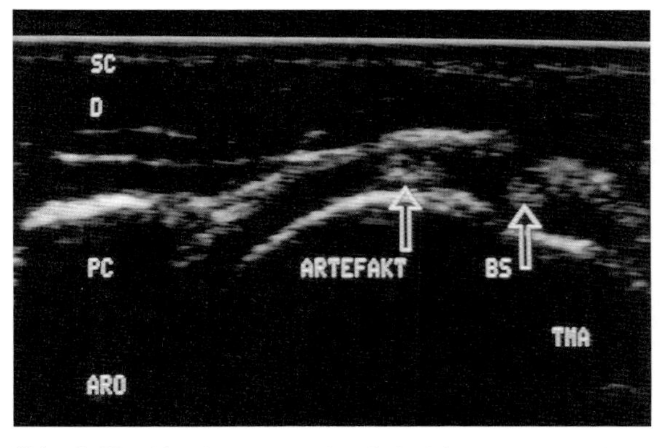

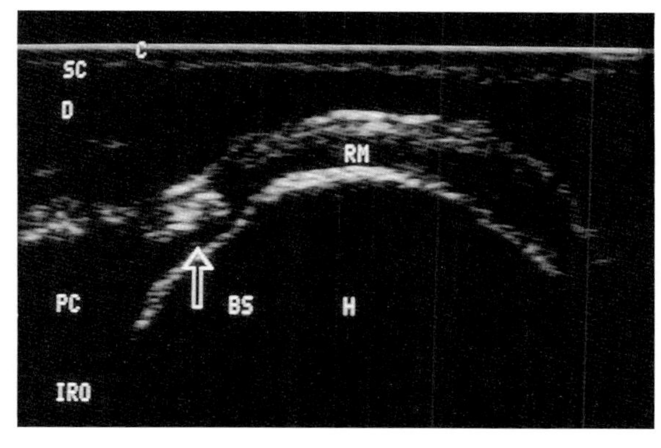

Abb. 2.68 Korakoakromiales Schallfenster bei Außenrotation des Armes. Die lange Bizepssehne liegt lateral des zentralen Rotatorenmanschettenechos (Artefakt) (links). Durch die dynamische Untersuchung kann die Bizepssehne mit zunehmender Innenrotation nach medial verlagert und so eindeutig identifiziert werden (rechts).

Echogenität und somit verändertes Sehnengewebe vor. Schmale Schichten, wie die Bursa oder der Gelenkknorpel, können dann ebenfalls nicht zur Darstellung gebracht werden; Fehlinterpretationen sind die Folge.
Die lange Bizepssehne kann Anlaß zu fehlerhaften Interpretationen geben, wenn sie als echoreiche Homogenitätsstörung der Sehne verkannt wird (Abb. 2.68). Die lange Bizepssehne muß daher immer durch eine dynamische Untersuchung von anderen Hyperechogenitäten, insbesondere dem zentralen Rotatorenmanschettenecho, im Zenit der Humeruskopfkontur abgegrenzt werden. Da die Bizepssehne unter ungünstigem schrägen

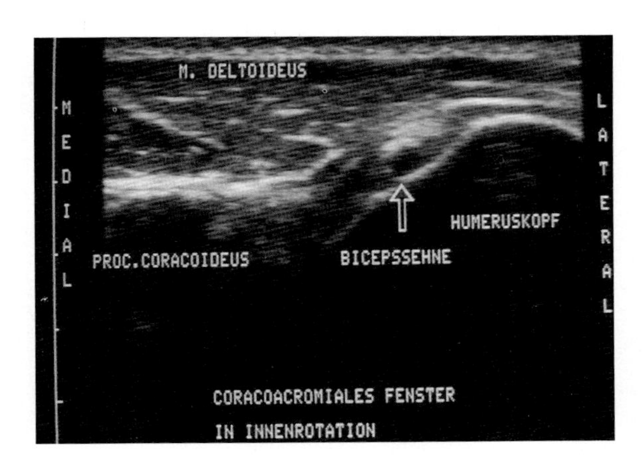

Abb. 2.69 Bedingt durch ein tangentiales Anschallen der langen Bizepssehne täuscht diese eine hypoechogene Zone in der Rotatorenmanschette vor. Es liegt damit nur ein vermeintlicher Defekt vor.
III. Arthrographie

Anschallwinkel auch echoarm erscheinen kann, ist außerdem eine Fehldeutung dieser hypoechogenen Zone im Sinne einer Rotatorenmanschettenruptur denkbar (Abb. 2.69). Leichte Kippbewegungen mit dem Schallkopf und eine dynamische Betrachtung helfen, diese Fehler zu vermeiden.
Als Konsequenz aus den zahlreichen Fehlermöglichkeiten müssen sonographische Bildphänomene besondere Forderungen erfüllen, damit sie als Befund gelten können. Dazu gehören immer:

1. Der Nachweis der fraglichen Auffälligkeit in einer zweiten Schallebene.
2. Die Kontrolle des Bildphänomens durch die dynamische Untersuchung.
3. Das Vorhandensein von sonomorphologischen Veränderungen, denn Echogenitätsunterschiede alleine reichen als Kriterium nicht aus.

Erst wenn diese Forderungen erfüllt sind, kann man einen sonographischen Normalbefund oder einen pathologischen Befund erheben.

3 Arthrographie

EINLEITUNG

Lange Zeit war die Arthrographie die einzige Untersuchungsmöglichkeit für den Kliniker, den Gelenkbinnenraum und angrenzende Weichteilstrukturen des Schultergelenkes zu beurteilen. OBERHOLZER [174] beschrieb im Jahre 1933 erstmals diese Methode. Damals injizierten die meisten Untersucher Luft als Kontrastmittel. Im Laufe der 50er Jahre setzte sich allmählich der Gebrauch wasserlöslicher positiver Kontrastmittel im Monokontrastverfahren durch. Die ersten Doppelkontrast-Schulterarthrographien wurden 1942 [57] beschrieben. Diese Technik konnte sich jedoch nur langsam etablieren. Im Vergleich zum Monokontrast ermöglicht das Doppelkontrastverfahren zwar prinzipiell die Darstellung zusätzlicher Strukturen, häufig gestaltet sich jedoch die Beurteilung aufgrund der Vielzahl der sich überlagernden Strukturen recht schwierig. Gelegentlich können mit Hilfe der Doppelkontrasttechnik weitergehende Informationen gewonnen werden: so z.B. beim Vorliegen von freien Gelenkkörpern oder bei der Beurteilung von Gelenkflächen bzw. der Unterseite der Rotatorenmanschette. Dennoch wird von verschiedenen Autoren die Monokontrastarthrographie noch als Standard angegeben [164, 165].
Für das gesunde Gelenk finden sich typische Bilder bei der radiologischen Darstellung mittels Kontrastmittelfüllung in verschiedenen Gelenkpositionen. Ebenso typische Arthrographiedarstellungen erhält man bei pathologischen Veränderungen. Hier sind vor allem die komplette Ruptur der Rotatorenmanschette, die „Frozen Shoulder", Rupturen oder Luxationen der langen Bizepssehne und Erweiterungen der anterioren Kapsel bei Vorliegen einer anterioren Instabilität zu nennen.

INDIKATIONEN

Sowohl bei traumatischen als auch bei degenerativen Veränderungen gibt es Indikationen für eine Arthrographie. In beiden Krankheitsgruppen lassen sich wiederum absolute und relative Indikationen unterscheiden.

Traumatische Veränderungen:

absolut: – traumatische Ruptur der Rotatorenmanschette

relativ: – traumatische Defekte des Kapselbandapparates nach Luxationen
– Rupturen der langen Bizepssehne
– Luxation der langen Bizepssehne
– Corpus Liberum

Degenerative Veränderungen:

absolut: – degenerative Totalrupturen der Rotatorenmanschette
– Adhäsive Capsulitis (therapeutische Arthrographie)

relativ: – degenerative Partialrupturen der Rotatorenmanschette
– Tendinitis der langen Bizepssehne
– Synovitis des glenohumeralen Gelenkes
– Omarthrose
– atraumatische Schulterinstabilitäten

Die invasive Arthrographie sollte jedoch an das Ende der diagnostischen Kaskade gestellt werden. Vor der Arthrographie stehen immer die konventionelle Röntgendiagnostik sowie die sonographische Untersuchung. Daneben sollte jedoch auch das operative Konzept des behandelnden Arztes Eingang in die Auswahl der bildgebenden Diagnostik finden. Handelt es sich beispielsweise um eine Klinik ohne Bevorzugung der arthroskopischen Operationstechniken, in der das weitere Procedere für einen 54jährigen Patienten mit therapieresistenter Supraspinatuspathologie festgelegt werden muß, so kann eventuell auf eine Arthrographie verzichtet werden. Selbst bei unklarer Ultraschalldiagnostik (Ruptur/keine Ruptur) wird man sich zur operativen Revision entschließen. Hierbei ist es für den erfahrenen Operateur durchaus möglich, neben der Akromionplastik bei intakter Rotatorenmanschette im Fall der Sehnenruptur auch gleichzeitig eine Sehnennaht durchzuführen. In einer Klinik, die über den routinemäßigen Einsatz der arthroskopischen Schulterchirurgie verfügt, würde man hingegen einer 34jährigen weiblichen Patientin eher eine arthroskopische subakromiale Dekompression anbieten. Findet sich in einem solchen Fall ein nicht eindeutiger Ultraschallbefund (Ruptur/keine Ruptur), so sollte man u.E. die Diagnose präoperativ erzwingen, um nicht erst während der Arthroskopie den Schaden feststellen zu müssen. So können unnötige Risiken wie die Verlängerung der Narkosezeit sowie das höhere Infektionsrisiko durch das Umlagern der Patientin vermieden werden.

KONTRAINDIKATIONEN UND KOMPLIKATIONSMÖGLICHKEITEN

Eine anamnestisch gesicherte Kontrastmittelallergie kann ebenso wie entzündliche infektiöse Veränderungen des Schultergelenkes oder der umgebenden Weichteile eine Kontraindikation für eine Arthrographie darstellen.

Echte Kontrastmittelallergien sind bei der Schulterarthrographie extrem selten zu erwarten. Newberg [167] fand in einer retrospektiven Auswertung von 126.000 Arthrographien nur insgesamt 318 Zwischenfälle. Hiervon wurden sechs als schwerwiegend eingestuft. Todesfälle wurden nicht beobachtet. Die häufigsten Komplikationen bestanden in chemischen Synovitiden (0,15%), vagovasalen Reaktionen (< 0,1%) und Urtikaria (< 0,01%). In diesem Zusammenhang muß erwähnt werden, daß es sich bei der Arthrographie um einen aufklärungspflichtigen Eingriff handelt. Im Rahmen dieser Aufklärung sollte auf eine mögliche Gelenkinfektion sowie auf allergische Reaktionen hingewiesen werden.

TECHNIK DER ARTHROGRAPHIE

Vor der Durchführung der eigentlichen Arthrographie werden „Scoutfilme“ geschossen. Dies ist eine Serie von fünf Aufnahmen:
- ap-Projektion in Innenrotation,
- ap-Projektion in Außenrotation,
- ap-Projektion in Abduktion,
- axiale Aufnahme,
- Supraspinatus-Tunnel-Aufnahme.

Liegen bei unklaren Schulterbeschwerden noch keine Lungenaufnahmen vor, so sollte man sich bemühen, bei den ap-Aufnahmen die Lungenspitze mit auf den Film zu bekommen. So kann man pathologische Prozesse (Pancoast-Tumor) in diesem Bereich ausschließen. Von den zwei möglichen Zugangswegen zum Schultergelenk, dem anterioren und dem posterioren, wird allgemein der anteriore bevorzugt. Die Vorbereitungen zur Arthrographie sollten denen eines operativen Eingriffes vergleichbar sein. Der Untersucher sollte auf eine streng aseptische Technik bedacht sein. Das schließt bei Untersuchern das Tragen von Masken und Kopfbedeckungen sowie das chirurgische Waschen und Überziehen von Handschuhen mit ein. Bei dem Patienten sollte der Punktionsbereich chirurgisch abgewaschen und steril abgedeckt werden.
Wie die Vielzahl der in der Literatur angegebenen Techniken zeigt, kann die Punktion des Glenohumeralgelenkes Schwierigkeiten bereiten [42, 43, 57, 60, 68–70, 153, 167, 174]. Wir verwenden den anterioren Zugang unter Bildwandlerkontrolle.
Der Patient liegt mit dem Rücken auf einem Bildwandlertisch, und der Arm der zu untersuchenden Schulter ist etwa um 10° abduziert. Der Oberarm wird außenrotiert. Ein C-Bogen-Durchleuchtungsgerät wird so eingestellt, daß der Zentralstrahl das Schultergelenk von kranial in einem Winkel von 15° und von lateral in einem Winkel von etwa 10° trifft. Ziel ist es, die Punktionsnadel in das „obere Gelenkdreieck“ zwischen Humeruskopf und Fossa glenoidalis zu plazieren. Hier findet sich der größte freie Raum für die Nadelspitze. Mit Hilfe des Bildwandlers wird die Punktionsstelle festgelegt (Abb. 3.1). Diese befindet sich in aller Regel knapp lateral des Proc. coracoideus, gelegentlich auch etwas inferior davon. Ist die Punktionsstelle ermittelt, wird die Haut subkutan mit einem Lokalanästhetikum infiltriert. Anschließend wird auch der Punktionsweg durch Vorschieben einer langen Nadel unter ständiger Gabe von Lokalanästhetikum betäubt. Diese wird genau senkrecht eingeführt. Falls die Nadel direkt nach Penetration der Haut auf Widerstand trifft, handelt es sich meist um den Humeruskopf, so daß die Nadel neu ausgerichtet werden muß. Manchmal ist es hilfreich, daß der Patient während der Punktion langsam nach innen rotiert. Meist wird die Punktionsspitze dadurch in den Spalt zwischen Fossa glenoidalis und Humeruskopf geleitet. Glaubt man mit der Nadel das Gelenk punktiert zu haben, so kann man den Patienten auffordern, den Arm innen- und außenzurotieren. Verbleibt die Nadel dann in der vorgegebenen Position, so kann man relativ sicher gehen, daß sie sich intraartikulär befindet. Um die intraartikuläre Position endgültig zu bestätigen, können nun einige Tropfen Kontrastmittel in das Gelenk injiziert werden. Fließt dieses frei ab und verteilt sich im Gelenk sowie in dem Gelenkrezessus, so befindet sich die Nadelspitze in regelrechter Position (Abb. 3.2). Findet sich hingegen kein freier Abfluß

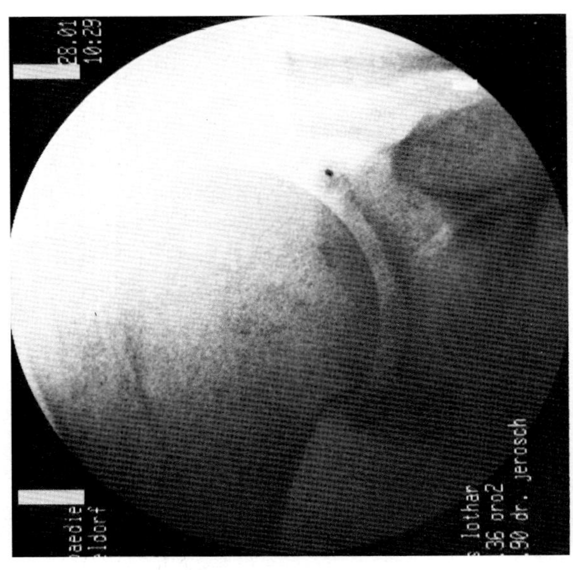

Abb. 3.1 Mit einer Nadel wird das obere Gelenkdreieck unter Bildwandlerkontrolle markiert. In diesen Raum wird die Nadel plaziert.

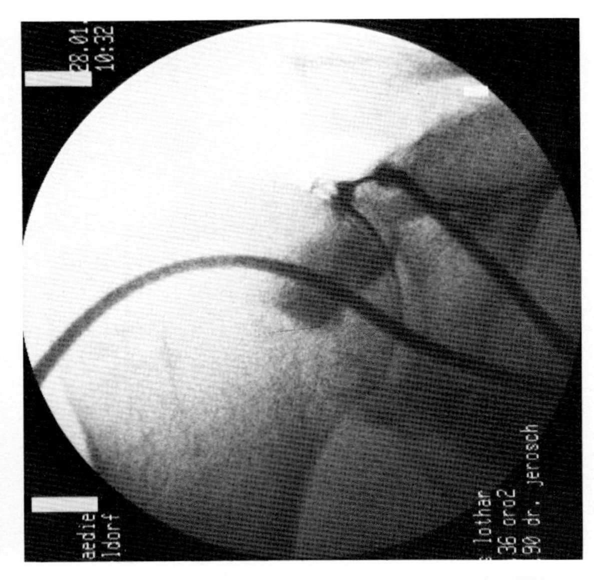

Abb. 3.2 Der freie Kontrastmittelabfluß mit Auffüllung des glenohumeralen Gelenkes verifiziert die regelrechte intraartikuläre Lage der Punktionsnadel.

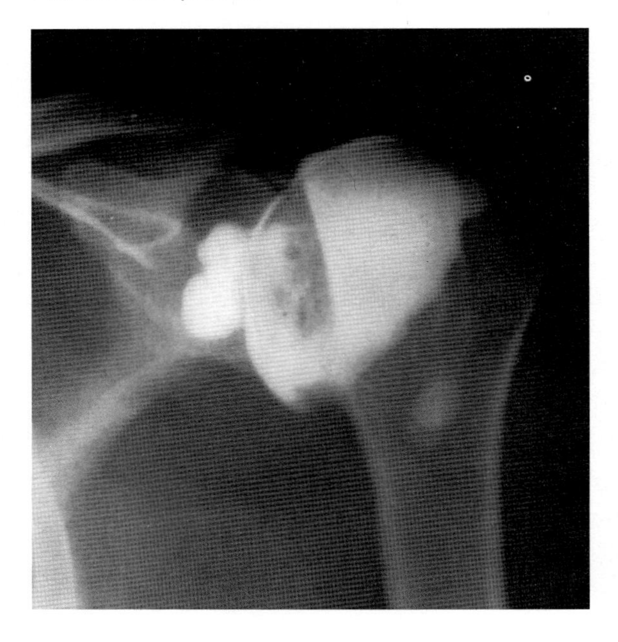

Abb. 3.3 Beim Vorliegen einer adhäsiven Capsulitis können nur wenige Milliliter Kontrastmittel in das Gelenk injiziert werden. Hier zeigt sich unmittelbar der deutlich limitierte Gelenkbinnenraum.

und das Kontrastmittel verbleibt im Bereich der Nadelspitze und infiltriert nur das umgebende Weichteilgewebe, so muß die Position korrigiert werden. Bei korrekter Lage der Nadel werden nun 10 bis 15 ml einer Lösung aus Kontrastmittel und Lokalanästhetikum injiziert. Das physiologische Fassungsvermögen des Schultergelenkes ist interindividuell sehr unterschiedlich. Normalerweise lassen sich 10 bis 20 ml ohne Widerstand ins Gelenk injizieren. Häufig werden bis zu 35 ml vom Patienten toleriert, bevor er Schmerzen angibt. Bei Vorliegen einer Capsulitis adhaesiva kann das Volumen jedoch bis auf 5 bis 6 ml reduziert sein (Abb. 3.3). Falls bei der Injektion Beschwerden des Patienten auftreten, sollte nicht mehr Flüssigkeit injiziert werden. Dies verursacht häufig nur ein Extravasat, welches die anschließende Beurteilung der Aufnahmen erschweren kann. Während der Injektion kann unter Bildwandlerkontrolle die Verteilung des Kontrastmittels beobachtet werden, und schon hieraus können erste Erkenntnisse gewonnen werden (Abb. 3.4). Ist das Kontrastmittel injiziert, wird die Nadel entfernt und die Schulter leicht durchbewegt.

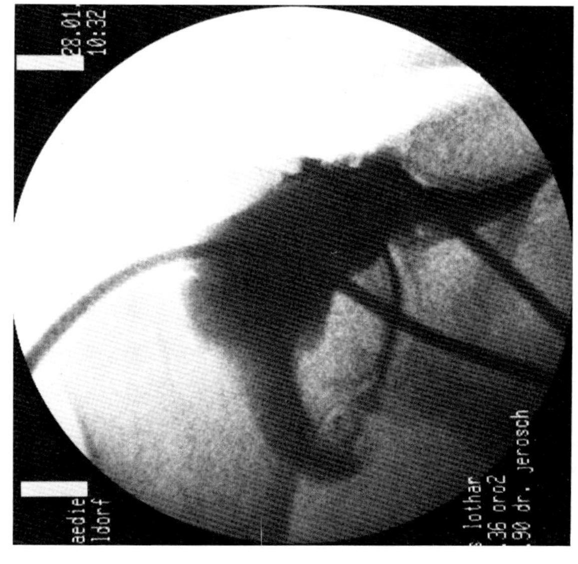

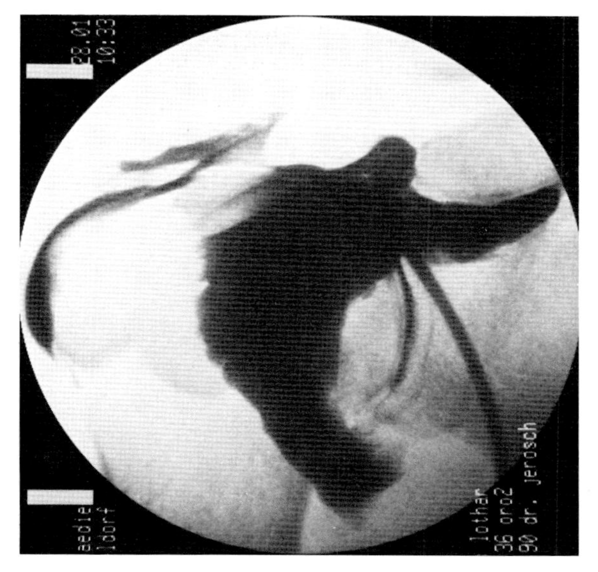

Abb. 3.4 Bei intakter Rotatorenmanschette bleibt der Kontrastmittelabfluß auf das Gelenk beschränkt (links). Eine Ruptur der Rotatorenmanschette führt zum Kontrastmittelaustritt in die Bursa subacromialis, was unter Umständen bereits bei der Kontrastmittelinjektion unter Bildwandlerkontrolle dokumentiert werden kann (rechts).

Falls kein Durchleuchtungsgerät zur Verfügung steht, ist auch eine blinde Punktion prinzipiell möglich. Es hat sich jedoch gezeigt, daß es hierzu einiger Erfahrung bedarf und die Ergebnisse oftmals nicht so gut zu verwerten sind.

BILDDOKUMENTATION

Ganz wesentlich für die Beurteilung einer Schultergelenksarthrographie ist die Untersuchung unter Durchleuchtungskontrolle. Diese erfolgt zunächst vor der Injektion des Kontrastmittels. Hierbei können unter verschiedenen Rotationsstellungen Kalkdepots identifiziert oder ausgeschlossen werden. In der axialen Aufnahme erfolgt eine Stabilitätsprüfung des glenohumeralen Gelenkes.
Als nächster wichtiger Schritt wird durch die Kontrastmittelinjektion selbst eine Beurteilung des Schultergelenkes möglich. Treten unmittelbar bei der Injektion Schmerzen auf und ist schon nach den ersten Millilitern ein deutlicher Gelenkwiderstand zu fühlen, so deutet dies auf das Vorliegen einer adhäsiven Capsulitis.
Nach der Injektion des Kontrastmittels ist die passive Durchbewegung des Schultergelenkes in alle Richtungen obligat. Nur hierdurch ist gewährleistet, daß auch kleinere Rupturen der Rotatorenmanschette mit Kontrastmittel durchströmt werden. Die abschließende Funktionsprüfung unter BW-Kontrolle erlaubt gewisse Aussagen über die Lokalisation einer eventuell vorhandenen Ruptur sowie über Instabilitäten der langen Bizepssehne bei Innen- und Außenrotation des Armes.
Danach werden Röngtenaufnahmen in fünf Ebenen dokumentiert:
- ap-Projektion in Innenrotation,
- ap-Projektion in Außenrotation,
- ap-Projektion in Abduktion,
- axiale Aufnahme,
- Aufnahme des Sulcus intertubercularis.

Bei speziellen Fragestellungen können auch noch zusätzliche Projektionen angefertigt werden. Bei der Fragestellung nach einer Rotatorenmanschettenpathologie sollten die

Aufnahmen in Weichteiltechnik erfolgen. Damit ist die Beurteilung der lateralen Strukturen, insbesondere des Ansatzbereiches der Rotatorenmanschette am Tuberculum majus deutlich besser möglich. Die Aufnahmen sollten innerhalb von 20 Minuten erfolgen, da besonders bei geringen Füllvolumina wie z.B. bei der adhäsiven Capsulitis infolge der raschen Kontrastmittelresorption die Abbildungsqualität schnell nachläßt.

DARSTELLUNG DER NORMALEN GELENKANATOMIE

Bevor man pathologische Veränderungen diagnostizieren und werten kann, muß man mit dem Bild des Arthrogramms vertraut sein, welches die normale Anatomie des Gelenkes darstellt.
In der ap-Projektion mit außenrotiertem Arm umgibt das Kontrastmittel die Gelenkfläche des Humeruskopfes bis zur Insertion der Kapsel im Bereich des anatomischen Halses. Da die Sehne des M. subscapularis in Außenrotation angespannt ist, füllt sich die Bursa subscapularis nur unvollständig. Die Sehnenscheide des langen Kopfes der Bizepssehne findet sich im lateralen Bereich des Humeruskopfes und ist ebenfalls mit Kontrastmittel gefüllt. Die Bizepssehne selbst verursacht ein Füllungsdefizit der Sehnenscheide. Während die Bizepssehne im Bereich des Gelenkes nicht zu verfolgen ist, verursacht sie jedoch im Ansatzbereich an der superioren Glenoidkante ebenfalls einen Füllungsdefekt.
Die Aufnahme in Innenrotation zeigt den Humeruskopf von Kontrastmittel umgeben. Seine hemisphärische Konfiguration ist gut zu erkennen. Die inferiore Kapseltasche ist mit Kontrastmittel gefüllt. Die Bizepssehne und die gefüllte Sehnenscheide liegen nun weiter medial und sind in ihrem Verlauf nach distal hin zu verfolgen.
In Abduktion wird das Kontrastmittel wieder aus der Bursa subscapularis und besonders aus dem inferioren Rezessus, welcher sich nun anspannt, herausgedrückt. Beide Strukturen stellen sich weniger deutlich dar.
Die axiale Aufnahme zeigt wiederum deutlich den gefüllten Recessus subscapularis im Basisbereich des Proc. coracoideus. Die gefüllte Sehnenscheide der langen Bizepssehne ist ebenso dargestellt wie ein posteriorer Gelenkrezessus, der sich in dieser Position aufgrund der schlaffen Gelenkkapsel ausbildet. Das Kontrastmittel umfließt die Gelenkflächen der Fossa glenoidalis und des Humeruskopfes. Der inferiore Rezessus ist aufgrund der Anspannung der Gelenkkapsel komprimiert und kommt nicht zur Darstellung. Die anterioren und posterioren Anteile des Labrum glenoidale stellen sich als Füllungsdefekte dar.
Die Röntgenaufnahme des Sulcus intertubercularis zeigt die mit Kontrastmittel gefüllte Sehnenscheide und die Kontrastmittelaussparung durch die lange Bizepssehne zwischen dem Tuberculum minus und majus. Im Bereich der Gelenkkapsel gibt es zwei besondere Schwachstellen. Dies ist zum einen die Bursa subscapularis und zum anderen die Sehnenscheide der langen Bizepssehne. Bei Überfüllung des Gelenkes mit Kontrastmittel oder bei zu rigorosen Übungen zum Verteilen des Kontrastmittels kann es in diesen Bereichen zum Kontrastmittelaustritt kommen. Neben der verminderten Beurteilbarkeit des Arthrogramms kann dieses zu Schmerzen beim Patienten führen.

PATHOLOGISCHE BEFUNDE

DIE KOMPLETTE ROTATORENMANSCHETTENRUPTUR

Eine Ruptur quer durch die gesamte Dicke der Rotatorenmanschette führt zu einer Verbindung zwischen Gelenkhöhle und Bursa subacromialis. In einem solchen Fall kommt es zu einem Kontrastmittelaustritt in die Bursa subacromialis, eventuell auch erst nach dem Durchbewegen der Extremität. Bei vollständigen Rupturen der Rotatorenmanschette hat die Arthrographie eine Genauigkeit von 95 bis 100% [204]. Neben der Darstellung der Gelenkhöhle kommt es also ebenso zu einer positiven Darstellung des subakromialen Schleimbeutels. Zur Darstellung des ausgetretenen Kontrastmittels eignet sich besonders die Aufnahme in der Weichteiltechnik (Abb. 3.5).
Weder die Rotatorenmanschette selbst noch das Ausmaß der Ruptur können eindeutig dargestellt werden. Hier können eventuell Doppelkontrastaufnahmen weiterhelfen. GOLDMAN und GHELMAN favorisieren die Doppelkontrast-Arthrographie [69, 70]. Obwohl man mit Hilfe der Doppelkontrasttechnik eventuell zusätzliche Informationen über die Größe der Ruptur erhalten kann, sind sowohl Einfach- als auch Doppelkontrast-Arthrogramm gleich sensitiv bei der Frage, ob eine Ruptur vorliegt oder nicht [204].
Wird die Bursa erst nach dem Durchbewegen der Schulter angefüllt, so kann man häufig von einem kleineren Riß ausgehen. Gelegentlich findet sich auf der Innenrotationsaufnahme noch ein kontrastmittelfreier Raum zwischen Bursa und Gelenkspalt. Dies zeigt an, daß sich noch Gewebe der Rotatorenmanschette zwischen Kopf und Akromion befindet und daß der Riß noch keine massiven Ausmaße (Kopfglatze) angenommen hat. Andererseits können ausgedehntere und lange bestehende Rotatorenmanschettenrupturen auch zu degenerativen Prozessen im subakromialen Raum führen. Dies zeigt sich dann schon am Hochstand des Humeruskopfes auf der Nativaufnahme. Des weiteren können im Arthrogramm Sklerose- und Zystenbildungen im Bereich des Tuberculum majus und unter dem Akromion sowie Osteophyten und degenerative Erscheinungen im Bereich des AC-Gelenkes dargestellt werden. Gelegentlich kann auch der Gelenkspalt des AC-Gelenkes mit der Bursa subacromialis kommunizieren. Dies führt dann bei der Arthrographie zum sogenannten Geyser-Zeichen.
Die diagnostische Wertigkeit der Arthrographie bei der Beurteilung von kompletten Rotatorenmanschettenrupturen hängt von unterschiedlichen Faktoren ab. Hierzu zählen

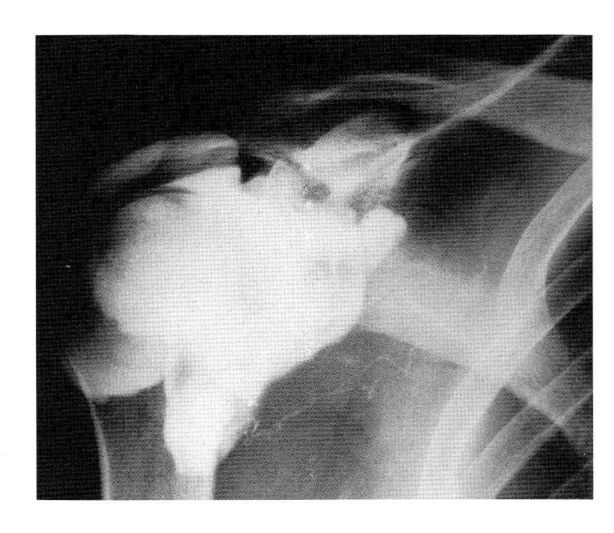

Abb. 3.5 Bei kompletten Rupturen der Rotatorenmanschette kommt es im Arthrogramm zu einem Kontrastmittelübertritt in die Bursa subacromialis.

der Zeitpunkt der Bilddokumentation [64], methodische Parameter wie Film-Folienkombination, Zeichenschärfe, Detailerkennbarkeit und Kontrastdichte [12] sowie die Aufnahmeprojektionen [213]. Trotz der hohen Treffsicherheit dieser Methode bestehen bisweilen Diskrepanzen zwischen arthrographischem und intraoperativem Befund, wobei zahlenmäßig die falsch positiven Fälle überwiegen. Als mögliche Ursache wird eine erhöhte Gewebspermeabilität bei degenerativ veränderten Sehnen mit intraoperativ nicht sichtbaren Mikrorupturen angegeben. Falsch negative Befunde sind durch postentzündliche oder -traumatische Adhäsionen sowie durch Granulationsgewebe abgedichtete Substanzdefekte erklärbar. Auch hierdurch kann eine Füllung der Bursa subacromialis verhindert werden [146, 213]. Bereits 1961 beschrieb Samilson [211] eine Sensitivität von 98%, eine Spezifität von 94% und eine Treffsicherheit von 98% bei der Diagnostik von Rotatorenmanschettenrupturen. In der Folge wurden seine Ergebnisse durch andere Studien weitestgehend bestätigt [69, 70, 158, 137, 146, 213].
Goldman et al. [69, 70] sehen in der durch den Riß in die Bursa ausgetretenen Kontrastmittelmenge einen Hinweis auf die Rupturgröße. Zusammen mit anderen Autoren [22, 19, 146, 153] glauben wir hingegen nicht, daß eine zuverlässige arthrographische Bestimmung der Rupturgröße möglich ist. Nach Durchführung einer Rotatorenmanschettennaht ist oftmals arthrographisch noch ein Kontrastmittelübertritt nachweisbar. Aus diesem Grund ist ein postoperatives Arthrogramm nach Sehnenrekonstruktion im Fall einer fehlgeschlagenen Operation nicht sehr aussagekräftig [22].

DIE PARTIELLE RUPTUR DER ROTATORENMANSCHETTE

Eine Teilruptur der Rotatorenmanschette ist nur schwierig nachzuweisen. Da der Defekt nicht durch die ganze Dicke der Sehnenplatte geht, kommt es somit auch nicht zu einer Kommunikation mit der Bursa subacromialis. Ein Kontrastmittelübertritt in den Schleimbeutel kann also nicht stattfinden. Liegt eine Teilruptur an der Unterseite der Rotatorenmanschette vor, so kann das Arthrogramm diese dennoch aufdecken. Hierbei zeigen sich dann Unregelmäßigkeiten an der Unterseite. Gelegentlich tritt auch Kontrastmittel in die Substanz der Rotatorenmanschette ein und zeigt so die Risse im Bereich der Sehnenplatte. Häufig führt nur eine intensivere Bewegung als üblich zum Hineindrücken des Kontrastmittels in die aufgefaserte Sehnenplatte (Abb. 3.6). Dieses ulkus- oder kraterförmige Kontrastmitteldepot innerhalb der Sehne liegt meist lateral im Bereich des Tuberculum majus und wird auch als Hahnenkamm-Phänomen bezeichnet.

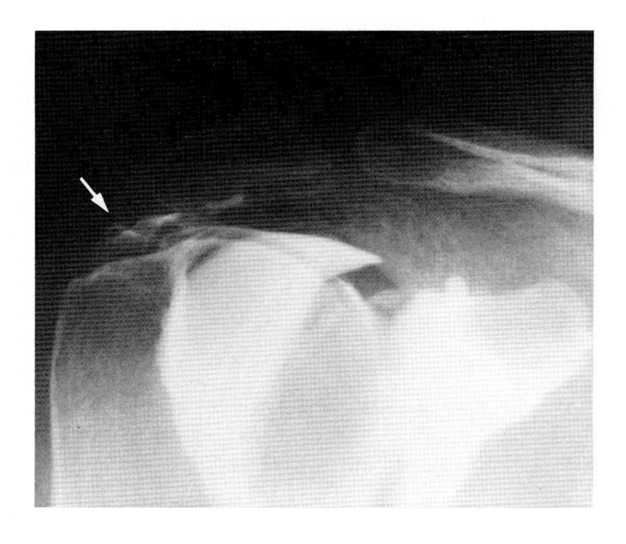

Abb. 3.6 Bei einer partiellen Ruptur der Rotatorenmanschette zeigen sich Kontrastmittelunregelmäßigkeiten an der Unterseite. Gelegentlich tritt auch Kontrastmittel in die Substanz der Rotatorenmanschette ein und zeigt so die Risse im Bereich der Sehnenplatte. Häufig führt nur eine intensivere Bewegung als üblich zum Hineindrücken des Kontrastmittels in die aufgefaserte Sehnenplatte.

Liegen lediglich an der Oberfläche der Rotatorenmanschette Rißbildungen oder degenerative Veränderungen vor, so sind diese mit einer Gelenkfüllung natürlich nicht nachzuweisen. Hier kann eine Bursographie weiterhelfen. Bei ihr wird die Bursa subacromialis selektiv mit Kontrastmittel gefüllt. So kann der Zustand des Schleimbeutels beurteilt werden. Es wird auf das Füllungsvolumen und die Darstellung der synovialen Gleitschichten geachtet. Eine normale Bursa subacromialis faßt zwischen 5 und 10 ml Kontrastmittel. Bei Patienten mit einer subakromialen Pathologie mit Befall der Bursa reduziert sich das Füllungsvolumen auf 1 bis 2 ml [136, 152, 225].

Fehlinterpretationen Falsch positive Befunde können durch intratendinöse Verkalkungen hervorgerufen werden, die mit einem Kontrastmittelaustritt verwechselt werden. Bei korrekter Interpretation der Nativaufnahmen in unterschiedlicher Rotationsstellung können solche Fehler jedoch vermieden werden. Weitere unzutreffende Interpretationen können durch die Fehlinjektion von Kontrastmittel in die Bursa subacromialis entstehen. In der Außenrotationsaufnahme kann eine gefüllte Bizepssehnenscheide einen Kontrastmittelaustritt vortäuschen. Bei Beurteilung der Innenrotationsaufnahme ist dieser Fehler jedoch leicht wieder zu korrigieren. Oftmals findet sich kraniomedial oberhalb des Ansatzes der Bizepssehne am Labrum glenoidale ein kleiner Rezessus, der ebenfalls einen Kontrastmittelaustritt imitieren kann.
Ein häufiger Fehler, der zu falsch negativen Befunden führt, ist die mangelhafte Durchbewegung des Schultergelenkes nach der Kontrastmittelinjektion. Hierdurch kommt es zu einer unregelmäßigen Verteilung des Kontrastmittels im intraartikulären Raum, und dies führt wiederum zu einer unvollständigen Darstellung von kompletten oder partiellen Rupturen.

DIE ANTERIORE GELENKINSTABILITÄT

Patienten mit rezidivierenden Schulterluxationen oder generell instabilem Schultergelenk zeigen bei der Arthrographie häufig einen deutlich ausgebildeten inferioren Rezessus. Diese Tasche ist besonders gut in Innenrotation und auf der axialen Aufnahme zu sehen. Liegt z.B. nach einer traumatischen anteroinferioren Luxation ein Riß im Bereich der Kapsel vor, so erfolgt die Extravasatbildung häufig in diesem Bereich (Abb. 3.7). Auch wenn gelegentlich ein abgeschobenes Labrum glenoidale mit Kontrastmittel unmittelbar am knöchernen Glenoid oder am Skapulahals darstellbar ist, so haben doch verschiedene

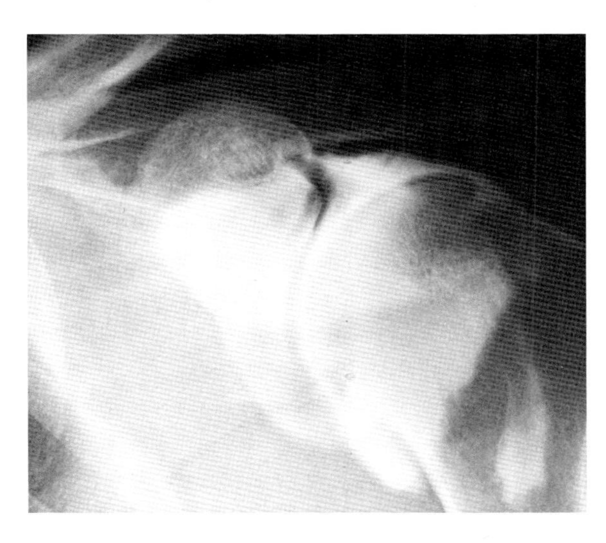

Abb. 3.7 Patienten mit rezidivierenden Schulterluxationen oder generell instabilem Schultergelenk zeigen bei der Arthrographie häufig einen deutlich ausgebildeten inferioren Rezessus. Hier eine deutliche Tasche im anteroinferioren Gelenkanteil.

Gruppen [3, 17, 123, 176] gezeigt, daß ein disloziertes Labrum nur im Arthrotomogramm zuverlässig nachgewiesen werden kann. Hierbei kann als Kontrastmedium neben konventionellem Kontrastmittel auch Luft als sogenanntes Pneumoarthrotomogramm [119, 123] verwendet werden, was bei Kontrastmittelallergie des Patienten hilfreich sein kann.

VERÄNDERUNGEN DER BIZEPSSEHNENSCHEIDE

Die lange Bizepssehne liegt zwischen Tuberculum majus und minus und ist am besten auf Tangentialaufnahmen zu erkennen (Abb. 3.8). Im Arthrogramm lassen sich einfache Rupturen der langen Bizepssehne nachweisen. In einem solchen Fall fehlt die Kontrastmittelaussparung im Bereich der Sehnenscheide, da sich beide Enden der Bizepssehne nach der Ruptur sofort retrahieren. Auch die Verlagerung der Sehne bei Sehnenluxationen läßt sich nachweisen. Die Projektion des Sulcus intertubercularis ergibt dann einen leeren Sulcus und zeigt die verlagerte Sehne mit ihrer Sehnenscheide. Auch die Projektion in Außenrotation zeigt häufig Sehne und Sehnenscheide medial des Sulcus gelegen (Abb. 3.9). Bei Reizungen oder Entzündungen der Sehne sowie ihrer Sehnenscheide zeigt sich eine unregelmäßige Kontrastmittelfüllung (Abb. 3.10). Weitere Ursachen für eine fehlende Füllung der Sehnenscheide können eine adhäsive Capsulitis oder eine mangelhafte Durchbewegung nach einer Injektion sein.
Die lange Bizepssehne stellt sich im Arthrogramm jedoch nicht immer dar. Nach MIDDLETON et al. [147] besteht eine positive Korrelation zwischen Füllmenge und Schulterbeschwerden. Hierbei finden die Autoren bei Patienten mit schlechter Füllung der Sehnenscheide der langen Bizepssehne eine größere Anzahl an kombinierten Verletzungen.

Abb. 3.8 Normale Darstellung der langen Bizepssehne in der Sulcus-Aufnahme.

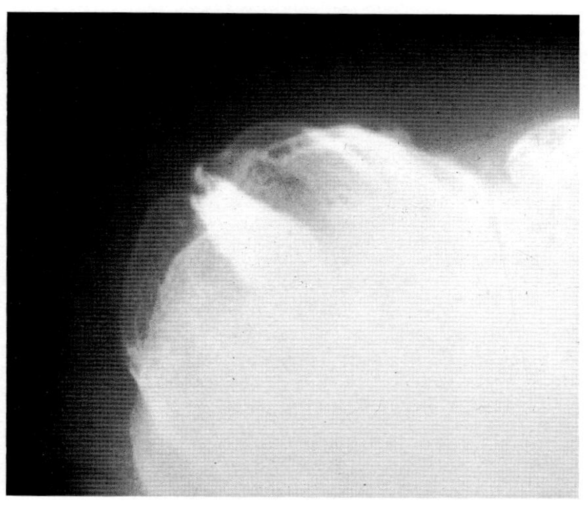

Abb. 3.9 Bei einer Luxation der langen Bizepssehne ergibt die Projektion des Sulcus intertubercularis einen leeren Sulcus mit Verlagerung der Sehne nach medial.

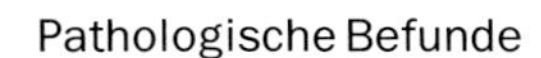

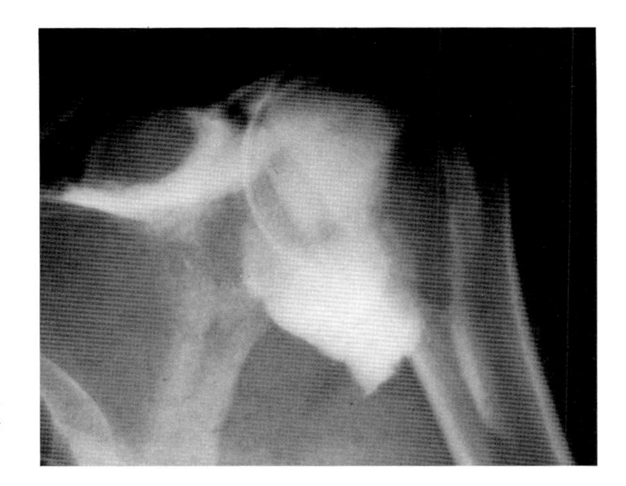

Abb. 3.10 Im Falle einer Bizepssehnentendinitis zeigen sich unregelmäßige Aussparungen in Projektion auf die Sehnenscheide.

ADHÄSIVE CAPSULITIS

Die intraartikuläre Plazierung der Nadel ist in einem solchen Fall schwierig. Hierbei kommt es besonders auf die genau senkrechte Punktionsrichtung an. Im Zweifelsfall sollte man die Nadelspitze eher von dem diagnostisch interessanten Bereich weg (inferiorer Rezessus) nach oben richten. Gelegentlich ist auch ein lateraler Zug am Oberarm bei adduziertem Arm hilfreich, um das Intervall zwischen Glenoid und Humeruskopf zu erweitern.

Das Vorliegen einer Capsulitis adhaesiva läßt sich schon bei der Punktion nahezu sichern. Das normale Füllungsvermögen des Gelenkraumes ist auf 5 bis 6 ml reduziert. Die weitere Aufdehnung der fibrösen Gelenkkapsel verursacht deutliche Schmerzen beim Patienten. Neben vielen anderen Veränderungen hat die prolongierte Immobilisation wohl entscheidenden Einfluß auf die Ausbildung dieser Kapselkontraktur. Insbesondere ein verkürztes Lig. coracohumerale soll einen wichtigen Einfluß auf die eingeschränkte Beweglichkeit haben. Auch spielen Stabilisationsoperationen für das Schultergelenk wie z.B. die Operation nach PUTTI-PLATT oder MAGNUSON-STACK sowie die Kapselschrumpfung nach operativen Rotatorenmanschettenfixationen eine wichtige Rolle. Die ap-Aufnahmen zeigen einen straffen Kapselapparat. In Außenrotation zeigt sich der nur gering dargestellte und manchmal gänzlich verstrichene inferiore Rezessus (Abb. 3.11).

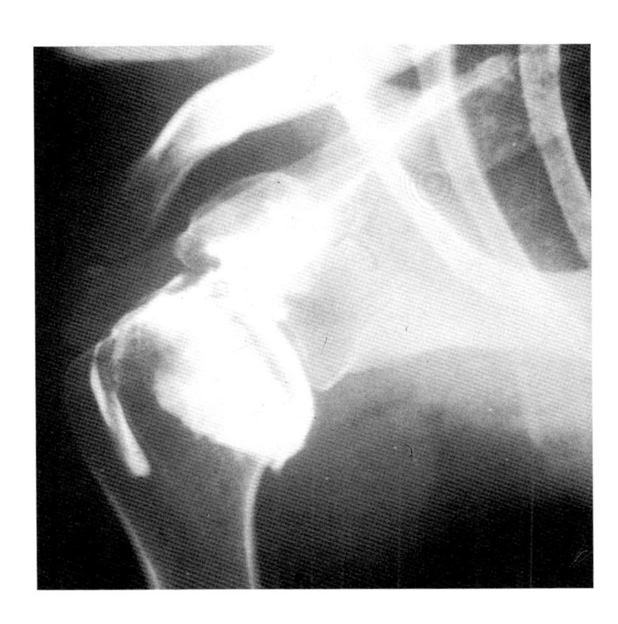

Abb. 3.11 Bei einer Frozen-Shoulder zeigt die ap-Aufnahme einen straffen Kapselapparat. In Außenrotation zeigt sich der nur gering dargestellte und manchmal gänzlich verstrichene inferiore Rezessus.

In Innenrotation füllen sich die Bursa subacromialis und die ebenfalls sehr straffe Sehnenscheide der langen Bizepssehne leicht. Sie kommt lateral und gering superior des Humeruskopfes zur Darstellung und kann leicht mit einer Rotatorenmanschettenruptur verwechselt werden.

FREIE GELENKKÖRPER

Gelegentlich kommen freie Gelenkkörper schon bei der Positivdarstellung der Arthrographie zutage. Besser lassen sie sich in der Regel mittels der Doppelkontrasttechnik darstellen. Sie können in jedem Gelenkkompartiment und sogar in der Sehnenscheide auftreten.

SYNOVITIS

Bei Vorliegen einer Entzündung der Gelenksynovia kommt es häufig zu einer unregelmäßigen Füllung im Bereich des gesamten Gelenkes mit blasenartigen Kontrastmittelaussparungen. Es finden sich Unregelmäßigkeiten an der Unterseite der Rotatorenmanschette im Sinne einer inkompletten oder gar einer vollständigen Ruptur.

THERAPEUTISCHE ARTHROGRAPHIE

Bei einer adhäsiven Capsulitis kann auch der Versuch zu einer therapeutischen Arthrographie unternommen werden [237]. Hierbei ist es das Ziel, die Beweglichkeit der Schulter zum einen durch eine Distensionsarthrographie sowie durch die gezielte Injektion eines Lokalanästhetikums – eventuell in Kombination mit Steroiden – und zum anderen durch die gezielte anschließende Mobilisation zu verbessern. Diese Technik hat sich in unserer Hand jedoch nicht als sehr wertvoll erwiesen.

4 Szintigraphie

EINLEITUNG

Nur in seltenen Fällen ist eine szintigraphische Untersuchung des Schultergürtels indiziert. Hierzu zählen solche Patienten, die völlig unspezifische Beschwerden haben, die weder anamnestisch noch bei der klinischen Untersuchung oder bei der bildgebenden Diagnostik zuzuordnen sind. So muß immer auch ein neoplastischer Prozeß mit in die differentialdiagnostischen Überlegungen einbezogen werden. Hier bietet sich als Screening-Verfahren eine Knochenszintigraphie an. Eine spezielle Indikation stellen AC-Arthrosen dar, welche z.B. gehäuft bei Gewichthebern vorkommen.

TECHNIK

In der Knochenszintigraphie haben sich ^{99m}Tc-Zinn-Phosphat-Komplexe bewährt (Phosphat, Diphosphonat). Die ^{99m}Tc-markierten Phosphate (-P-O-P-Bindung) und Phosphonate (-P-C-P-Bindung) sind Chelate, die sich an der Knochenoberfläche adsorbieren. Dieser Vorgang ist abhängig vom Ausmaß der regionalen Knochendurchblutung, von der Kapillar-Permeabilität, dem regionalen Kollagengehalt und der Größe der Knochenoberfläche. Ihre Vorteile sind eine schnelle non-Target (Blut, Weichteile)-Clearance, ein hoher Bildkontrast und die geringe Strahlenbelastung. Die Szintigraphiezeit ist ab zwei Stunden nach der Injektion möglich. Eine ätiologische Unterscheidung benigner gegenüber maligner Veränderungen ist anhand eines Knochenszintigramms nicht möglich. Die Knochenszintigraphie wird mit dem Scanner oder der Gammakamera durchgeführt. Ein positives Knochenszintigramm kann Ausdruck von vermehrter Knochenneubildung, verminderter Mineralisation, vergrößerter Knochenoberfläche, vergrößertem Ca-Pool oder akuten bzw. chronischen Weichteilveränderungen sein.

INDIKATIONEN UND PATHOLOGISCHE BEFUNDE

Wie bereits dargelegt, können auch neoplastische Veränderungen zu unspezifischen Schulterbeschwerden führen. Hier bietet die Knochenszintigraphie eine hervorragende

Screening-Methode. Häufiger sind sicherlich die degenerativen Veränderungen des AC-Gelenkes bei Gewichthebern, Bodybuildern, Powerliftern und anderen Überkopf-Sportlern (Abb. 4.1, 4.2). Nicht selten zeigen diese Patienten sowohl bei der klinischen Untersuchung als auch auf der ap-Röntgenaufnahme in Abduktion deutliche Hinweise auf eine AC-Gelenkaffektion. Bei einer deutlichen szintigraphischen Mehranreicherung in Projektion auf das AC-Gelenk ist durch eine Resektion des lateralen Klavikulaendes (Mumford-Operation) eine deutliche Besserung zu erwarten. Auch Patienten mit einer AC-Gelenksprengung Grad Tossy I oder II können hochgradige Veränderungen des AC-Gelenkes davontragen. Bei diesen Verletzungen kommt es häufig beim Unfall zu einer Mitverletzung des Discus interarticularis und in der Folge dann rasch zu degenerativen Prozessen in diesem Gelenk. Diese werden durch die noch teilweise artikulierenden Gelenkflächen und die daraus resultierenden Inkongruenzen weiter gefördert.
In seltenen Fällen kann bei symptomatischen persistierenden Akromionapophysen (Os acromiale) mit Hilfe der Szintigraphie ein weiterer objektiver bildgebender Parameter bei der Entscheidung zur weiteren Therapie herangezogen werden. Gleiches gilt für entzündliche (Abb. 4.3) oder degenerative Prozesse (Abb. 4.4) im Bereich des Schultergürtels.

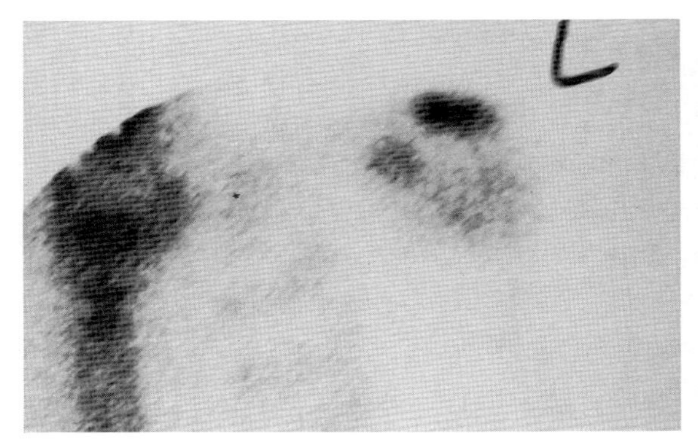

Abb. 4.1 Deutliche Mehranreicherung im szintigraphischen Befund bei einer sportindizierten Arthrose im AC-Gelenk eines Bodybuilders.

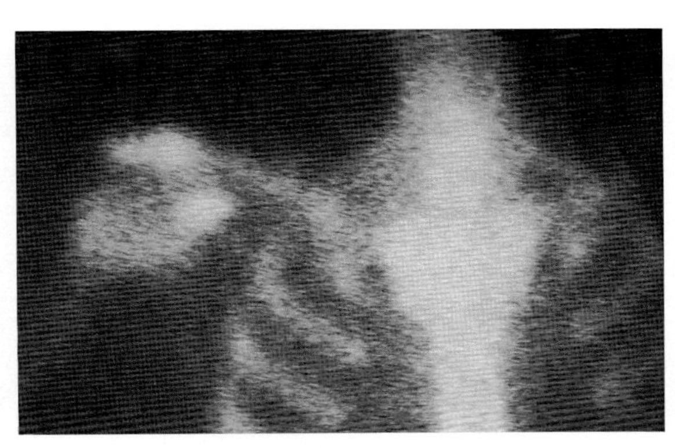

Abb. 4.2 Deutliche Mehranreicherung im szintigraphischen Befund bei einer altersbedingten Arthrose im AC-Gelenk.

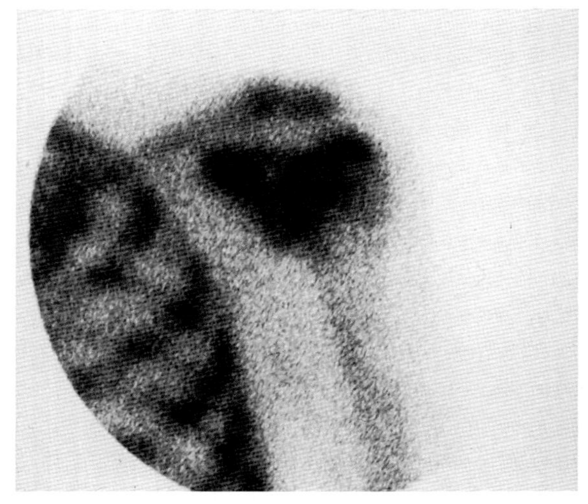

Abb. 4.3 Massive Mehranreicherung bei einer bakteriellen Infektion des Schultergelenkes.

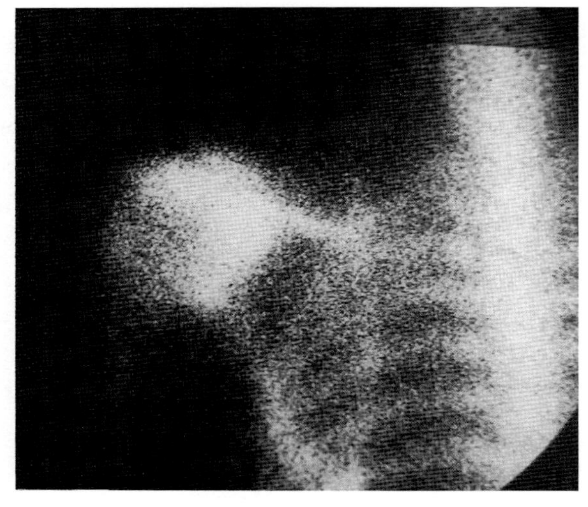

Abb. 4.4 Szintigraphische Mehranreicherung des glenohumeralen Gelenkes bei starker Omarthrose.

5
Computertomographie

EINLEITUNG

Aufgrund physikalischer Gesetze endet die Aussagefähigkeit der Sonographie an der Grenzfläche zum Knochen. Strukturen, die hinter einem Knochen liegen, oder der Knochen selbst sind somit nicht beurteilbar. Anders ist dies bei der Computertomographie: Die röntgenographischen Schnittbilder ergeben nahezu ein anatomisches Bild der knöchernen Strukturen in der dargestellten Ebene. Das Schultergelenk kann von kranial nach kaudal mit einer Schichtdicke von etwa 4 mm geschichtet werden. Geht es um die Darstellung von Schäden im knöchernen Bereich des Gelenkes, genügt ein Nativ-CT. Bei dem klinischen Verdacht auf rezidivierende Luxationen des Schultergelenkes kann eine Doppelkontrast-Computertomographie indiziert sein [48, 188, 189, 199, 200]. Mit dieser Kontrastmitteltechnik können Ursachen für die vorliegende Instabilität im knöchernen, kapsulären und knorpeligen Bereich nachgewiesen werden.

TECHNIK

Wie bei der konventionellen Schulterarthrographie erfolgt unter sterilen Bedingungen und unter Durchleuchtungskontrolle die Kontrastmittelauffüllung des Gelenkes. Es ist sinnvoll, dem Kontrastmittel Adrenalin (0,3 ml Adrenalin auf 1 ml Kontrastmittel) beizumischen, um die rasche Resorption zu verhindern. Je nach Instabilitätsrichtung erfolgt die Punktion von der entgegengesetzten Seite, um Artefakte durch austretende Luft und/oder Kontrastmittel zu vermeiden. Die Punktionstechnik ist bereits im Kapitel Arthrographie beschrieben worden. Nach sorgfältiger Desinfektion und Stichkanaldesinfektion (ohne bereits Lokalanästhetikum in den Gelenkspalt zu applizieren) erfolgt die Punktion von ventral oder dorsal in der Art, daß die Spitze der Punktionsnadel in das „obere Gelenkdreieck" zwischen Humeruskopf und Fossa glenoidalis zu liegen kommt. Bei der dorsalen Punktion muß der Patient in Schräglage auf der kontralateralen Schulter gelagert werden. Zur Entspannung des Gelenkes wird unter Innenrotation des Handgelenkes das Anhängen eines Gewichtes (1 kg) an die betroffene Hand empfohlen. Nach Punktion des Gelenkes unter Durchleuchtungskontrolle werden 1 ml Kontrastmittel und anschließend 20 ml Raumluft über einen Bakterienfilter injiziert. Nach Einbringen des Kontrast-

mittels wird die Schulter sorgfältig durchbewegt, um eine gleichmäßige Verteilung des Kontrastmittels zu erreichen.
Anschließend erfolgt die computertomographische Untersuchung in gleicher Weise wie bei einem Nativ-CT. Der Patient befindet sich in Rückenlage mit 15° bis 20° Innenrotation der Oberarme. Nach Durchführung des Topogramms werden vom AC-Gelenk bis zum inferioren Rezessus Tomogramme mit einer Schichtdicke von 4 mm angefertigt. Die Beurteilung erfolgt sowohl im Weichteil- als auch im Knochenfenster.

INDIKATIONEN ZUM NATIV- UND ARTHRO-CT

PROXIMALE HUMERUSFRAKTUREN

Bei proximalen Humerusfrakturen lassen sich mit dem CT sehr gut die einzelnen Fragmente darstellen. Sowohl die Anzahl als auch die Lage der Knochenfragmente zueinander und ihre Position zur Fossa glenoidalis sind zu eruieren (Abb. 5.1). Dies kann zusätzliche Hinweise für die weitere Therapie, den Verlauf und die Prognose ergeben.

FRAKTUREN DER GELENKPFANNE

Auch hier zeigt sich das Computertomogramm der konventionellen Röntgentechnik überlegen. Neben der Anzahl der Fragmente kann besonders die Frage nach dem intraartikulären Verlauf der Frakturlinie geklärt werden (Abb. 5.2). Diese Informationen dienen ebenfalls mit als Entscheidungskriterium für die weitere Therapie, den Verlauf und die Prognose der Verletzung. Bei der Beurteilung von Frakturen sowie der Dislokation von Frakturfragmenten ist der Vergleich mit der nicht traumatisierten Gegenseite immer hilfreich, um eine sichere Beurteilung zu gewährleisten. Des weiteren können posttraumatische Veränderungen dargestellt werden (Abb. 5.3).

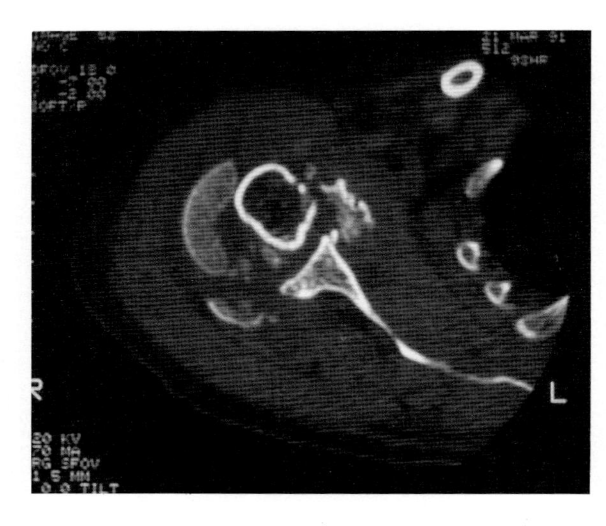

Abb. 5.1 Proximale Humerus 4-Stück-Fraktur.

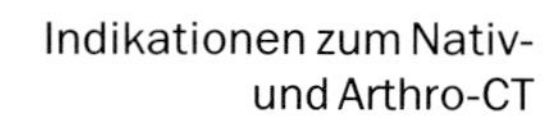

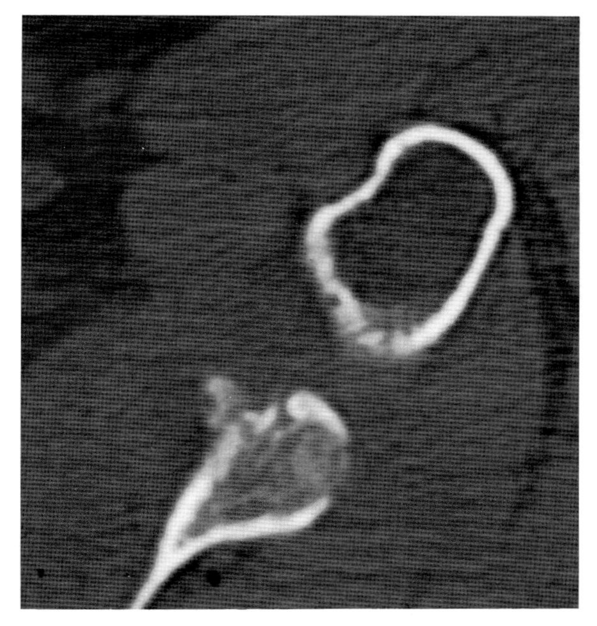

Abb. 5.2 Fraktur der glenoidalen Gelenkfläche im ventralen Drittel.

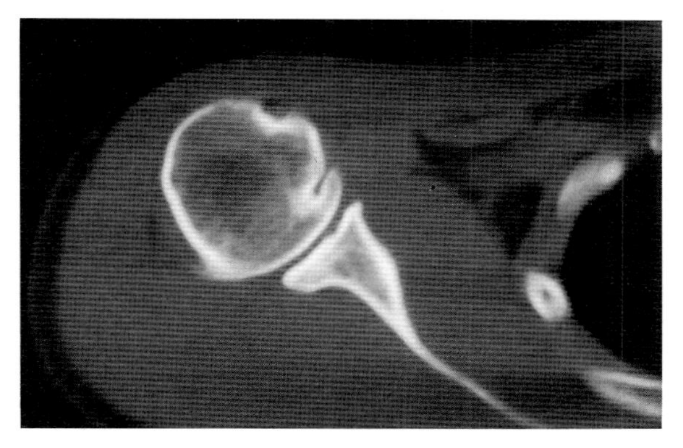

Abb. 5.3 Massive sekundäre glenohumerale Arthrose nach Humeruskopffraktur.

LUXATIONEN, INSTABILITÄTEN

Aufgrund der relativen Unsicherheit der Diagnostik im nativen Röntgenbild untersuchten verschiedene Gruppen die Wertigkeit der Arthrotomographie und der Computertomographie zur Darstellung der Hill-Sachs-Läsion [37, 44, 48, 49, 121, 134, 230].
Durch die CT-Untersuchung ist es möglich, auch kleinere Hill-Sachs-Läsionen zu erfassen. Veränderungen im knorpeligen Humeruskopfbereich lassen sich durch die Röntgenaufnahme nicht aufdecken. Demgegenüber zeigt das CT auch kleinere Defekte deutlich an. Weiterhin kann beim Vorliegen einer Hill-Sachs-Läsion das Ausmaß der Impressionsfraktur in drei Ebenen präoperativ bestimmt und eine entsprechende Operationsplanung durchgeführt werden (Abb. 5.4, 5.5). Mit Hilfe von neuen Bildverarbeitungsverfahren ist sogar die dreidimensionale Darstellung der Hill-Sachs-Läsion möglich (Abb. 5.6). Auch Bankart-Läsionen und Kapselverkalkungen lassen sich eindeutiger als auf einer konventionellen Röntgenaufnahme erfassen (Abb. 5.7). Hierbei ist es jedoch wichtig, daß beide Schultern in der gleichen Stellung dargestellt werden. Nur so ist ein Vergleich der traumatisierten mit der nicht traumatisierten Schulter gut möglich.
Aufgrund der aufwendigen, kostenintensiven und teilweise invasiven Methodik haben sich diese Verfahren jedoch im klinischen Alltag nicht durchsetzen können. Hier scheinen mit Hilfe der nicht-invasiven und nicht strahlenbelastenden Sonographie neue Möglichkeiten der Hill-Sachs-Diagnostik möglich [97].
Veränderungen im Bereich des anterioren Kapsel-Band-Apparates, wie z.B. eine anteriore Tasche bei Vorliegen einer rezidivierenden Luxation oder Instabilität, lassen sich in Kombination mit Kontrastmittel durch eine Kontrastmittel-Computertomographie (Arthro-CT) aufdecken [221]. Die wichtige Frage nach einer eventuell vorliegenden Labrumpathologie kann nur anhand des Arthro-CT beantwortet werden (Abb. 5.8). Glenoidale Bankart-Läsionen lassen sich ebenso auf diese Art darstellen wie subperiostale Kapselablösungen im Bereich des anterioren Glenoids. Des weiteren kann die Relation der Gelenkpartner zueinander bestimmt werden (Abb. 5.9).

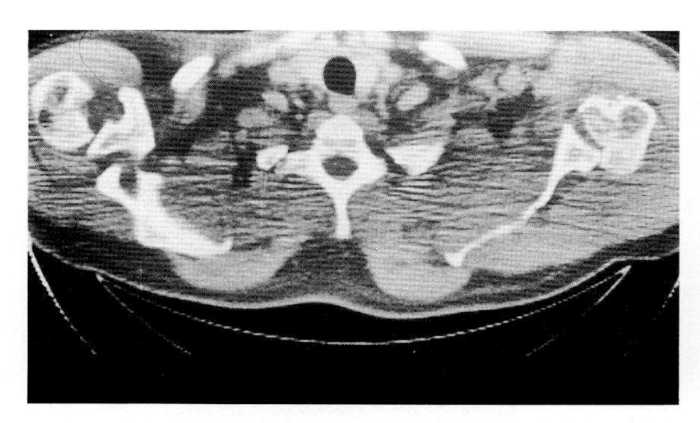

Abb. 5.4 Hill-Sachs-Impressionsfraktur im posterolateralen Anteil des Humeruskopfes.

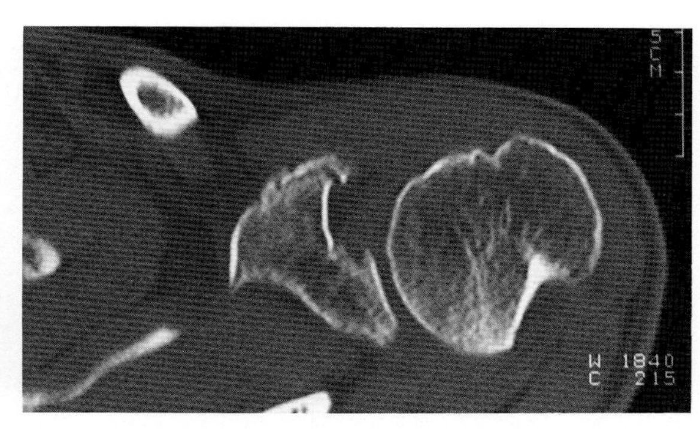

Abb. 5.5 Bilaterale reverse Hill-Sachs-Läsion nach bilateraler posteriorer Schulterluxation.

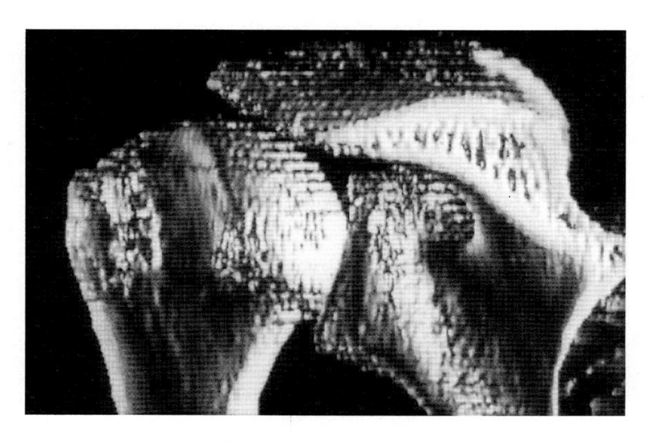

Abb. 5.6 Dreidimensionale Darstellung einer Hill-Sachs-Läsion im rekonstruierten CT-Bild.

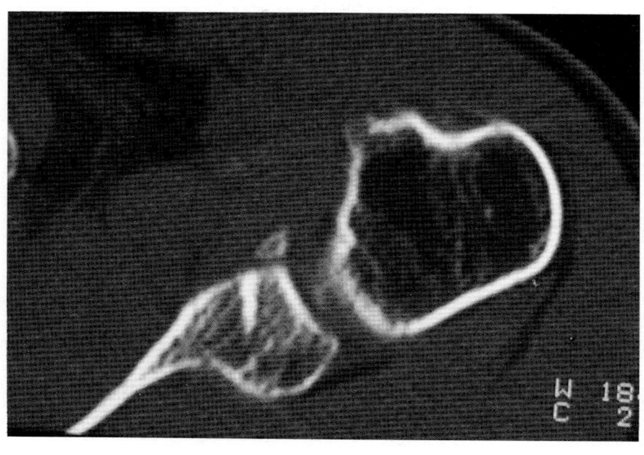

Abb. 5.7 Knöcherne Bankart-Läsionen im anteroinferioren Glenoidanteil nach anteriorer Schulterluxation.

Zudem wird in der Literatur auch die Möglichkeit angegeben, prädisponierende Faktoren für eine Instabilität aufzudecken. Hierzu zählen z.B.:

1. Der transversale Glenohumeralindex (TGHI):

Er errechnet sich aus dem Verhältnis des maximalen Pfannendurchmessers zum maximalen Kopfdurchmesser. Dieser Index gilt als ein Maß für die Stabilität des Gelenkes [210].

2. Der Pfannenöffnungswinkel:

Er dient zur Beurteilung des Ausmaßes der pathomechanisch bedeutsamen Pfannendysplasie. Diese soll ebenfalls ein prädisponierender Faktor für eine vermehrte Luxationsneigung sein. Hiermit ist die pathologische Abflachung der Pfanne gemeint, wobei zwischen dem knöchernen und knorpeligen Pfannenöffnungswinkel zu differenzieren ist [198].

3. Der Pfannenneigungswinkel:

Es werden ein Schulterblatt-Pfannenwinkel (Neigung der Pfanne zum Schulterblatt) und ein horizontaler Pfannenneigungswinkel (Neigung der Pfanne in der Horizontalebene

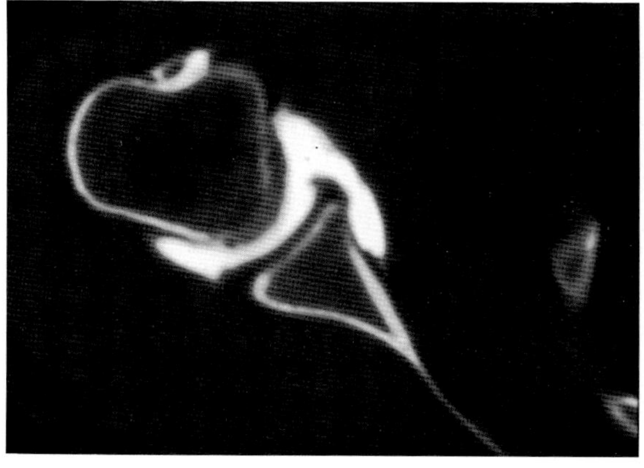
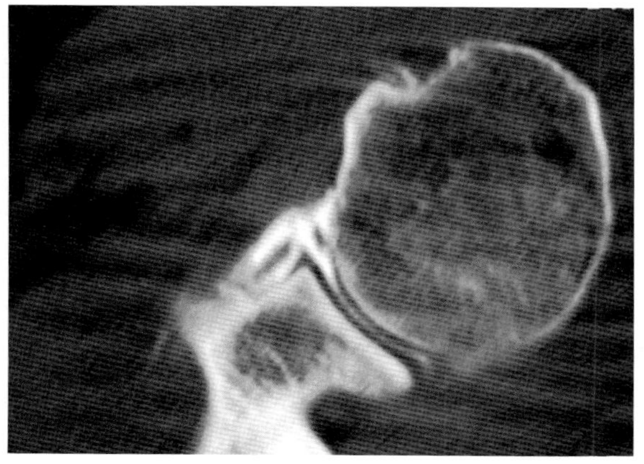

Abb. 5.8 Kontrastmittel-CT mit normalem Labrum glenoidale (links) und mit Bankart-Läsion (rechts). Im unteren Bild erkennt man den Kontrastmitteleintritt zwischen Labrum glenoidale und knöchernem Anteil der Fossa glenoidalis.

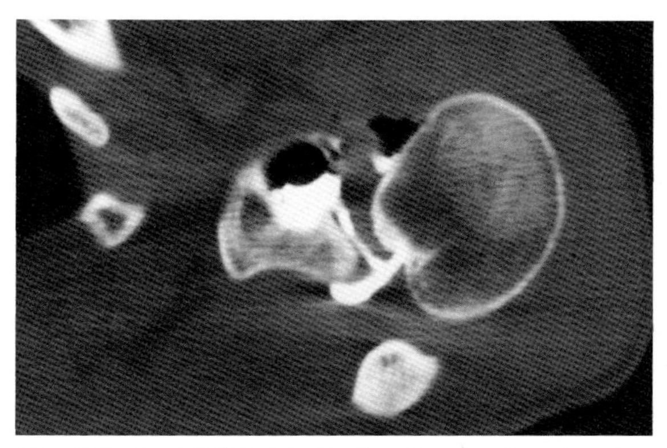
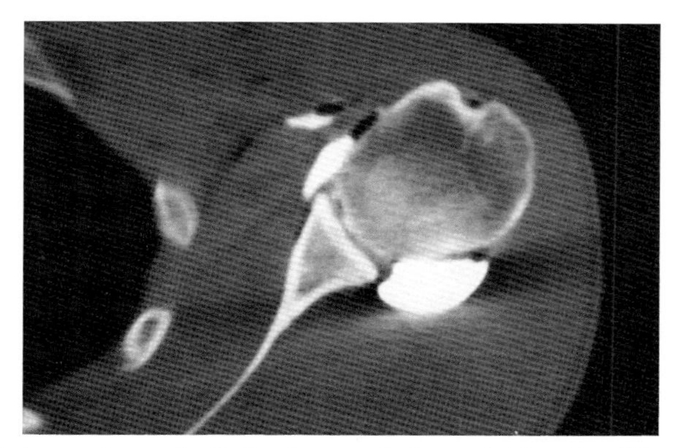

Abb. 5.9 Im CT läßt sich die Relation der Gelenkpartner dokumentieren. Im Falle einer posterioren Subluxation läßt sich deutlich die dorsale Translation des Humeruskopfes erkennen (links). Rechts die regelrechte Stellung der Gelenkpartner.

des Körpers) unterschieden. Die Retroversion ist eine Rückwärtsneigung, die Anteversion eine Vorwärtsneigung der Pfanne.

4. Die Humeruskopftorsion:

Dies ist der Winkel, der sich aus der Überlagerung von Kopf-Hals-Achse und Epikondylenachse ergibt. Normalerweise ist der Kopf nach hinten gerichtet. Er weist somit eine physiologische Retrotorsion auf. Eine verminderte Retrotorsion wird bei rezidivierenden Schulterluxationen beobachtet.

5. Der Pektoralis-Pfannenwinkel:

Als ein weiterer Prädispositionsfaktor für eine Schultergelenkinstabilität wird der Pektoralis-Pfannenwinkel angegeben. Dieser Winkel ergibt sich aus der Zugrichtung des M. pectoralis und der Pfannenneigung [198, 201].

ROTATORENMANSCHETTENPATHOLOGIE

Nur wenige Autoren empfehlen die Computertomographie nativ oder in Kombination mit einer Kontrastmitteldarstellung bei degenerativen Veränderungen des subakromialen Raumes [8, 52, 53, 78, 79]. Als Indikationen werden die Tendinitis calcarea, Rotatorenmanschettenrupturen sowie Muskelatrophien genannt. Durch das hohe Dichteauflösungsvermögen der Computertomographie ist die Darstellung von Kalkherden und die topographische Zuordnung zu den Sehnenverläufen möglich. Hier wird besonders die Möglichkeit zur Differentialdiagnose zwischen degenerativen und reaktiven Verkalkungen mit Formations- und Resorptionsphasen unterstrichen. Weiterhin gelingt die Bestimmung der Größe, der Lokalisation und Dichte sowie die Schärfe der Abgrenzung des Herdes [52]. Diese für die lokale Infiltrationstherapie (Needling) wichtigen Informationen können zweifelsohne besser aus der CT-Abbildung als aus dem Überlagerungsbild im Nativ-Röntgen oder der sonographischen Diagnostik abgeleitet werden. Man muß jedoch darauf hinweisen, daß sowohl im Nativ-Röntgen durch unterschiedliche Rotationsstellungen als auch in den meisten Fällen im Sonogramm die Lokalisation des Kalkherdes dokumentierbar ist.

Auch die Ergußdiagnostik ist mit Hilfe der Computertomographie prinzipiell möglich [51]. Eventuell vorliegende immobilisationsbedingte Muskelatrophien der Rotatorenmanschette oder des M. deltoideus bestehen definitionsgemäß erst bei einer Ausdünnung von über 50% der erwarteten Dicke [8].

Zur Diagnostik von Rotatorenmanschettenläsionen ist auch im Computertomogramm die Kontrastmittelinjektion unverzichtbar. DIHLMANN et al. [52] beschreiben Diskontinuität und Asymmetrie sowie Triangel- und Zügelbildung als Zeichen schwerer Schädigung der Rotatorenmanschette. Die genaue pathogenetische Einordnung wird vom Nachweis einer Supraspinatusatrophie abhängig gemacht. Zur Treffsicherheit des Arthro-CT bei Rotatorenmanschettenrupturen liegen nur wenige Studien vor. BELTRAN et al. [8] konnten elf von elf Rupturen präoperativ nachweisen. CALLAGHAN et al. [21] geben ebenfalls bei einer geringen Fallzahl eine Sensitivität von 50%, eine Spezifität von 100% und eine Treffsicherheit von 96,9% an. HANNESSCHLÄGER et al. [78] geben bei elf Patienten eine Sensitivität von 92% an.

Trotz der hier dargestellten Möglichkeiten erscheint uns diese Methode in der Routinediagnostik wenig hilfreich bei der Frage nach einer Rotatorenmanschettenpathologie zu sein. Zwar beweist ein Kontrastmittelübertritt in die Bursa subacromialis das Vorliegen einer Rotatorenmanschettenruptur, ebenso kann bereits präoperativ eine Aussage zum Ausmaß der Rotatorenmanschettenruptur gemacht werden [119, 239], als Routinemethoden für diese Diagnostik sind jedoch sicherlich andere, weniger aufwendige Untersuchungsmethoden als gleichwertig anzusehen.

6 Kernspintomographie

EINLEITUNG

Als nicht-invasives bildgebendes Verfahren hat sich die Kernspintomographie in verschiedenen Bereichen des Haltungs- und Bewegungsapparates als diagnostisches Hilfsmittel erwiesen. Dieses Verfahren hat innerhalb der letzten zwölf Jahre eine erstaunliche Entwicklung durchgemacht. Das weltweit erste Bild einer menschlichen pathologischen Hirnstruktur läßt gerade eine Signalinhomogenität zwischen Tumor und gesundem Hirngewebe erkennen. Aber schon der Schädelumfang ist auf diesem Bild kaum mehr auszumachen. Im Vergleich hierzu zeigt die T2-gewichtete Darstellung nach heutigem Standard neben der scharfen Abgrenzung des Tumors auch das begleitende Ödem, aber ebenso die übrigen Hirnstrukturen wie weiße und graue Hirnsubstanz, Kerngebiete, Gefäße sowie eine exakte topometrische Lage der Strukturen.
Vergleichbare Entwicklungen haben sich auch für Strukturen des Bewegungsapparates ergeben. Dies gilt vor allem für die Wirbelsäule [214], das Kniegelenk [102, 115, 135, 196, 197], das Handgelenk und das Sprunggelenk [9].
Neuere Entwicklungen auf dem Gebiet der Kernspintomographie (KST) erlauben auch zunehmend den Einsatz im Bereich des Schultergelenkes. Hier sind die freie Wahl des Gesichtfeldes, auch weit vom Isocenter des Magneten entfernt, und der Einsatz von Oberflächenspulen, die eine höhere Auflösung in einem kleineren Gesichtsfeld erlauben, zu nennen. Ein besonderer Vorteil der KST liegt in der freien Wahl der Schichtebenen [55, 93, 94].
Wir haben die Kernspintomographie bei einer Vielzahl unterschiedlicher Diagnosen im Bereich des Schultergelenkes eingesetzt und wollen im folgenden über unsere Erfahrungen berichten.

PHYSIKALISCHE GRUNDLAGEN

Bei konventionellen Röntgenverfahren einschließlich CT ist die Helligkeit eines Bildpunktes und damit der Bildkontrast einzig von der Elektronendichte abhängig. In der KST ist eine Vielfalt von Gewebsparametern für den Bildkontrast verantwortlich.

Gewebskontrast: *Röntgen/Computertomographie*	*Kernspintomographie*
Elektronendichte	Protonendichte
	T1-Relaxation
	T2-Relaxation
	Chemical Shift
	Flußphänomene
	Ferromagnetische Phänomene
Kontrastmittel	Kontrastmittel

ENTSTEHUNG DES KERNSPINRESONANZSIGNALS

Jeder Kern mit einer ungeraden Massenzahl wie Fluor 13, C 13, Phosphor 31 und insbesondere H 1 (= Proton) hat einen Drehimpuls. Wir betrachten ihn als eine Masse mit einer elektrischen Ladung, die sich dreht. Infolgedessen erzeugt der sich drehende Atomkern ein Magnetfeld, das eine Größe und eine Richtung besitzt und somit als Vektor aufgefaßt werden kann. Dieser durch den Spin eines Kerns erzeugte Magnetfeldvektor zeigt eine weitere Bewegung, die sich am einfachsten am Modell eines Kinderkreisels erklären läßt. Der Kreisel dreht sich nicht nur um sich selbst, sondern führt gleichzeitig eine Bewegung um die Schwerkraftlinie der Erde durch. Die Drehung um die Schwerkraftlinie der Erde nennt man Präzession. So wird auch die Drehung (Oszillation, Pendelbewegung) des Magnetvektors als Präzessionsbewegung beschrieben (Abb. 6.1). Die Frequenz dieser Präzessionsbewegung ist direkt abhängig von dem magnetischen Feld, in dem sich der Kern befindet, d.h. je größer das Feld, um so höher ist die Präzessionsfrequenz. Zudem ist sie abhängig von den physikalischen Eigenschaften des Kerns (magnetische und mechanische Eigenschaften). Es besteht eine einfache Beziehung: Die Präzessionsgeschwindigkeit (Omega) ist gleich der Größe des magnetischen Feldes (B0) multipliziert mit der gyromagnetischen Konstanten des Kerns.
In einem relativ schwachen Magnetfeld, wie es auf der Erde vorherrscht, sind die Magnetvektoren zufällig ausgerichtet, so daß die Summe der Vektoren gleich Null ist. Dies bedeutet, daß wir keinen meßbaren Summenvektor haben. Wenn die Kerne einem stärkeren Magnetfeld unterworfen werden, haben sie die Tendenz, sich entsprechend den Magnetfeldlinien parallel und antiparallel auszurichten. Hierbei hat die parallele Ausrichtung eine gewisse Bevorzugung. In Zahlen bedeutet dies, daß sich von 200 Millionen 99.999.999 in antiparalleler und 100.000.001 in paralleler Ausrichtung befinden (Abb. 6.2). Nur aus dieser geringen Differenz ergibt sich das für uns so wichtige Kernspinresonanzsignal.
Für Protonen in einem Feld von einem Tesla (10.000 Gauß = 10.000fache Stärke des Erdmagnetfeldes) beträgt die Präzessionsfrequenz, auch Lamorfrequenz genannt, 42 MHz und liegt damit im UKW-Bereich für Radioempfänger.
Mit einem einfachen Radiosender können die in diesem Feld befindlichen Kerne durch Aussendung eines Impulses von 42 MHz angeregt werden. Durch diese Energieaufnahme werden die Kerne aus ihrer Zwangsrichtung (B0-Feld = Z-Richtung) in Richtung auf die xy-Ebene abgelenkt (Abb. 6.3). Nach Abschalten des Senders werden die Kerne wieder in die ursprüngliche Richtung zurückkehren und hierbei die aufgenommene Energie in Form einer elektromagnetischen Welle von 42 MHz wieder abgeben. Diese elektromagnetische Welle wird von einer Radioantenne empfangen (Abb. 6.4). Das emp-

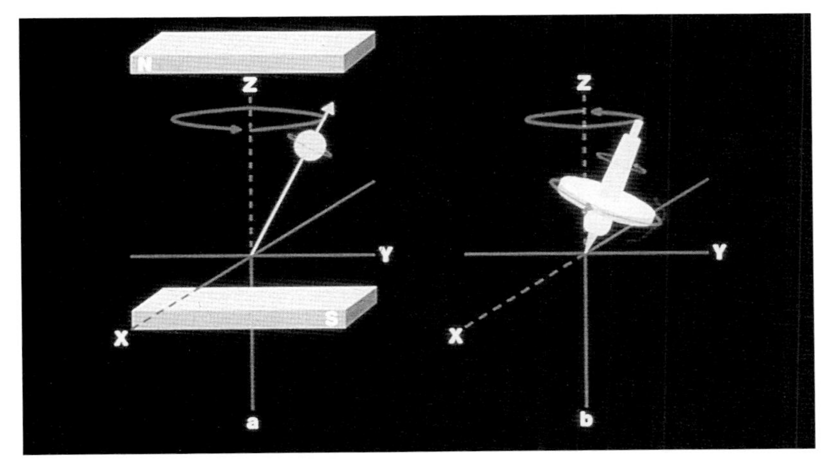

Abb. 6.1 Jeder Kreisel dreht sich nicht nur um sich selbst (Spin), sondern auch um die Schwerkraftlinie der Erde (Präzession entlang der Z-Achse). Links die Bewegung des Magnetvektors im Magnetfeld. Rechts das entsprechende Kreiselmodell.

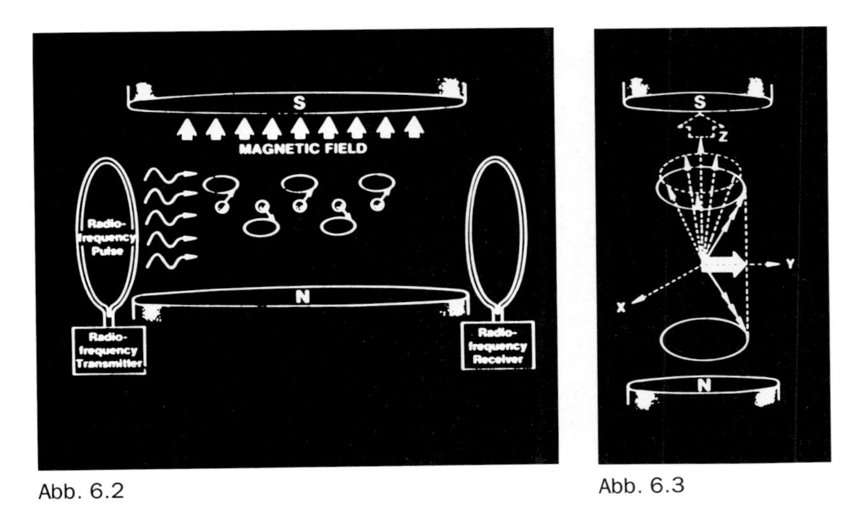

Abb. 6.2

Abb. 6.3

Abb. 6.2 Aufbau des kernspintomographischen Experiments. Die Kerne befinden sich in einem Magnetfeld und sind entsprechend der Feldrichtung parallel und antiparallel ausgerichtet. Orthogonal zum Feld wird ein Hochfrequenzpuls eingestrahlt, der die Magnetvektoren aus der Feldrichtung ablenkt. In der Relaxationsphase geben die Kerne das Resonanzsignal ab, welches von einer Hochfrequenzantenne empfangen wird.

Abb. 6.3 Vektordarstellung des kernspintomographischen Experiments aus Abb. 6.2.

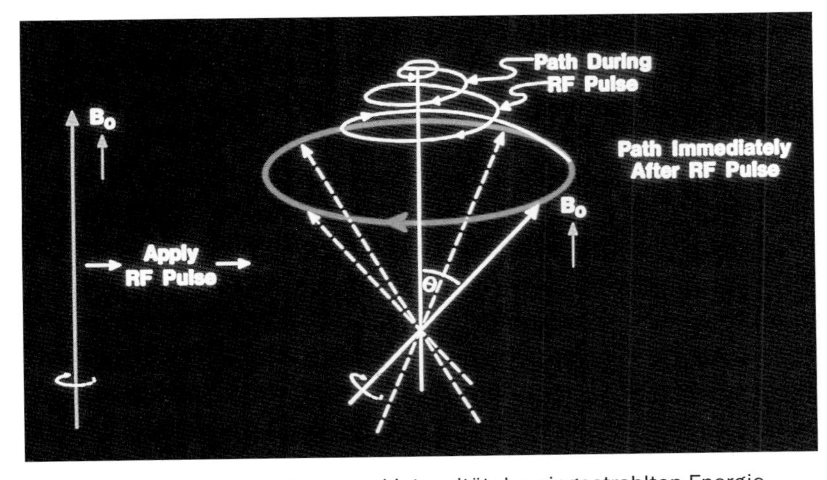

Abb. 6.4 Ablenkung der Vektorachsen entsprechend der Zeitdauer und Intensität der eingestrahlten Energie.

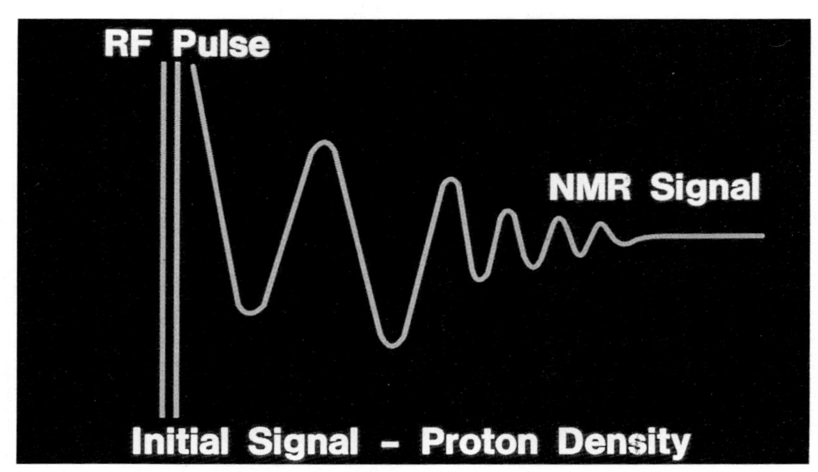

Abb. 6.5 Das empfangene Resonanzsignal in Form einer gedämpften Schwingung.

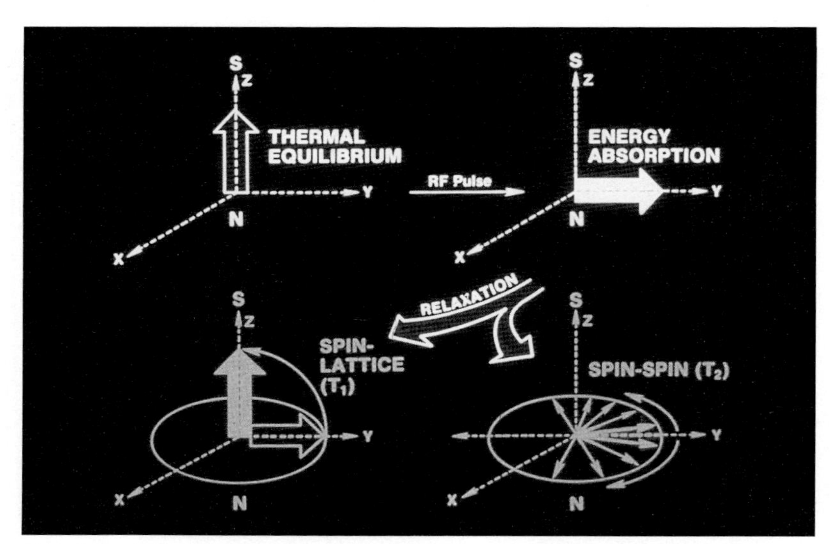

Abb. 6.6 Schematische Darstellung des T1- und T2-Relaxationsverhaltens.

fangene Signal hat die Form einer gedämpften Schwingung (Abb. 6.5). Die Anfangsamplitude der Schwingung ist proportional der angeregten Kerne und somit der Protonendichte. Die Dämpfung beruht auf zwei physikalischen Phänomenen. Die Wiederausrichtung der Kerne in Z-Richtung und somit die Energieabgabe geschieht mit einer gewissen Latenz. Dieser Zeitfaktor hängt von der Umgebung der Kerns ab. Dieser Zeitfaktor wird T1-Relaxationszeit genannt oder auch Spin-Gitter-Relaxationszeit. Befinden sich die Kerne in einem festen Kristallgitter wie z.B. der Knochenkortikalis, dann ist der Zeitfaktor, in der die aufgenommene Energie abgegeben wird, enorm groß. Diese Zeitspanne ist so lang, daß sie mit üblichen Verfahren nicht gemessen werden kann. Befinden sie sich hingegen in einer Umgebung, die ihnen eine große Eigenbeweglichkeit erlaubt, oder befinden sie sich in einer Umgebung mit Molekülen großer Eigenbewegung, so erfolgt die Energieabgabe schneller. Dies ist z.B. im Fettgewebe der Fall. Das Fettgewebe hat somit eine kurze T1-Relaxationszeit.

Eine weitere Ursache für eine Signaldämpfung liegt in der Interaktion der „kleinen Stabmagnete“ untereinander. Die in der xy-Ebene rotierenden Kerne werden zunächst die gleiche Frequenz und somit phasengleiche Schwingung besitzen. Durch ihre gegenseitige Feldbeeinflussung werden sich einige Protonen beschleunigen, andere hingegen verlangsamen. Hierdurch gerät das Schwingungsverhalten außer Phase (Abb. 6.6). Diesen Signalverlust nennt man T2-Relaxation oder Spin-Spin-Relaxation, da er durch

Beeinflussung der Kerne untereinander verursacht wird. Damit vermindert sich das an der Antenne empfangene Signal.

LOKALISATION DES SIGNALS

Um ein kernspintomographisches Ereignis zu lokalisieren, wird wiederum die Abhängigkeit der Resonanzfrequenz vom anliegenden Magnetfeld genutzt (Abb. 6.7). In einem homogenen Feld sind Resonanzfrequenz und Phasenlage aller angeregten Protonen gleich. Durch Abschwächung des Magnetfeldes an einem Ende entsteht eine Magnetfelddifferenz (Gradient). Im Bereich der geringeren Magnetfeldstärke herrscht eine andere Resonanzbedingung mit geringerer Frequenz. Hierdurch kann bei definierter Magnetfeldänderung aus dem daraus resultierenden Frequenzspektrum die Lokalisation des Ereignisses in einer Achse vollzogen werden. Mit Hilfe der Fourier-Transformation können die einzelnen Frequenzen mit ihrer zugehörigen Amplitude ermittelt werden (Abb. 6.8). Ähnlich wird für die anderen Raumachsen verfahren. Da diese Technik sehr zeitaufwendig ist, wird heute zur Lokalisation die Phasenlage der Signale gleichzeitig neben der Frequenzlage benutzt.
Mit dieser Technik gelingt es, Volumina voneinander abzugrenzen, die weniger als 1 mm Kantenlänge haben.

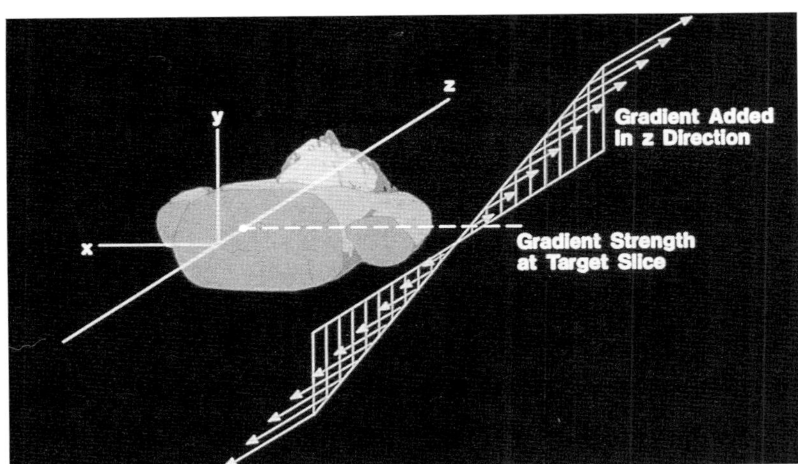

Abb. 6.7 Schichtenlokalisation in Z-Richtung durch Magnetfeldänderung.

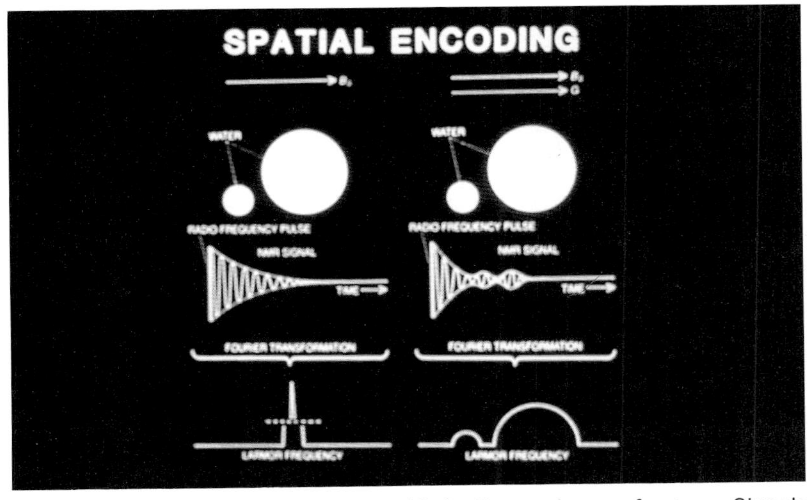

Abb. 6.8 Kodierung der Raumposition über einen Feldgradienten (oben) und Dekodierung des empfangenen Signals durch Fourier-Transformation in Frequenz und Amplitude (unten).

ERZEUGUNG EINES BILDES MIT PROTONENDICHTE-KONTRAST

Wie schon beschrieben, ist die Anfangsamplitude des empfangenen Signals nach Anregung der Protonen gleich der Protonendichte. Man braucht zur Darstellung eines Objektes entsprechend der gewünschten Matrix oder der Anzahl der Bildpunkte eine Vielzahl von Anregungen. Wenn der folgende Anregungspuls erfolgt, bevor alle Protonen wieder in der Z-Richtung relaxiert sind, wird ein Resonanzsignal resultieren, das kleiner ist als das vorangehende. Erst mit Verlängerung der Wiederholungszeit (TR = Time of Repetition) bis zu einem Wert, der die Relaxation aller Protonen erlaubt, wird das resultierende Resonanzsignal die gleiche Amplitude haben wie die vorausgehenden. Nur unter diesen Bedingungen entspricht die Signalintensität meines Bildpunktes der Protonendichte. Die Standardpulsfolge, mit der diese Bedingungen erfüllt werden, ist die „Partial Saturation Recovery"-Pulsfolge. Bei dieser wird nach einem 90°-Puls sofort das Signal ausgelesen, wobei die Pulsabstände mindestens drei T1-Zeiten des entsprechenden Gewebes haben sollten.

ERZEUGUNG EINES T1-GEWICHTETEN BILDES

Mit der Partial-Saturation-Pulsfolge lassen sich auch T1-gewichtete Bilder erzeugen. In diesem Fall sinkt die Wiederholzeit unter die oben angegebene Zeit für Protonendichtebilder (3 x T1). Da in einem biologischen Material Gewebe mit unterschiedlichen T1-Relaxationszeiten vorliegen, wird nach der vorgegebenen TR-Zeit das anschließende Resonanzsignal aus Geweben, die schon vollständig relaxiert sind, hoch sein. Gewebe, die noch nicht voll relaxiert sind, werden entsprechend ihrem Relaxationsgrad ein geringeres Resonanzsignal erzeugen. Das so erstellte Bild zeigt einen Bildkontrast, der von der Protonendichte der einzelnen Gewebe und ihrer T1-Relaxation abhängig ist. Wird der Relaxationsweg durch einen 180°-Anregungsimpuls verlängert, so werden die T1-Kontraste größer. Da nur das Resonanzsignal in Projektion auf die xy-Ebene ausgelesen wird, ist ein weiterer 90°-Puls nötig, wobei die Zeit zwischen 180° und 90° (TI = Time of Inversion) bestimmend für den T1-Kontrast ist. Diese Pulsfolge wird Inversion-Recovery-Pulssequenz genannt. Hierdurch gelingt es zudem, scharf zwischen Fett und anderem Gewebe zu diskriminieren. Die T1-Zeit wird dabei so gewählt, daß der 90°-Puls erfolgt, wenn der Magnetisierungsvektor aus den Protonen des Fettgewebes gerade die xy-Ebene passiert. Der 90°-Puls wird diesen Magnetvektor somit in die Z-Richtung umklappen und das Resonanzsignal auf Null reduzieren. Alle anderen Protonen (Gewebe) haben eine von Fettgewebe differente Relaxationszeit und werden wiederum entsprechend ihres Relaxationsgrades zum Resonanzsignal beitragen. Diese besondere Pulsfolge wird STIR (Short Time Inversion Recovery) genannt.

ERZEUGUNG EINES T2-GEWICHTETEN BILDES

Im T2-gewichteten Bild wird der Gewebskontrast durch die Dephasierungsgeschwindigkeit der Protonen der unterschiedlichen Gewebe erzeugt. Um diese Dephasierungsgeschwindigkeit zu messen, wird das Gewebe zunächst mit einem 90°-Puls angeregt und in die xy-Ebene ausgelenkt. Die anschließende Dephasierung erfolgt sehr rasch im Millisekundenbereich. Mit den heutigen Möglichkeiten wäre so der Dephasierungsgrad nicht zu erfassen. Durch einen weiteren 180°-Puls nach einer Zeit 1/2 TE (TE = Time of Echo) gelingt es, eine Rephasierung herbeizuführen. Ist die TE-Zeit kurz, wird der größte Teil der Protonen bei der Rephasierung erfaßt. Verlängert man die TE-Zeit, wird nur der Teil erfaßt, der einem länger währenden Dephasierungsprozeß entsprechend der Spin-Spin-Relaxation unterliegt. Dieses ist ein stochastischer Prozeß. Das Verfahren wird Spin-Echo-Pulssequenz genannt. Wichtig ist hierbei, daß zur Erzeugung eines T2-gewichteten Bildes neben einer langen Echo-Zeit (TE-Zeit) auch eine lange Wiederholzeit (TR-Zeit) gewählt wird. Bei kürzeren TR-Zeiten würde die T1-Relaxation, die parallel zur Dephasierung abläuft, den Bildinhalt beeinflussen. Im Umkehrschluß kann mit dieser Pulsfolge bei einer kurzen Echozeit und einer kurzen Wiederholzeit auch ein T1-gewichtetes Bild erstellt werden.

HÄUFIG VERWENDETE SONDERPULSFOLGEN

Frühzeitig schon wurden in einzelnen Kernspininstituten Feldgradientenechos zur Darstellung pathologischer Veränderungen bei degenerativen Wirbelsäulenerkrankungen angewandt [214]. Diese Sequenzmodalität hat den Vorteil einer hohen Signalgebung von ligamentären Strukturen und zeigt daher einen guten Kontrast zu der benachbarten Knochenstruktur. Insbesondere unter Einbeziehung des Phasenkontrastes zwischen fett- und nicht fetthaltigen Geweben können Faserstrukturen stärker hervorgehoben werden. Nach Anregung mit einem 90°-Hochfrequenzpuls wird das Echo unmittelbar ohne 180°-Refokussierung ausgelesen. Der Auslesezeitpunkt kann so gewählt werden, daß der Magnetvektor aus dem Fettgewebe und der Vektor aus dem Nichtfettgewebe um 180° verschoben sind. Das Signal erscheint dann als Amplitudendifferenz beider Vektoren. Diese Anregungssequenz wird Feldgradientenecho im Phasenkontrast genannt (FEDIF). Wenn nicht die Amplitudendifferenz zur Signalintensität herangezogen wird, sondern die Summe der Vektoramplituden, entsteht ein Protonen/T1-gewichtetes Bild, wobei die Protonenwichtung überwiegt (FESUM). Ein ähnliches Bild erreicht man durch Verschiebung und Verlängerung der Auslesezeit. So liegt zum Beispiel bei einem 1-Tesla-Magnetfeld die 180°-Phasenverschiebung nach der Anregung bei 10,2 ms. Die Verlängerung der Auslesezeit auf 13 ms führt zu einem Summationsvektor. Mit dieser Pulsfolge können auch T2-gewichtete Bilder erzeugt werden. Dazu wird die Anregungsenergie so gewählt, daß die Ablenkung des Magnetvektors aus der Z-Richtung kleiner als 20° ist. Hiermit verschwindet der T1-Kontrast, und der inhärente T2-Kontrast beeinflußt die Signalintensität.
Modernere Rekonstruktionsalgorithmen erlauben die Bildrekonstruktion in allen Ebenen, wenn in einer Ebene aufeinanderfolgende, dünne Schichtbilder aufgenommen wurden (1–2 mm Schichtdicke).

SPULENTECHNIK

Unter Spule versteht man in der Kernspintomographie die Antennenkonfiguration, mit der das Resonanzsignal empfangen wird. So werden für Untersuchungen des Kopfes und des Abdomens, zum Teil auch für Extremitäten, Spulen verwendet, die das Objekt umschließen. Da, wo die anatomischen Verhältnisse ein Umschließen der Körperregion nicht zulassen, werden als Oberflächenspulen planare oder halbzirkuläre Antennen verwendet. Alle Oberflächenspulen haben den Vorteil eines hohen Signal/Rauschver-

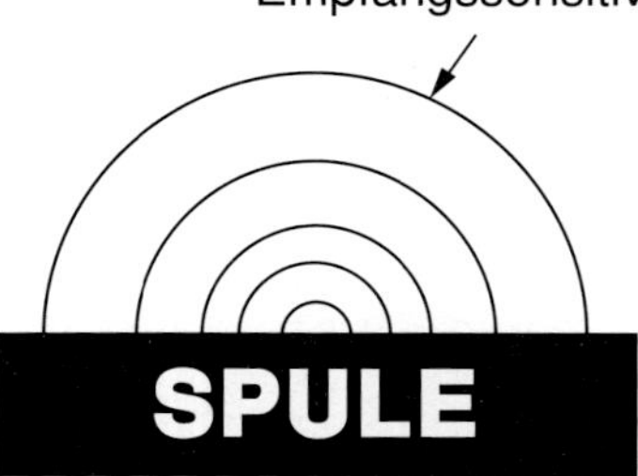

Abb. 6.9 Signalinhomogenität aufgrund der Spulengeometrie.

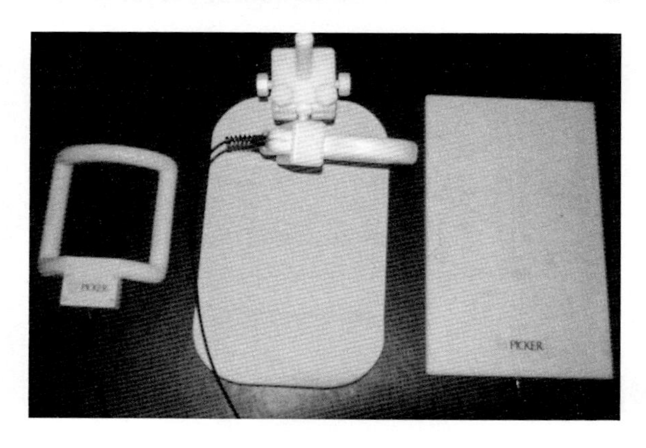

Abb. 6.10 Unterschiedliche Oberflächenspulen für die Kernspintomographie.

hältnisses und einer hohen Ortsauflösung. Planare Oberflächenspulen haben jedoch den Nachteil, daß sich das Signal mit zunehmender Entfernung von der Spulengeometrie abschwächt, so daß sich über das gesamte Sichtfeld der Spule keine homogene Signalintensität erreichen läßt (Abb. 6.9). Durch unterschiedliche Rekonstruktionsalgorithmen kann dieses Phänomen sekundär abgeschwächt werden.
Für die Darstellungen in diesem Buch fanden unterschiedliche Spulen Anwendung (Abb. 6.10).

UNTERSUCHUNGSZEIT

Die Untersuchungszeit für eine Schnittebene variiert je nach gewünschter Wichtung (T1, T2, Protonendichte) zwischen drei und zwölf Minuten. Für eine Untersuchung in den üblichen drei Ebenen und in zumindest zwei Wichtungen ergibt sich somit eine durchschnittliche Untersuchungszeit von einer Stunde. Bei konkreter Fragestellung durch den Kliniker kann die Untersuchungszeit erheblich reduziert werden. Bei der Frage, ob eine Ruptur der Rotatorenmanschette vorliegt, genügt ein T1-gewichtetes Bild in einer Schnittebene mit einer Scanzeit von etwa drei Minuten. Unter Berücksichtigung der notwendigen Lagerungszeit sowie der notwendigen Pilotscans resultiert daraus für den Patienten eine Gesamtuntersuchungszeit von ca. 20 Minuten.

PATIENTENLAGERUNG

Die Standardlagerung für eine kernspintomographische Untersuchung des Schultergelenkes ist die Rückenlage. Hierbei wird der Arm der zu untersuchenden Schulter in Innenrotation und Adduktion gelagert. Die Oberflächenspule wird lateral auf das Schul-

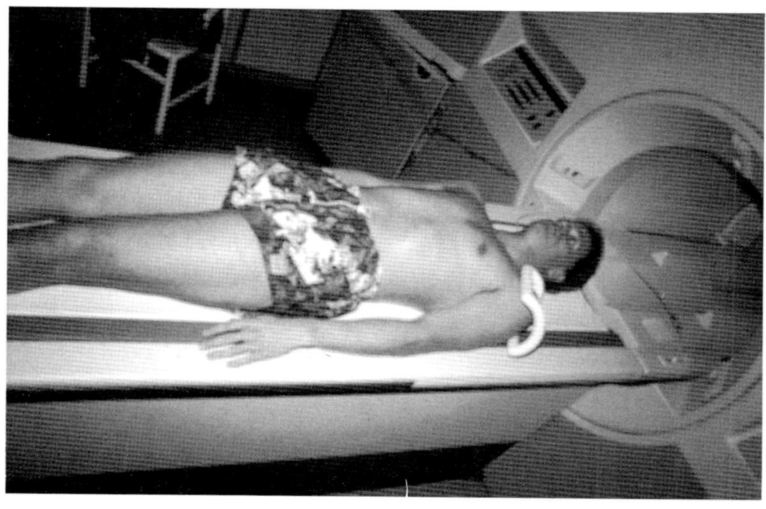

Abb. 6.11 Die Standardlagerung für die kernspintomographische Untersuchung des Schultergelenkes ist die Rückenlage. Der Arm der zu untersuchenden Schulter wird in Innerotation und Adduktion gelagert. Die Oberflächenspule liegt lateral dem Schultergelenk auf.

tergelenk aufgelegt (Abb. 6.11). Zur Stabilisierung von Spule und Schultergelenk hat sich die Verwendung eines Vakuumkissens, insbesondere bei Patienten mit starken Schmerzen, bewährt. Gerade bei Patienten mit starken Schmerzen muß darauf geachtet werden, daß die Lagerung möglichst angenehm gestaltet wird. Hierzu haben sich Schaumstoffunterlagen der unterschiedlichsten Form bewährt. Eine Beschränkung der Lagerungsmöglichkeit ergibt sich aus der Röhrengeometrie mit einem maximalen Durchmesser der Röhre von 60 cm.

ANALGESIE

Sollte trotz der o.g. Lagerungshilfen eine Untersuchung des Patienten aufgrund seiner Beschwerden nicht möglich sein, kann durch Zuhilfenahme von nicht BTM-pflichtigen Analgetika bis hin zur Vollanästhesie eine Schmerzfreiheit für den Zeitraum der Untersuchung erreicht werden. Bei Vollanästhesie ist die Überwachung durch einen Anästhesisten selbstverständlich. Die vitalen Parameter können durch Pulsüberwachung und Oxymetrie kontrolliert werden. Wegen des Magnetfeldes sind hierzu spezielle Geräte erforderlich. Insbesondere bei Kindern stellt sich aufgrund der Länge der Untersuchung und der notwendigen Ruhigstellung der zu untersuchenden Körperstruktur eine besondere Problematik. Gelegentlich reicht die Anwesenheit eines Elternteils, der mit dem Kind in die Untersuchungsröhre gefahren wird. Meist muß jedoch eine pharmakologische Sedierung erfolgen. Auch hierbei ist die fachanästhesiologische Überwachung notwendig.

SCHNITTFÜHRUNGEN

Für eine detailgenaue Erfassung der Band-, Knorpel- und Muskelstrukturen des Schultergelenkes sind spezielle Schnittführungen sowie das entsprechende Sichtfenster wichtig. Ein Kernspinbild, das gleichzeitig beide Schultern in einer zum Körper koronaren

Schnittführung zeigt, sollte allenfalls noch historischen Charakter haben (Abb. 6.12). Eine Beurteilung der interessierenden Strukturen am Schultergelenk ist wie an jedem Gelenk nur dann möglich, wenn diese Strukturen unter Berücksichtigung ihres jeweiligen anatomischen Verlaufes und in adäquater Abbildungsqualität dargestellt werden. Um dieses Ziel zu erreichen, müssen die speziellen anatomischen und biomechanischen Gegebenheiten des Schultergelenkes bei der Wahl der Schnittführungen Berücksichtigung finden. Die Bewegungen im glenohumeralen Gelenk finden nicht in Relation zur Körperachse statt. Da die Fossa glenoidalis als proximaler Gelenkpartner die Plattform für Bewegungen des Humerus bildet, muß die Skapula als Bezugsebene für die Beurteilung des Schultergelenkes herangezogen werden. Da die Skapula deutlich in Relation zur koronaren Achse des Körpers gekippt ist, ergeben sich für eine adäquate Schnittführung des Schultergelenkes ebenfalls unterschiedliche schräge Schnittführungen. Wird das bei der kernspintomographischen Untersuchung des Schultergelenkes nicht berücksichtigt, so sind die resultierenden Bilder kaum zu beurteilen.
Mit Hilfe einer Orientierungsaufnahme wird zunächst das Gesichtsfeld für die nachfolgende Untersuchung definiert. Nach Festlegung der Koordinaten in der koronaren Pilotaufnahme werden transversale Schichten von der Unterkante des Akromions bis zum unteren Ende der Fossa glenoidalis gefahren. Bei Fragestellungen bezüglich des AC-Gelenkes wird auch dieses Gelenk mit in die Schichtebenen einbezogen. Die transversale Schnittführung steht im rechten Winkel zur Fossa glenoidalis (Abb. 6.13). In diesen Schichtebenen sind das anteriore und posteriore Labrum sowie die Gelenkkapsel darstellbar. Gleichzeitig dient diese Schicht der Festlegung der schrägen koronaren und sagittalen Ebenen. Die schräge koronare Ebene ist senkrecht zum Glenoid und parallel zur Achse des Corpus scapulae eingestellt (Abb. 6.14). In dieser Ebene ist die Kontinuität der Supraspinatussehne sowie die Relation des Akromions und des akromioklavikularen Gelenkes zur Supraspinatussehne dokumentierbar. Die schräge sagittale Ebene ist parallel zur Fossa glenoidalis und im rechten Winkel zum Corpus scapulae ausgerichtet (Abb. 6.15). Wir benutzen ein Gesichtsfeld von 16 cm mit einer Schichtdicke von 5 mm und einer Matrix von 256 x 256.

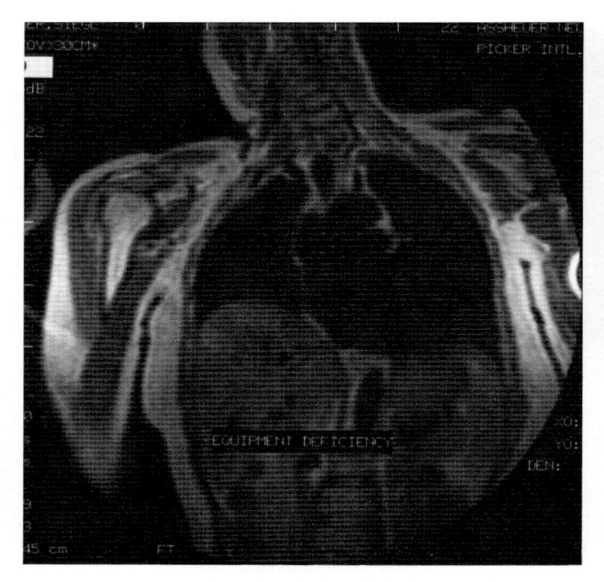

Abb. 6.12 Schnittführung in bezug auf die Maschinenachse ohne Berücksichtigung der Gelenkanatomie. Aufgrund der Wahl der Schnittführung und des Sichtfensters ist keine Aussage über eine Weichteilpathologie des Schultergelenkes möglich.

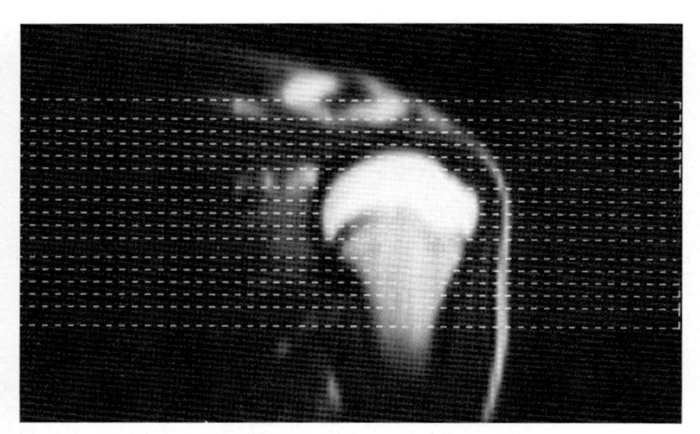

Abb. 6.13 Nach Festlegung der Koordinaten in der koronaren Pilotaufnahme werden transversale Schichten von der Unterkante des Akromions bis zum unteren Ende der Fossa glenoidalis gefahren. Bei Fragestellungen, die das AC-Gelenk betreffen, wird auch dieses Gelenk mit in die Schichtebenen einbezogen. Die transversale Schnittführung steht im rechten Winkel zur Fossa glenoidalis.

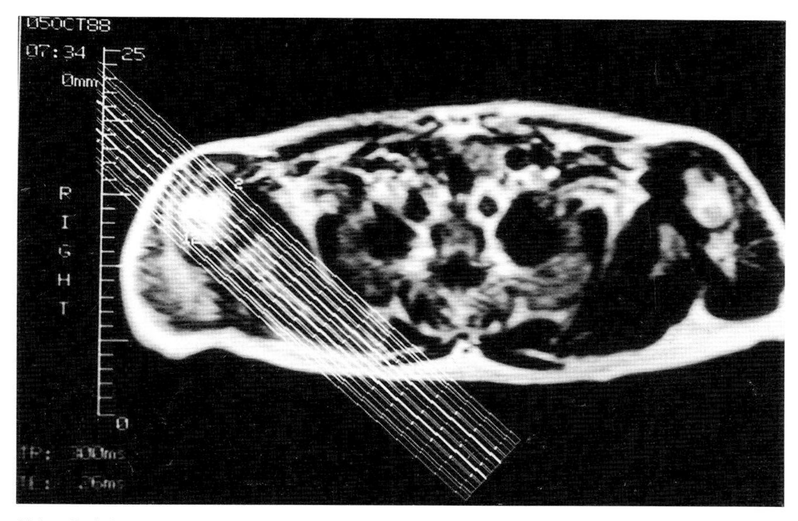

Abb. 6.14 Die schräge koronare Ebene ist senkrecht zum Glenoid und parallel zur Achse des Corpus scapulae eingestellt. In dieser Ebene ist die Kontinuität der Supraspinatussehne sowie die Relation des Akromions und des akromioklavikularen Gelenkes zur Supraspinatussehne dokumentierbar.

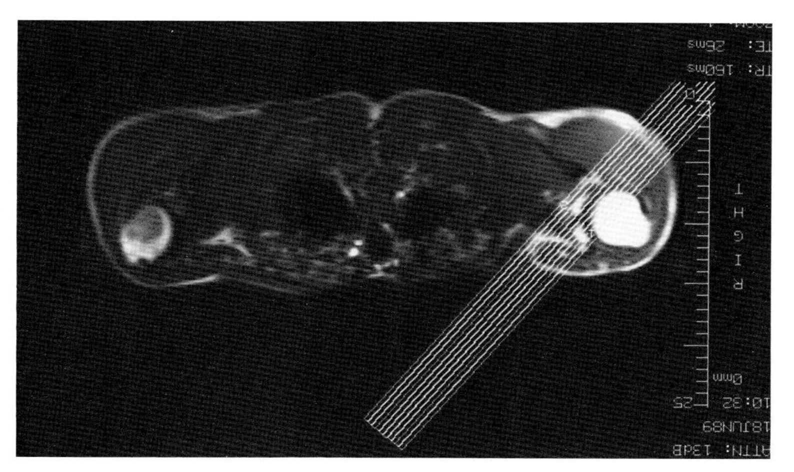

Abb. 6.15 Die schräge sagittale Ebene ist parallel zur Fossa glenoidalis und im rechten Winkel zum Corpus scapulae orientiert.

MRI-ANATOMIE

Das Erscheinungsbild des glenohumeralen Gelenkes im KST wurde bereits von mehreren Autoren dargestellt [93, 94, 116, 149, 215]. In den Abbildungen 6.16 bis 6.19 ist die normale Schulteranatomie in transversalen, schrägen koronaren und schrägen sagittalen Ebenen dargestellt. Das subkutane Fett, intermuskuläre Fettschichten und Knochenmark zeigen im T1-gewichteten Bild das stärkste Signal. Muskulatur und hyaliner Knorpel haben eine intermediäre Signalstärke. Andere Strukturen zeigen aufgrund des Fehlens von freien Protonen nahezu kein Signal. Hierzu zählen der kortikale Knochen, das fibrokartilaginöse Labrum glenoidale, die Gelenkkapsel, Sehnen (z.B. die Sehne des M. supraspinatus oder die Sehne des langen Bizepskopfes) und Ligamente.
Transversale Bilder zeigen die Relation des Humeruskopfes zur Fossa glenoidalis. An knöchernen Strukturen ist der Humeruskopf mit seinem Gelenkknorpel sowie die Fossa glenoidalis mit dem Gelenkknorpelüberzug zu erkennen. Ventral und dorsal der Fossa glenoidalis sind das anteriore und posteriore Labrum zu identifizieren. Aufgrund der Zusammensetzung aus straffem Fasergewebe zeigt das Labrum glenoidale bei allen

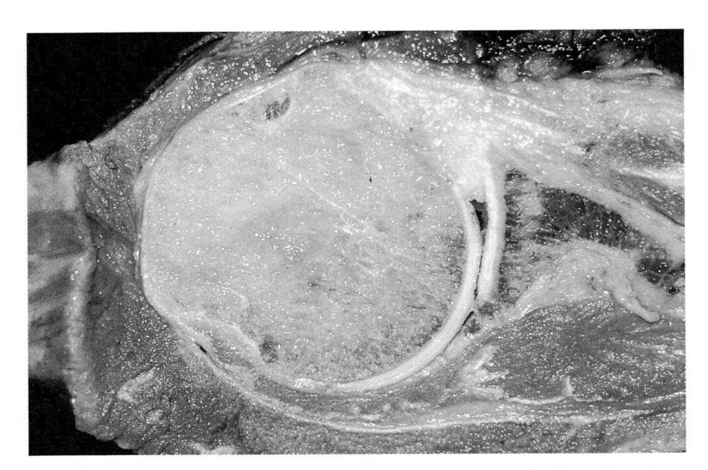

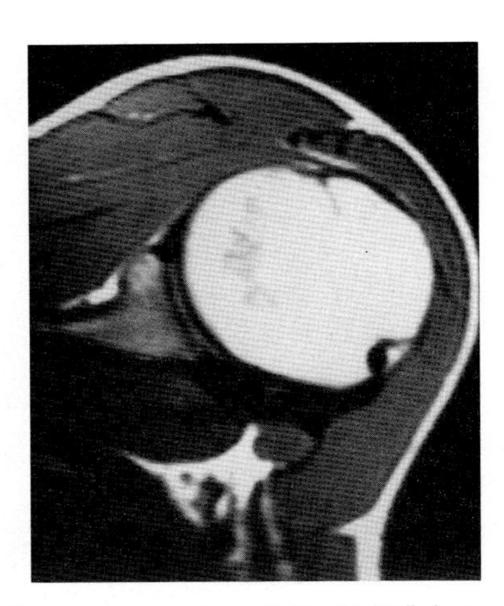

Abb. 6.16 In der transversalen Ebene zeigt sich die Relation des Humeruskopfes zur Fossa glenoidalis. An knöchernen Strukturen ist der Humeruskopf mit seinem Gelenkknorpel sowie die Fossa glenoidalis mit dem Gelenkknorpelüberzug zu erkennen. Ventral und dorsal der Fossa glenoidalis sind das anteriore und posteriore Labrum zu identifizieren. Aufgrund der Zusammensetzung aus straffem Fasergewebe zeigt das Labrum glenoidale bei allen Spin-Echo-Sequenzen eine niedrige Signalintensität. Während das anteriore Labrum meist dreieckig konfiguriert ist, erscheint das posteriore Labrum mehr rund. Als weitere Struktur der passiven Gelenksicherung ist die Gelenkkapsel zu identifizieren. Der Ansatz der Subskapularissehne ist im Bereich des Tuberculum minus darstellbar. Einzelne Fasern der Subskapularissehne strahlen noch in das Tuberculum majus ein und bilden als Dach des Sulcus bicipitalis das Ligamentum transversum. Die Bizepssehnenscheide und die Bizepssehne ist im T1-gewichteten Spin-Echo-Bild als runde, signalarme Zone im Sulcus bicipitalis nachweisbar. Dorsal des Humeruskopfes befindet sich die Sehne des M. infraspinatus, die zum Tuberculum majus zieht. Weiter medial sind die Muskelbäuche von M. subscapularis und M. infraspinatus erkennbar (SE 500/20).

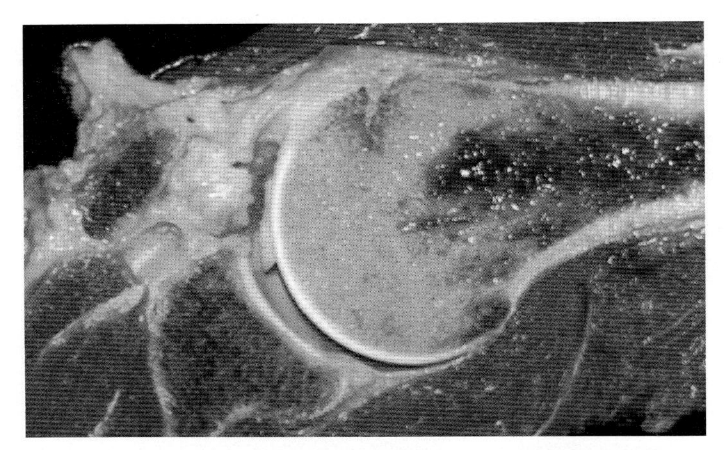

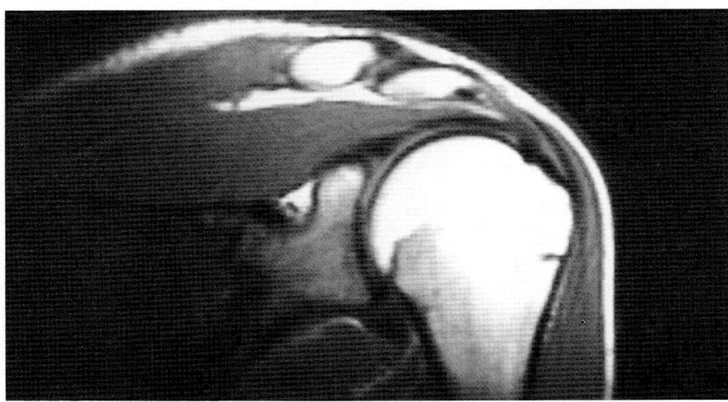

Abb. 6.17 In der schrägen koronaren Ebene senkrecht zur glenoidalen Gelenkfläche sind die Sehnen der Rotatorenmanschette und insbesondere die Supraspinatussehne am deutlichsten darstellbar. Medial der Supraspinatussehne befindet sich der Muskelbauch des M. supraspinatus. In der gleichen Ebene sind der superiore und inferiore Anteil des Labrum glenoidale als signalfreie dreieckige Strukturen am Ober- und Unterrand der Fossa glenoidalis abgrenzbar. Die Bursa subscapularis ist nur beim Vorliegen eines deutlichen intraartikulären Ergusses erkennbar. Medial kommt in anterioren Schichtebenen der Muskelbauch des M. subscapularis und in dorsalen Schichtebenen die Muskelbäuche der Mm. infraspinatus und teres minor zur Darstellung (SE 500/20).

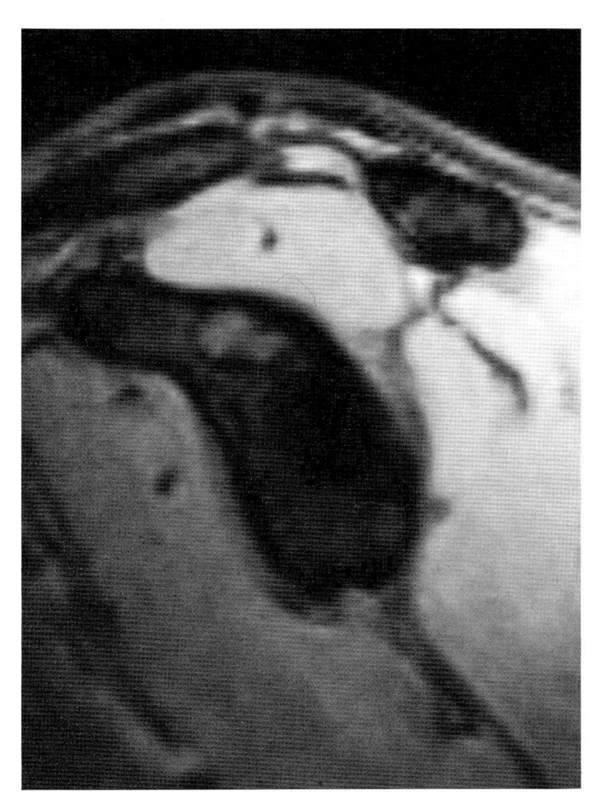
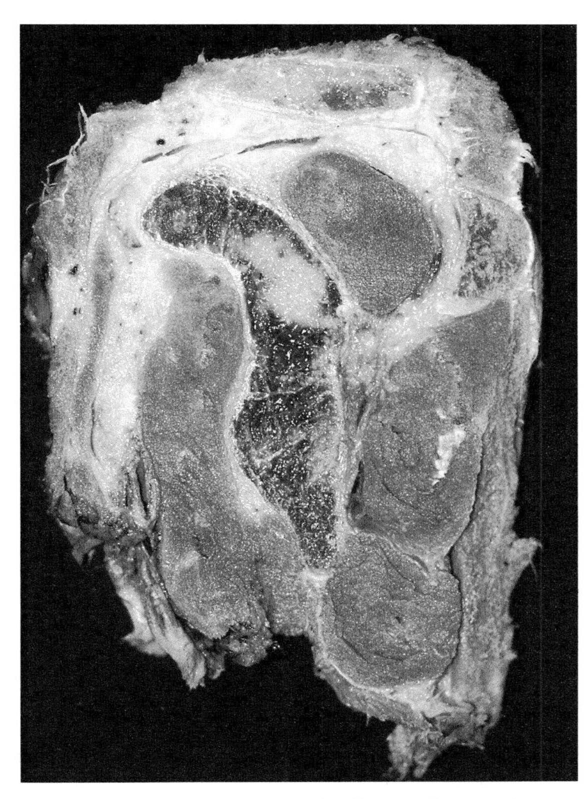

Abb. 6.18 In medialen Schichten der schrägen sagittalen Ebene finden sich die Muskelbäuche von Supraspinatus, Infraspinatus und Subskapularis (FE DIFF).

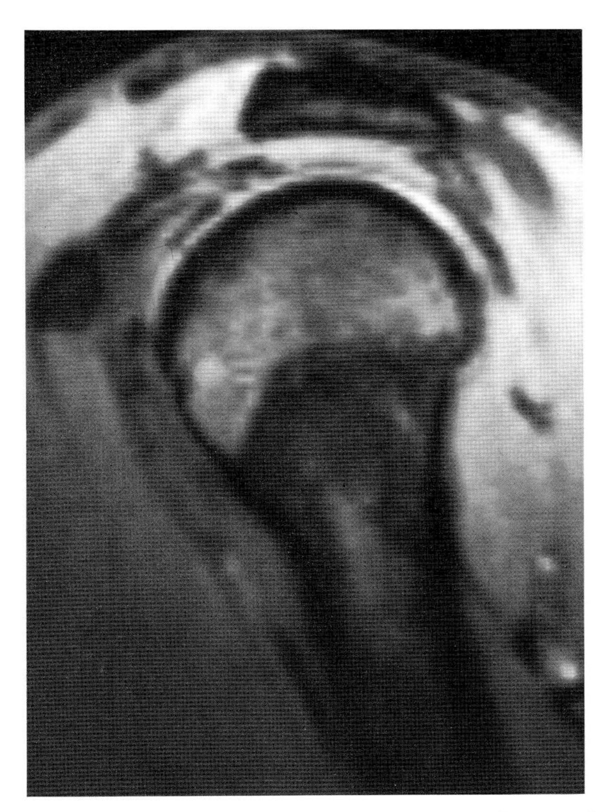
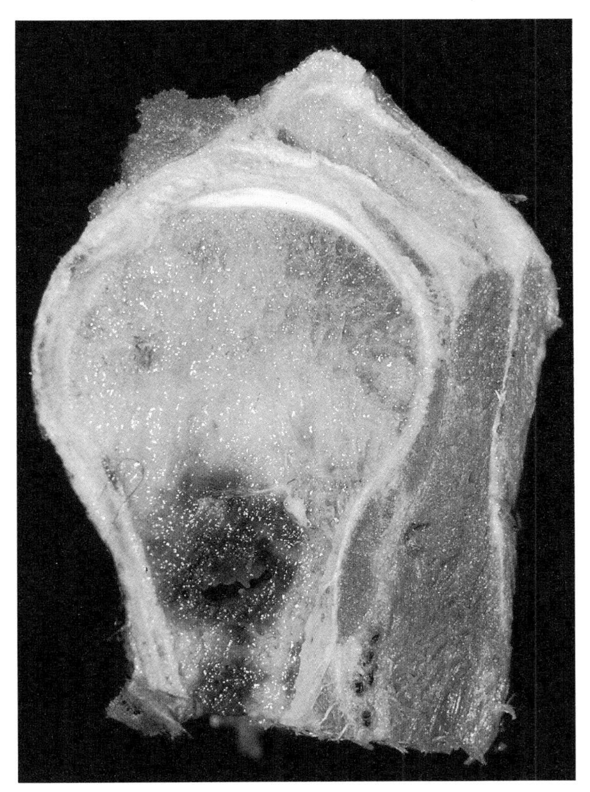

Abb. 6.19 In den lateralen Schichten der schrägen sagittalen Ebene parallel zur glenoidalen Gelenkfläche wird der ap-Durchmesser der Rotatorenmanschette sowie die Beziehung des Humeruskopfes zu den umgebenden Muskeln und Sehnen dargestellt. Die Sehnen des M. supraspinatus sind ventrokranial, die des M. infraspinatus dorsokranial und die des M. subscapularis ventral des Humeruskopfes gelegen. Weiterhin ist die Relation der Supraspinatussehne zur anterioren Akromionbegrenzung sowie zum Proc. coracoideus und zum Lig. coracoacromiale darstellbar (FE DIFF).

Spin-Echo-Sequenzen eine niedrige Signalintensität [149, 217]. Während das anteriore Labrum meist dreieckig konfiguriert ist [145], erscheint das posteriore Labrum eher rund [242].
Als weitere Struktur der passiven Gelenksicherung ist die Gelenkkapsel zu identifizieren. Eine Differenzierung der verschiedenen anterioren glenohumeralen Ligamente in einem gesunden Gelenk ist mit der zur Zeit zur Verfügung stehenden Technik nicht sicher möglich. Eine gewisse Differenzierungsmöglichkeit dieser Ligamente ist allenfalls bei Vorliegen eines Gelenkergusses möglich. Der Ansatz der Subskapularissehne ist im Bereich des Tuberculum minus darstellbar. Einzelne Fasern der Subskapularissehne strahlen noch in das Tuberculum majus ein und bilden als Dach des Sulcus bicipitalis das Ligamentum transversum. Die Bizepssehnenscheide und die Bizepssehne sind im T1-gewichteten Spin-Echo-Bild als runde signalarme Zone im Sulcus bicipitalis nachweisbar [94]. Dorsal des Humeruskopfes befindet sich die Sehne des M. infraspinatus, die zum Tuberculum majus zieht. Weiter medial sind die Muskelbäuche von M. subscapularis und M. infraspinatus erkennbar. Die Muskelfiederung ist im KST deutlich besser darstellbar als im CT.
In der schrägen koronaren Ebene senkrecht zur glenoidalen Gelenkfläche sind die Sehnen der Rotatorenmanschette, insbesondere die Supraspinatussehne, am deutlichsten darstellbar. Hier ist besonders die sogenannte kritische Zone der Supraspinatussehne oberhalb des Humeruskopfes von Interesse. Bei einem gesunden Gelenk findet sich ein signalreiches Band zwischen Akromion und M. deltoideus einerseits und der Rotatorenmanschette andererseits (Abb. 6.20), welches durch eine schmale Fettschicht in diesem Gleitgewebe gebildet wird. Medial der Supraspinatussehne befindet sich der Muskelbauch des M. supraspinatus. In der gleichen Ebene sind der superiore und der inferiore Anteil des Labrum glenoidale als signalfreie dreieckige Strukturen am Ober- und Unterrand der Fossa glenoidalis abgrenzbar. In anterioren Schichtebenen finden sich das korakohumerale und korakoakromiale Ligament sowie die lange Bizepssehne (Abb. 6.21, 6.22). Die Bursa subscapularis ist nur beim Vorliegen eines deutlichen intraartikulären Ergusses erkennbar. Medial kommen in anterioren Schichtebenen der Muskelbauch des M. subscapularis und in dorsalen Schichtebenen die Muskelbäuche der Mm. infraspinatus und teres minor zur Darstellung.
In der schrägen sagittalen Ebene parallel zur glenoidalen Gelenkfläche werden der ap-Durchmesser der Rotatorenmanschette sowie die Beziehung des Humeruskopfes zu den umgebenden Muskeln und Sehnen dargestellt. Der M. supraspinatus ist ventrokranial, der M. infraspinatus dorsokranial und der M. subscapularis ventral des Humeruskopfes gelegen. Weiterhin ist die Relation der Supraspinatussehne zur anterioren Akromionbegrenzung sowie zum Proc. coracoideus und dem Lig. coracoacromialis darstellbar. In lateralen Schichten kann auch das Lig. coracohumerale dargestellt werden (Abb. 6.21).

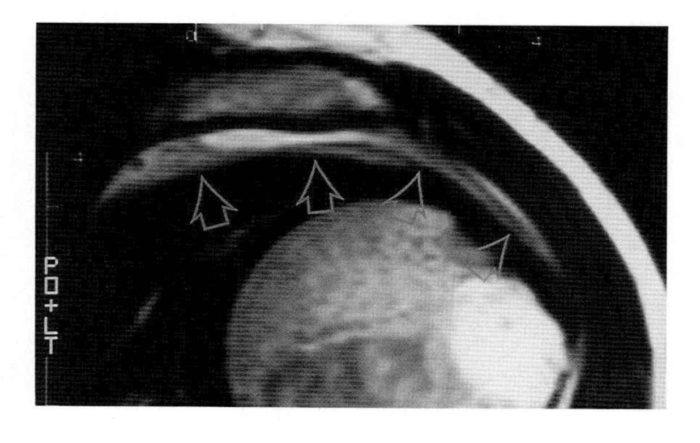

Abb. 6.20 Bei einem gesunden Gelenk findet sich in der schrägen koronaren Ebene ein signalreiches Band zwischen Akromion und M. deltoideus einerseits und zwischen Akromion und der Rotatorenmanschette andererseits. Dieses Band wird durch eine schmale Fettschicht in diesem Gleitgewebe gebildet (SE 500/20).

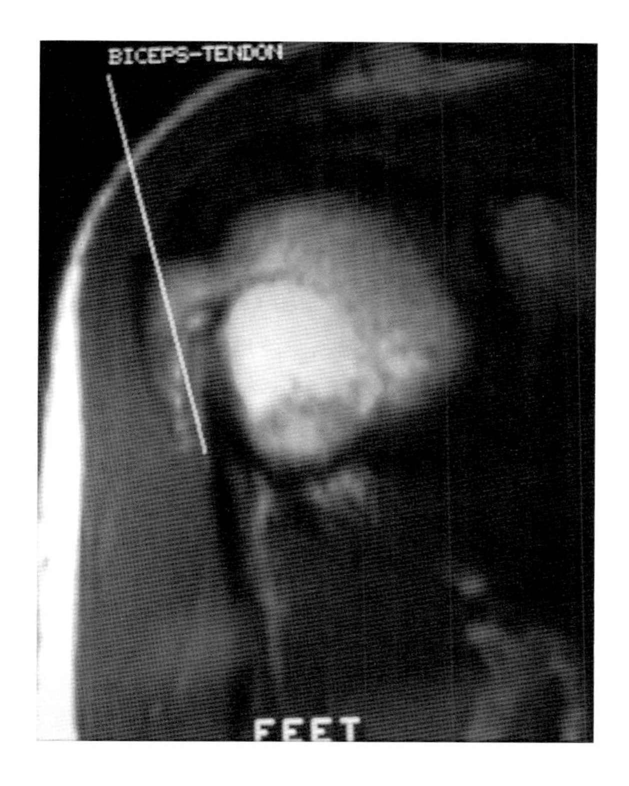

Abb. 6.21 In anterioren Schichtebenen der koronaren Ebene findet sich die lange Bizepssehne zwischen Tuberculum minus und majus ventral des Humerusschaftes (SE 500/20).

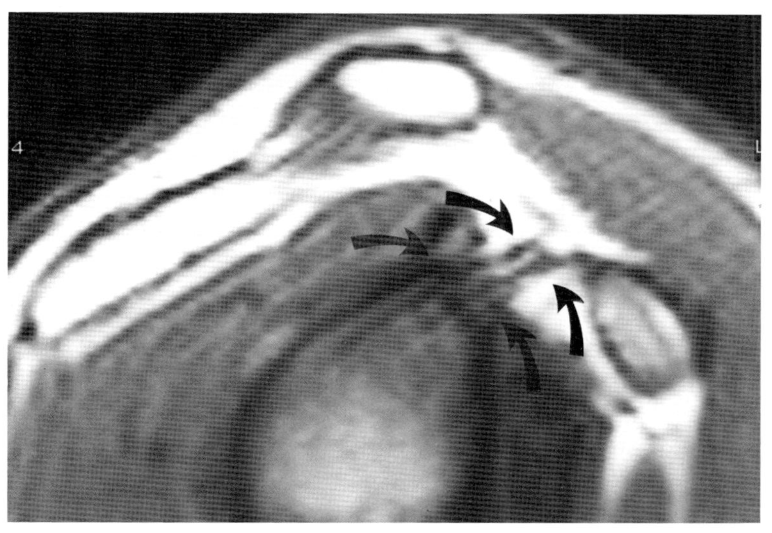

Abb. 6.22 In lateralen koronaren Schichten sind das Lig. coracoacromiale sowie das Lig. coracohumerale darstellbar (SE 500/20).

MRI-PATHOLOGIE DEGENERATIVER VERÄNDERUNGEN

DEGENERATIVE LÄSIONEN DER ROTATORENMANSCHETTE

Der Krankheitsbegriff der „Periarthropathia humeroscapularis" (PHS) wurde bereits im Jahre 1872 von dem französischen Arzt Simon Duplay eingeführt [54] und wird heute von vielen Autoren als unpräzise empfunden [238]. Die Rotatorenmanschettendegeneration gilt unter den periartikulären Erkrankungen des Glenohumeralgelenkes als eine der

häufigsten oder gar als die häufigste Erscheinungsform. Die Meinungen über die Entstehungsmechanismen der Degeneration und/oder der Ruptur dieses Sehnenspiegels sind vielfältig [47, 193, 194, 195].
In den früheren Veröffentlichungen wurde noch das signifikante Trauma als Hauptursache für eine Ruptur der Rotatorenmanschette angesehen. Es scheint jedoch mittlerweile eindeutig belegt, daß eine gesunde Rotatorenmanschette nur in den allerseltensten Fällen rupturiert. Hierzu ist dann schon ein Vehemenztrauma notwendig. Die Mehrzahl der Rupturen wird durch sogenannte Bagatelltraumen hervorgerufen. In diesen Fällen ist die Sehne schon zu mehr als 30% geschädigt [26].
Viele Autoren beschäftigten sich mit mechanischen Ursachen der Manschettenruptur. Gegenstand der Diskussion waren dabei das sogenannte subakromiale Impingement, knöcherne Sporne am Vorder- bzw. Unterrand des Akromions sowie die Bedeutung des relativ scharfkantigen Lig. coracoacromiale [26, 157, 159, 160, 182, 228, 231].
Neer [159, 160] postulierte, daß etwa 95% der Rotatorenmanschettenläsionen durch die chronische Kompression des Sehnenspiegels gegen die Unterfläche des anterioren Akromions, des Lig. coracoacromiale, und die Unterfläche des AC-Gelenkes hervorgerufen werden. Im Sektionsgut älterer Patienten wies er unterschiedliche Akromionformen sowie Osteophyten an der Unterfläche des Akromions und am AC-Gelenk nach. Hieraus schloß er, daß diese mechanischen Faktoren zu einem Friktionsmechanismus mit chronischer Kompression vorwiegend der Supraspinatussehne sowie der darunterliegenden langen Bizepssehne führen. Aufgrund dieser Überlegungen beschrieb er die sogenannte Neer-Plastik mit keilförmiger Resektion des anteroinferioren Anteiles des Akromions sowie des Lig. coracoacromiale. Andere Autoren empfahlen sogar die gleichzeitige Resektion von inferioren AC-Gelenk-Osteophyten [166, 182].
Neer sah die Pathologie der Rotatorenmanschette als chronologisches Geschehen an und klassifizierte es entsprechend in drei Stadien: Im ersten Stadium handelt es sich um ein reversibles Geschehen mit Ödem und Einblutungen im Bereich der Supraspinatussehne. Dieses Stadium postuliert er hauptsächlich bei jungen Patienten unter 25 Jahren. Meist handelt es sich seiner Auffassung nach um akute Überlastungssyndrome bei Sportlern aus den Bereichen Schwimmen, Tennis und Baseball. Im zweiten Stadium findet man Patienten zwischen 25 und 40 Jahren mit chronischen Veränderungen im Sinne einer chronischen Tendinitis mit subakromialen Fibrosierungen. Beim dritten Stadium schließlich handelt es sich um Sehnendegenerationen mit Rupturen, die häufig gleichzeitig mit knöchernen Veränderungen einhergehen. Diese Patienten sind nach Neer in der Regel über 40 Jahre.
Neben dem rein mechanischen Ansatz gibt es auch andere Erklärungsversuche für die häufig auftretenden Veränderungen der Supraspinatussehne. Rathburn und Macnab [191] führten mikroangiographische Untersuchungen der Rotatorenmanschette durch. Sie postulieren aufgrund ihrer Ergebnisse eine sogenannte kritische Zone minderer Gefäßversorgung der Rotatorenmanschette im Bereich der Supraspinatussehne knapp vor dem knöchernen Ansatz am Tuberculum majus.
Folgt man Neers [159, 160] Theorie und den Ergebnissen von Rathburn und Macnab [191], so müßte die Sehnendegeneration der Supraspinatussehne mehr im mittleren Drittel sowie in bursaseitigen oberflächlichen Schichten der Sehne beginnen.
Uthoff [233] fand jedoch die meisten Risse in seinem Sektionsgut an der Unterfläche und am lateralen Ansatz der Supraspinatussehne. Seiner Ansicht nach handelt es sich nicht um eine primäre Kompression der Sehne, sondern vielmehr um eine primäre Tendopathie, die ihren Ursprung in der Sehne selbst hat und deren Ätiologie noch nicht geklärt ist. Intraoperative Messungen der Durchblutungsverhältnisse der Supraspinatussehne, die

Swiontkowski et al. durchführten, stellen wiederum die Ergebnisse von Rathburn in Frage [227]. Sowohl in Partial- als auch in Totalrupturen der Sehne konnte von dieser Arbeitsgruppe keine avaskuläre Zone nachgewiesen werden. Im Gegensatz zu Neer, der eine extrinsische Ursache für die Sehnendegeneration postuliert, sehen Uthoff und Swiontowski eher eine intrinsische Pathologie der Sehne selbst als Hauptursache für die Häufung der degenerativen Veränderungen gerade dieses Sehnenspiegels an.

Die klinischen Zeichen einer Pathologie der Supraspinatussehne sind oftmals unspezifisch. Trotz funktioneller Tests [144, 159, 160] wird die Diagnose einer Supraspinatuspathologie oft erst spät gestellt [159]. Veränderungen in den frühen Stadien dieses Prozesses sind auf nativen Röntgenaufnahmen fast immer unauffällig [80, 159]. So können zum Beispiel geringe Sklerosebereiche auch bei intakter Rotatorenmanschette auftreten [30]. Bei intakter Rotatorenmanschette zeigt sich im Arthrogramm selbst unter Zuhilfenahme des Computertomogramms ebenfalls keinerlei pathologische Veränderung [187]. Partielle Rupturen an der Oberfläche der Rotatorenmanschette sind arthrographisch nicht nachweisbar, sofern die Arthrographie nicht mit einer Bursographie der Bursa subacromialis kombiniert wird. Deshalb wird verschiedentlich die Bursographie zur Diagnostik eines Impingement-Syndromes der Supraspinatussehne empfohlen. Auch hier ergeben sich jedoch Schwierigkeiten bei der Auffüllung der fibrotischen oder entzündeten Bursa [136, 225]. Intratendinöse Veränderungen sind mit Hilfe von Kontrastmitteluntersuchungen überhaupt nicht dokumentierbar. Zusätzlich handelt es sich bei Arthro- und Bursographie um invasive Verfahren mit den möglichen Komplikationen [76].

Demgegenüber zeichnet sich die Ultraschalldiagnostik bei Rotatorenmanschettenpathologien durch die fehlende Invasivität und die geringen Kosten aus. Diese Methode ist jedoch sehr von der Erfahrung des Untersuchers abhängig. Bei entsprechenden Kenntnissen des Untersuchers ist ihre diagnostische Aussagekraft mit der der Arthrographie vergleichbar [83–85].

Verschiedene Untersuchungen in der Literatur belegen die Darstellbarkeit der Rotatorenmanschette mit Hilfe der Kernspintomographie [58, 93, 94, 116, 117, 124, 125, 215]. Zur Darstellung der Rotatorenmanschette, insbesondere der Ansatzzone der Sehne des M. supraspinatus, eignen sich vor allem schräge koronare Schichten senkrecht zur Fossa glenoidalis und parallel zur Skapulaachse.

Bei Patienten mit einer Tendinitis der Rotatorenmanschette (Impingement-Stadium I nach Neer) ist die Sehne intakt, obwohl auch bereits Bereiche höherer Signalintensität innerhalb der Sehne zu finden sind. Diese Bereiche stellen eine intratendinöse Degeneration mit Ödem und entzündlichen Reaktionen dar (Abb. 6.23). Biopsien aus diesen

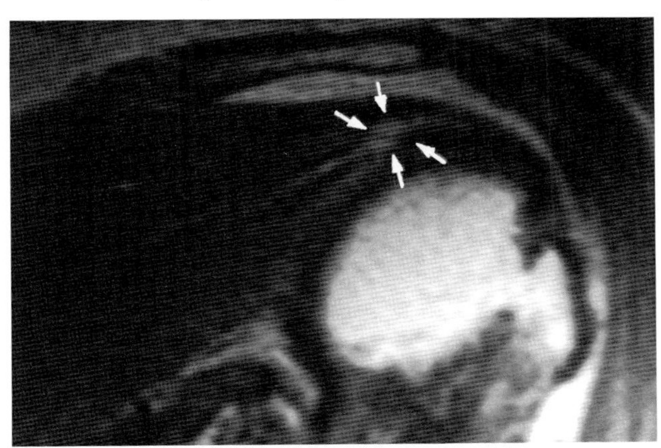

Abb. 6.23 Signalerhöhung im Bereich der Supraspinatussehne ohne Verbindung zur Sehnenober- oder unterfläche als Ausdruck der intratendinösen Sehnendegeneration. Die subdeltoidale Fettlinie ist noch deutlich erhalten (SE 20/500).

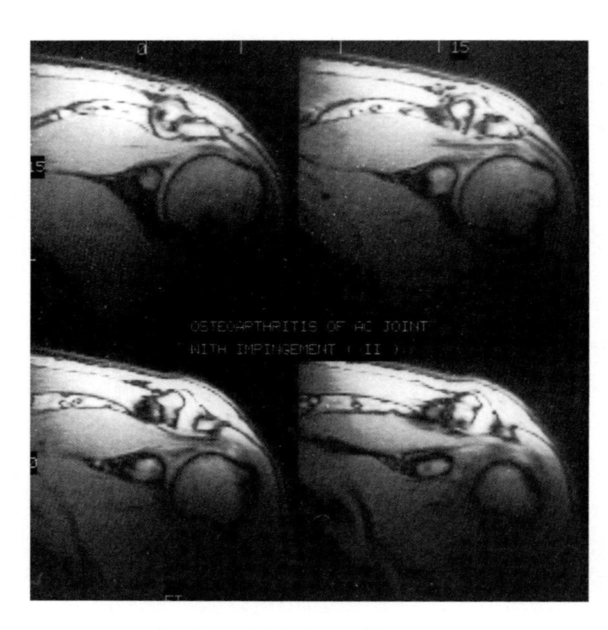

Abb. 6.24 Einengung des subakromialen Defilées durch degenerative Veränderungen des AC-Gelenkes (FE DIFF).

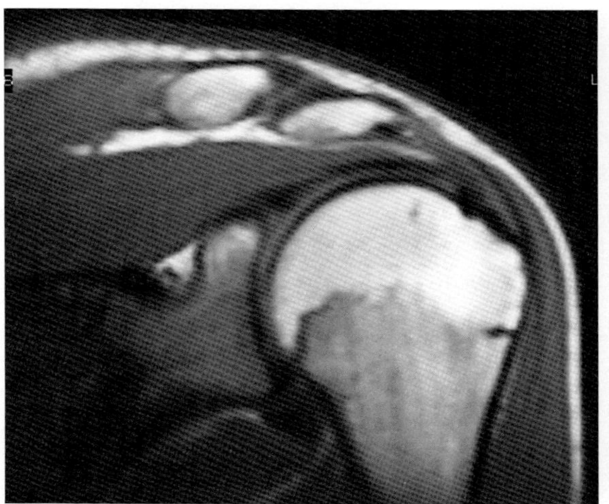

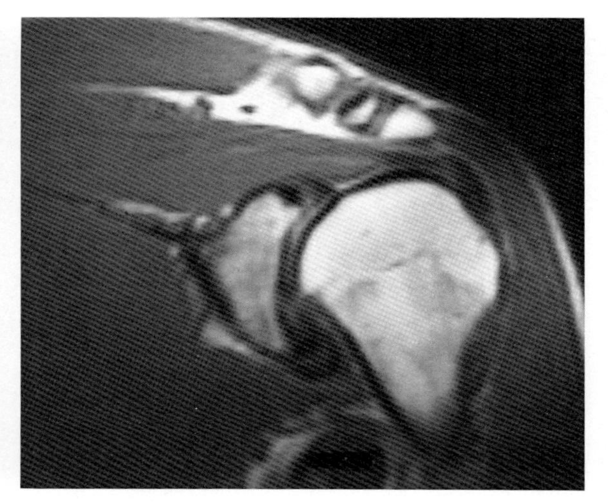

Abb. 6.25 Links: Atrophie des Muskelbauches des M. supraspinatus in der schrägen koronaren Ebene bei einer chronischen Ruptur der Supraspinatussehne. Rechts: Ein gesunder Muskelbauch zum Vergleich (SE 20/500).

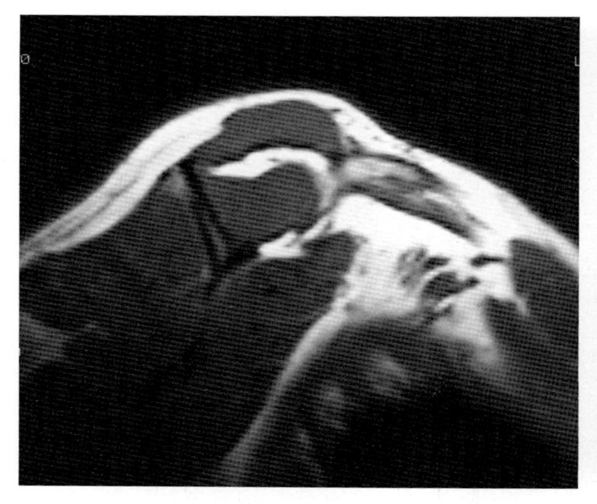

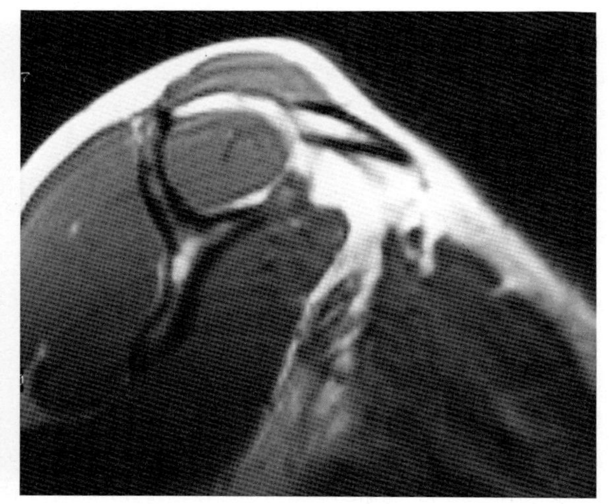

Abb. 6.26 Atrophie des Muskelbauches des M. supraspinatus in der sagittalen Ebene bei einer medialen Schnittführung (links). Rechts ein normaler Muskelbauch.

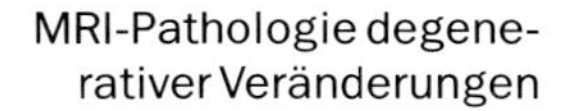

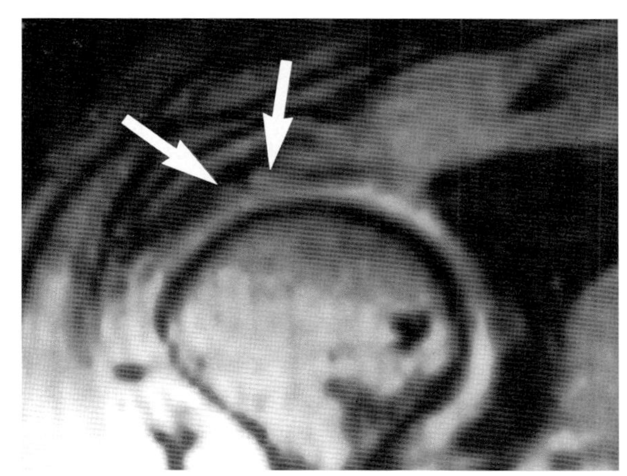

Abb. 6.27 Signalerhöhungen an der Unterseite der Supraspinatussehne als Ausdruck der Partialruptur der Rotatorenmanschette (FE DIFF).

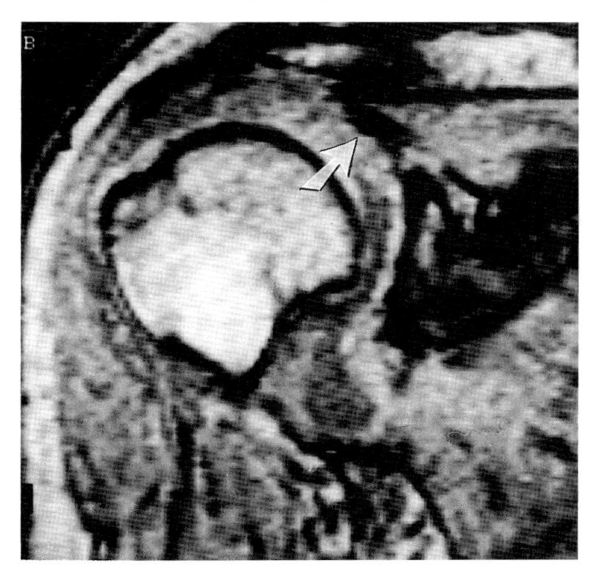

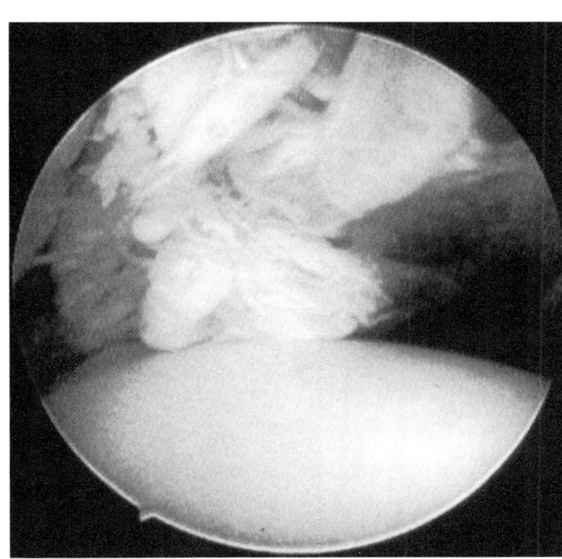

Abb. 6.28 Frische massive traumatische Rotatorenmanschettenruptur mit intraartikulärem Hämatom. Der freie Sehnenrand ist signalarm dargestellt. Das glenohumerale Gelenk ist durch ein intermediäres Signal (Erguß) ausgefüllt (links). Rechts das arthroskopische Bild mit den frischen Rupturenden der Rotatorenmanschette im Bereich des Schulterdaches. Unten die runde Kontur des Humeruskopfes (FE DIFF).

Arealen ergeben Sehnendegenerationen und geringe Entzündungszeichen [118]. Die subdeltoidale Fettlinie als eine physiologische Struktur hoher Signaldichte im Bereich der subakromialen und subdeltoidalen Bursa ist erhalten [216, 217] (Abb. 6.20). Sekundäre Ursachen einer subakromialen Stenose zeigen sich im KST bei degenerierten Akromioklavikulargelenken mit einer prominenten hypertrophen Gelenkkapsel und/oder mit inferioren Osteophyten, die den subakromialen Raum einengen (Abb. 6.24). Gelegentlich kann bei Patienten mit einer Impingement-Symptomatik eine anteriore Akromionbegrenzung gefunden werden, die unterhalb des Niveaus der lateralen Klavikula steht [216, 217].

Bei fortschreitenden Veränderungen im Impingement-Stadium II nach Neer zeigt die dann vorliegende Fibrose der Sehne eine Signalabschwächung besonders im Phasenkontrastbild, geringer auch im T1-gewichteten Bild. Gut erkennbar ist neben der Fibrose auch die Inaktivitätsatrophie des M. supraspinatus (Abb. 6.25, 6.26). Durch die Möglichkeit der nicht-invasiven Diagnostik von intratendinösen Veränderungen und von Partialrupturen (Abb. 6.27), die eintreten, bevor es zu Totalrupturen kommt, bietet sich die Möglichkeit einer frühzeitigen konservativen oder operativen Therapie. Weiterhin kann hierdurch bei gutachterlichen Fragestellungen ein objektivierbarer Befund gewonnen werden.

Im dritten Stadium mit Ruptur der Sehne ist oft eine Dehiszenz im tendinösen Anteil der Supraspinatussehne zu erkennen (Abb. 6.28). Das Signal der Sehne ist deutlich inhomogen. Eine Abgrenzung der subakromialen Fettlinie ist in T1-gewichteten Bildern oft nicht mehr möglich. Hingegen findet sich in T2-gewichteten Bildern oftmals ein Areal mit einem hohen Signal als Ausdruck des Ergusses im subakromialen Raum oder im glenohumeralen Gelenk (Abb. 6.29). Ein weiteres indirektes Zeichen für das Vorliegen einer Rotatorenmanschettenpathologie ist die Ergußbildung im Bereich der Bizepssehnenscheide. In vielen Fällen kommt es bei einer Ruptur der Rotatorenmanschette zu einer Fortleitung des intraartikulären Ergusses bis in die Bizepsloge (Abb. 6.30). Bei vollständigen oder ausgedehnten partiellen Rupturen sind die entsprechenden Substanzdefekte von Flüssigkeit, Granulationsgewebe oder hypertrophierter Synovia ausgefüllt (Abb. 6.31–6.33). Dieses Gewebe erscheint im T1-gewichteten Bild signalarm. Hierdurch ist kein adäquater Kontrast zum umgebenden Sehnengewebe oder der Muskulatur der Rotatorenmanschette gegeben. Im T2- oder Protonen-gewichteten Bild kommt es dagegen zu einer intensiven Signalerhöhung im Rupturbereich. Der begleitende Gelenkerguß führt zur Verbreiterung des Gelenkspaltes zwischen Fossa glenoidalis und Humeruskopf. Bei frischen Rupturen kommt es nahezu regelhaft neben dem intraartikulären Erguß auch gleichzeitig zu Ergußbildungen in der subakromialen Bursa (Abb. 6.34). Ein weiteres sicheres Zeichen bei chronischen Rupturen ist der deutliche Kalibersprung der Supraspinatussehne (Abb. 6.35). Bei chronischen Rupturen findet sich neben der Konturunterbrechung eine Retraktion des Muskelbauches der betroffenen Sehne (Abb. 6.36). Weiterhin kommt es bei länger bestehenden Rupturen mit dem Bild der sogenannten Kopfglatze zum Humeruskopfhochstand (Abb. 6.37). Bei diesen chronischen Rupturen finden sich Streifen hoher Signalintensität als Ausdruck der fettigen Degeneration. Gleichzeitig findet sich eine deutliche Atrophie der Muskulatur als Ausdruck der Inaktivität mit Reduzierung des Muskelvolumens.

Bei Patienten mit massiven Rupturen kommt es ebenfalls zu einer Retraktion des M. supraspinatus. Bei frischen Rupturen sind im Fett- bzw. Wasserbild der intraartikuläre Erguß und das periartikuläre Ödem zu erkennen. Nach massiven Rotatorenmanschettenrupturen kommt es zur Inaktivitätsatrophie der Muskulatur, zum Austritt von Synovialflüssigkeit in die Bursa subacromialis oder gar in das arrodierte AC-Gelenk sowie zu einer Instabilität des Humeruskopfes mit Humeruskopfhochstand und Arrodierung der Unterfläche des Akromions. Das führt zu einer Minderversorgung des Gelenkknorpels mit gleichzeitiger mechanischer Überbelastung. Hieraus entwickelt sich oftmals eine Rotatorenmanschettendefektartropathie (Abb. 6.38) mit einer massiven Omarthrose [162]. Während der Endzustand dieser Arthrose gut im Röntgenbild zu erkennen ist, zeigen sich im KST bereits frühzeitig subchondrale Veränderungen, die auf lokale Osteonekrosen im Humeruskopf hindeuten.

Basierend auf unseren Ergebnissen kann man die KST-Befunde im Bereich der Sehnen der Rotatorenmanschette in verschiedene Stadien einteilen:

Typ 1: Signalreiche Zone innerhalb der Sehne ohne Kommunikation mit einer Oberfläche: intratendinöser Degenerationsherd ohne Ruptur.

Typ 2: Signalreiche Zone im Bereich der Sehne mit Kommunikation zu einer Sehnenoberfläche und ohne Degenerationszeichen des Muskelbauches oder Retraktion der Sehne: partielle Rotatorenmanschettenruptur.

Typ 3: Signalreiche Zone im Bereich der Sehne mit Kommunikation zu beiden Sehnenoberflächen ohne Retraktion der Sehne und ohne Muskelatrophie: relativ frische Totalruptur der Rotatorenmanschette.

Typ 4: Signalreiche Zone im Bereich der Sehne mit Kommunikation zu beiden Sehnen-

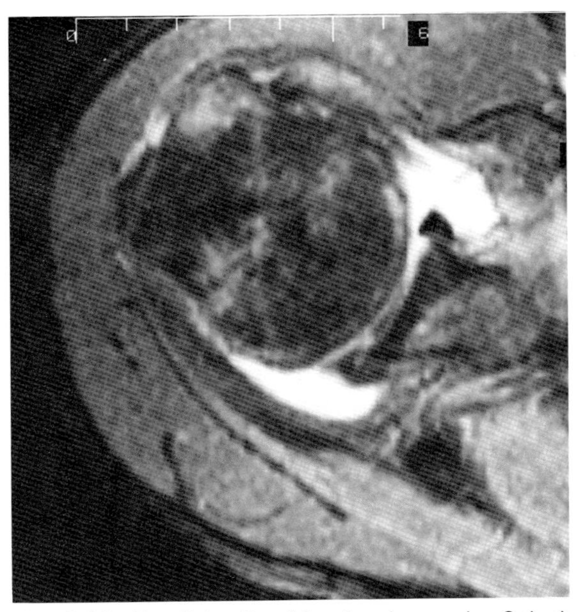

Abb. 6.29 Deutlicher Erguß im glenohumeralen Gelenk nach einer Rotatorenmanschettenruptur in der transversalen Ebene (STIR).

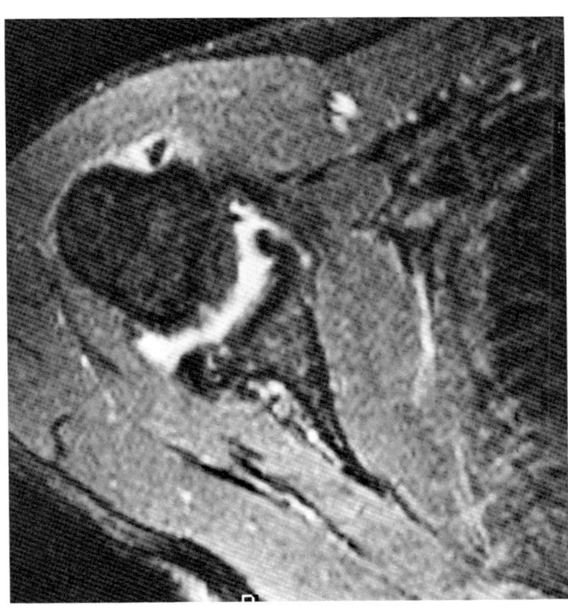

Abb. 6.30 Deutliche Signalerhöhung zwischen Humeruskopf und Fossa glenoidalis sowie um die signalarme lange Bizepssehne (Bizepshalo) als Ausdruck einer Ergußfortleitung bei einer Rotatorenmanschettenruptur (STIR).

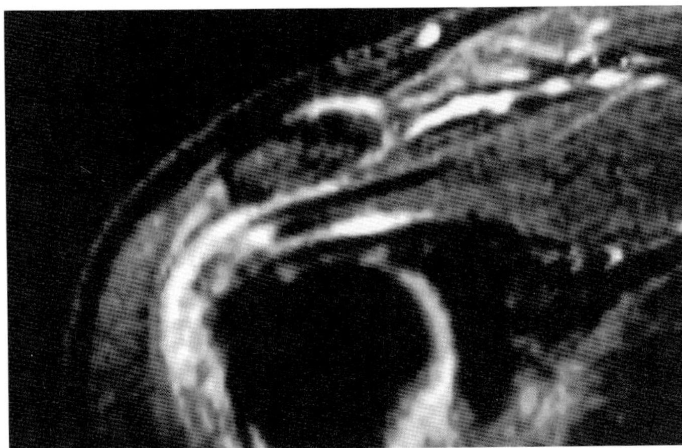

Abb. 6.31 Deutlich erhöhtes Signal mit fast vollständiger Unterbrechung der Supraspinatussehne bei einer subtotalen Ruptur der Rotatorenmanschette mit auffallender intraartikulärer und subakromialer Ergußbildung (STIR).

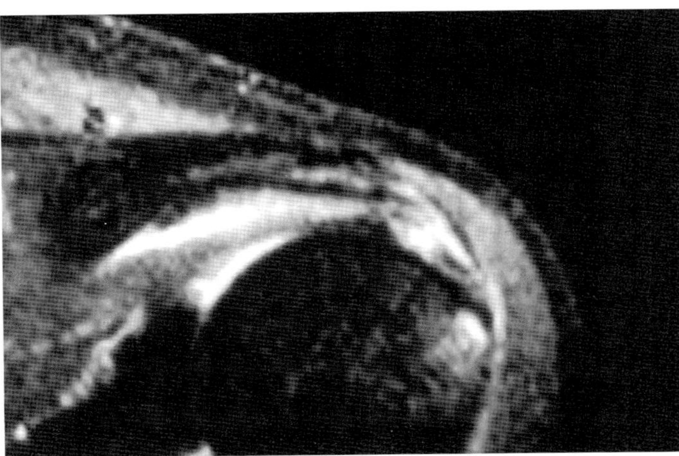

Abb. 6.32 Deutlich erhöhtes Signal mit kompletter Unterbrechung der Kontur der Supraspinatussehne bei einer vollständigen Ruptur der Rotatorenmanschette mit auffallender intraartikulärer und subakromialer Ergußbildung (STIR).

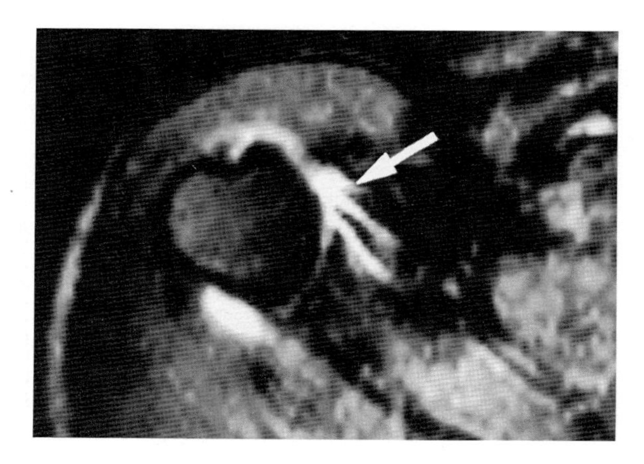

Abb. 6.33 Deutlich erhöhtes Signal mit kompletter Unterbrechung der Subskapularissehne bei einer vollständigen Ruptur mit auffallender intra- und extraartikulärer Ergußbildung (STIR).

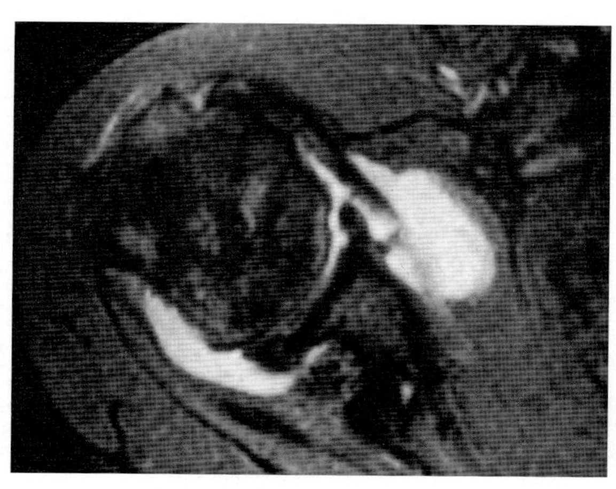

Abb. 6.34 Intra- und extraartikuläre Signalerhöhung bei frischer Rotatorenmanschettenruptur als Ausdruck eines intraartikulären Ergusses mit gleichzeitiger Flüssigkeitsansammlung in der Bursa subacromialis (STIR).

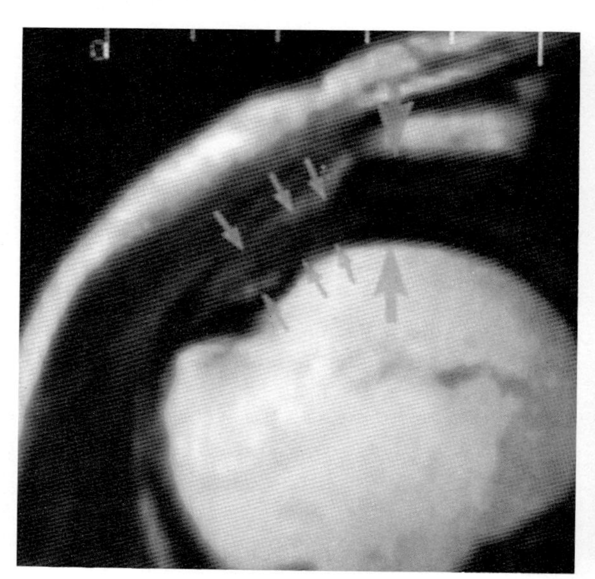

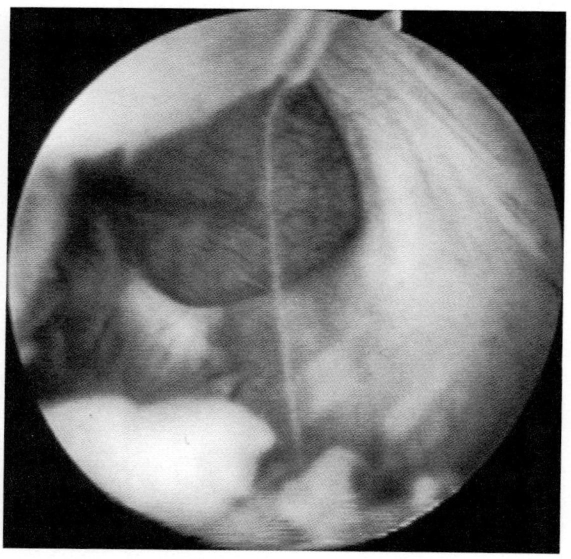

Abb. 6.35 Deutlicher Kalibersprung im Bereich der Supraspinatussehne mit Verlust der subakromialen Fettline bei einer chronischen Ruptur der Rotatorenmanschette. Unten der arthroskopische Befund mit den atrophischen und retrahierten Sehnenrändern. Durch den Sehnendefekt ist vom glenohumeralen Gelenk aus der Blick auf die Bursa subacromialis möglich (SE 20/500).

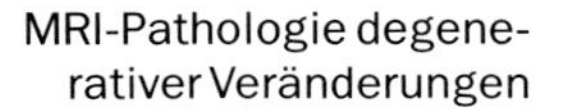

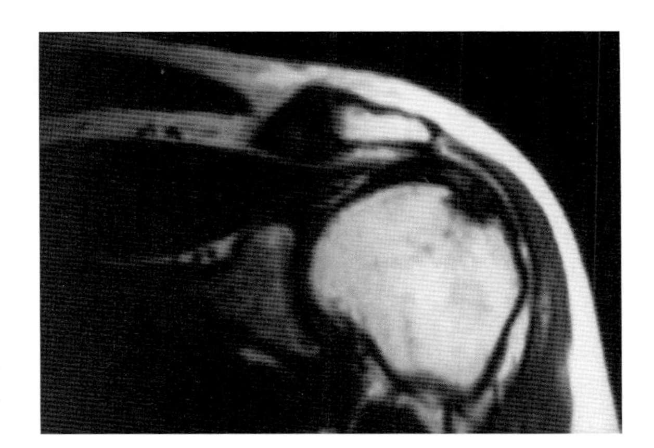

Abb. 6.36 Konturunterbrechung der Supraspinatussehne mit Retraktion des Muskelbauches bei einer chronischen Ruptur (SE 20/500).

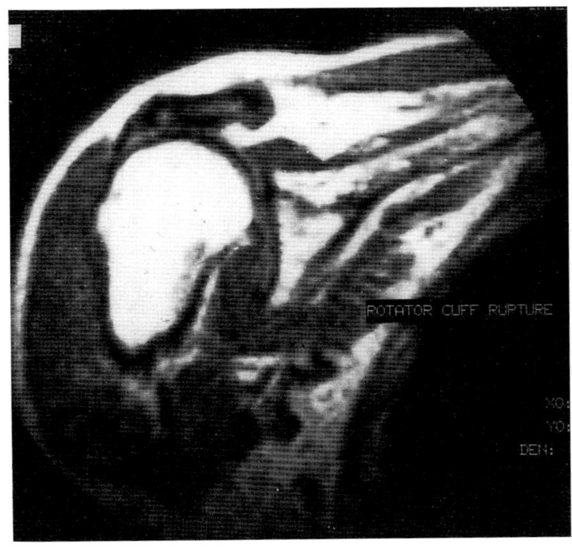

Abb. 6.37 Deutlicher Hochstand des Humeruskopfes mit direktem Kontakt zum Akromion. Der Muskelbauch des M. supraspinatus ist als Ausdruck der chronischen Ruptur deutlich atrophisch (SE 20/500).

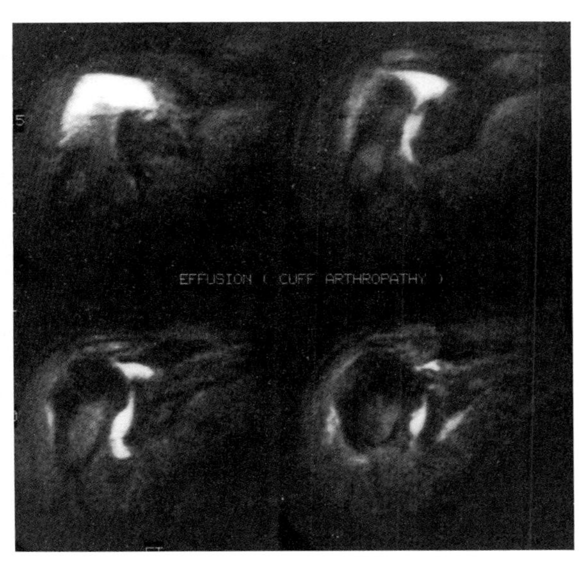

Abb. 6.38 Humeruskopfhochstand mit massivem Erguß bei einer Rotatorenmanschettendefektarthropathie (STIR).

oberflächen und Retraktion der Sehne sowie deutlicher Muskelatrophie: ältere Totalruptur der Rotatorenmanschette.
Zusammenfassend kann festgestellt werden, daß eine differenzierte Diagnostik bei Patienten mit einer Rotatorenmanschetten-Pathologie mit Hilfe der Kernspintomographie möglich ist. Intratendinöse Veränderungen können vor der Manifestation einer partiellen oder kompletten Sehnenruptur dokumentiert werden. Bei Totalrupturen kann das Ausmaß des Defektes präoperativ bestimmt und die präoperative Planung erleichtert werden. Die sichere Differenzierung zwischen partiellen und kompletten Rotatorenmanschettenrupturen ist im Einzelfall nicht immer möglich.

Autor	N	Tesla	Sens.	Spez.	Genauigk.	ppW	npW
Evancho 1988	31	0,5–1,5					
nur Totalrupturen			80	94	89		
Partial- u. Totalrupturen			69	94	84		
Iannotti 1990	32						
Partial- u. Totalrupturen			95	91	93	87	93

Dennoch zeigen erste Ergebnisse prospektiver Studien bei Komplettrupturen der Rotatorenmanschette bereits eine relativ hohe diagnostische Wertigkeit (Tabelle 2).

Neben der Aussage über das Vorhandensein einer Ruptur ist auch eine Aussage über die Größe der Ruptur möglich. IANNOTTI et al. fanden eine hohe Korrelation (R = 0.95) zwischen präoperativer kernspintomographischer Festlegung der Rupturgröße und intraoperativen Befunden [96].
Insbesondere bei gutachterlichen Fragestellungen scheint die MR-Tomographie in naher Zukunft eine wertvolle Hilfestellung geben zu können. Die Begutachtung von Verletzungen der Rotatorenmanschette bereitet immer wieder Schwierigkeiten, weil bei der Entstehung des Schadens häufig körpereigene innere Ursachen (Degeneration) und ein als ursächlich angesehenes äußeres Ereignis (Trauma) ineinandergreifen. Durch nicht-invasive Diagnostik ist es bisher nicht möglich, die vorgeschädigte Rotatorenmanschette von einer weitestgehend gesunden Sehnenplatte zu unterscheiden. Auch ist es die Frage, ob eine frische oder alte Ruptur der Sehne vorliegt. Durch die klinische Untersuchung oder erweiterte bildgebende Diagnostik ist dies bislang nicht zu klären. Selbst der histologische Befund einer Gewebsprobe aus der Rotatorenmanschette ist für den Gutachter keine wesentliche Entscheidungshilfe. Ein gewisser Beweiswert ist anzunehmen, wenn die Operation primär bzw. frühsekundär innerhalb von drei bis sechs Wochen im Anschluß an das ursächliche Ereignis durchgeführt wurde und eine größere Gewebsprobe, ggf. noch von unterschiedlichen Stellen der Ruptur, entnommen wurde. Erfolgt die operative Revision erst sekundär, so sind sichere feingewebliche Differenzierungen zwischen frischer traumatischer Ruptur und älteren degenerativen Veränderungen kaum mehr möglich. Hier könnte eine Kernspintomographie kurz nach dem ursächlichen Ereignis zeigen, ob der Muskelbauch der rupturierten Sehne bereits deutlich atrophiert, retrahiert oder fettig degeneriert ist. Dies alles würde für eine bereits länger zurückliegende Ruptur sprechen.

TENDINITIS CALCAREA

Neben den Rupturen sind jedoch auch andere Ursachen für Schulterbeschwerden festzustellen. Verkalkungen bei einer Tendinitis calcarea sind im KST nur indirekt als fehlende Signalgebung darstellbar (Abb. 6.39, 6.40). Die aktive Tendinitis calcarea zeichnet sich durch das Begleitödem aus und ist somit vom inaktiven Kalkdepot zu unterscheiden.

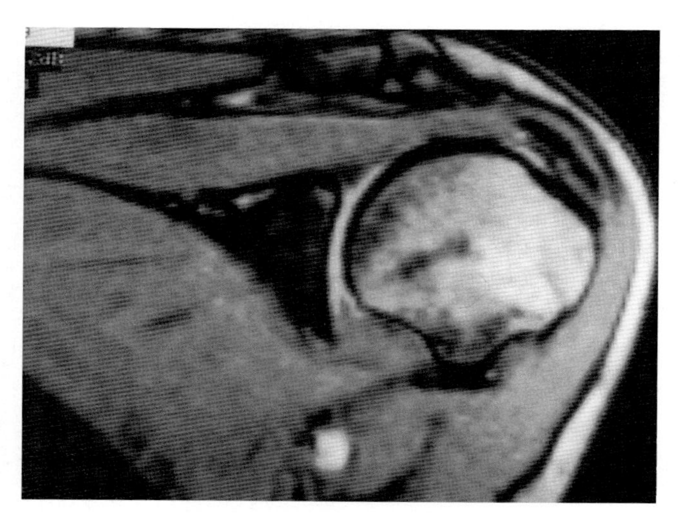

Abb. 6.39 Signallose Zone innerhalb der Supraspinatussehne mit geringer Ödembildung bei Tendinitis calcarea (FE DIFF).

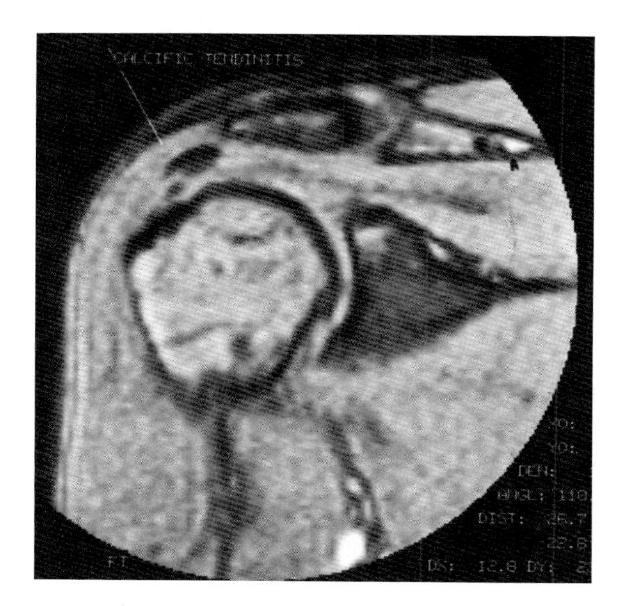

Abb. 6.40 Signallose Zone innerhalb der Supraspinatussehne ohne Ödembildung bei reaktionslosem und klinisch nicht symptomatischem Kalkherd (FE DIFF).

ANSATZTENDINOSE DER ROTATORENMANSCHETTE

Ganz andere Befunde zeigen sich bei Überkopfsportlern mit chronischen Schulterbeschwerden. Hierbei handelt es sich nicht um die erwarteten Veränderungen in der Supraspinatussehne selbst, sondern vielmehr um pathologische Befunde am Ansatz der Sehne am Tuberculum majus. Es zeigen sich deutliche Unregelmäßigkeiten des Knochen-Sehnen-Überganges im Vergleich zur nicht befallenen Gegenseite (Abb. 6.41). Teilweise zeigen sich mottenfraßähnliche Veränderungen. In den entsprechenden Röntgenbildern konnten diese Veränderungen auch retrospektiv nicht nachgewiesen werden. Anzeichen für intratendinöse Rupturen im Sehnengewebe konnten wir im Kernspinbild nicht finden. Diese kernspintomographischen Befunde bei Überkopfsportlern mit Impingement-Symptomatik sprechen nicht für das Vorliegen einer Kompressionstendopathie der Supraspinatussehne. Die von uns dokumentierten Veränderungen liegen alle am Sehnen-Knochen-Übergang.
Auf die Vulnerabilität dieser Lokalisation unseres Bewegungsapparates haben schon viele Autoren hingewiesen [32, 220]. Aus mechanischer Sicht besteht die Funktion dieser Ansatzzone in einem strukturell präformierten Ausgleich zwischen Systemen unterschiedlicher Elastizität. An diesem Übergang finden sich die chronischen und schwer therapierbaren Insertionstendinosen, wie z.B. Epikondylitiden oder Patellaspitzen-Syndrome.
Die Begünstigung einer Insertionstendinose der Rotatorenmanschette beim Wurfsportler ist aufgrund der biomechanischen Belastung der Sehne durchaus erklärbar.
Jobe [110] führte EMG-Untersuchungen bei Baseballwerfern (Pitchern) durch. Er fand nur eine geringe elektrische Aktivität der Rotatoren bei der Beschleunigung des Armes. Erst in der Abbremsbewegung des Armes kommt es zu einer deutlichen Aktivität der Rotatoren. Offensichtlich kommt es nach dem Verlassen des Balles aus der Hand des Werfers, also zum Zeitpunkt der größten Winkelgeschwindigkeit des Armes, zur Kontraktion der Rotatoren, um den Humeruskopf in der Gelenkpfanne zu zentrieren und den Arm abzubremsen. Somit kontrahiert sich die Muskulatur gegen die Bewegungsrichtung. Dies führt zu einer exzentrischen Belastung der Muskeln. Wir wissen, daß diese exzentrische Kontraktionsform die stärkste Belastung für den Muskel überhaupt darstellt. Verschiedene Autoren [168] konnten nach exzentrischer Muskelarbeit sogar Verletzungen in der Feinarchitektur der quergestreiften Muskulatur nachweisen.

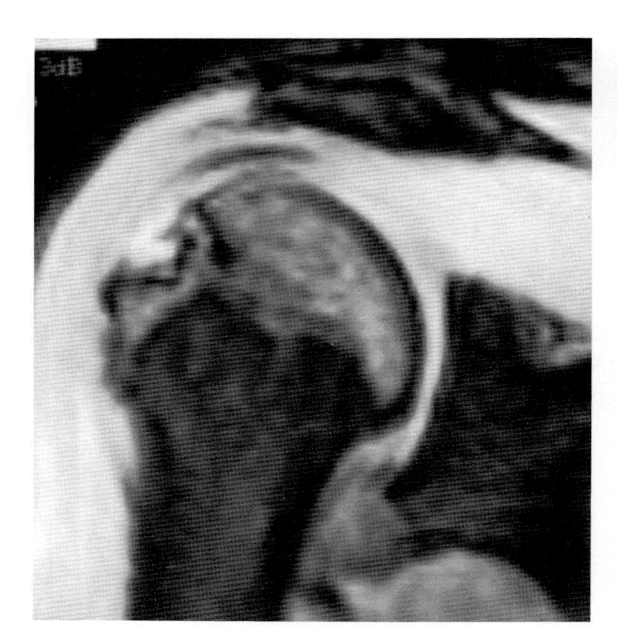

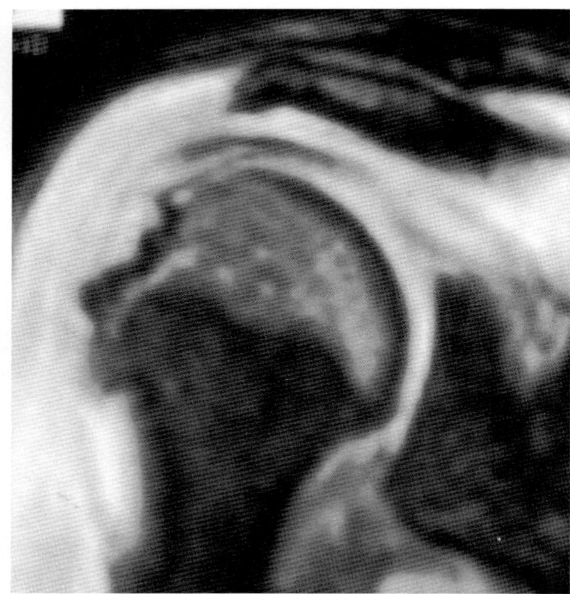

Abb. 6.41 Deutliche Konturunregelmäßigkeiten im Ansatzbereich der Supraspinatussehne am Tuberculum majus mit subkortikalen Veränderungen bei Überkopfsportlern mit klinischer subakromialer Pathologie. Weder bei der klinischen Untersuchung noch bei der bildgebenden Diagnostik ergaben sich Anhaltspunkte für Rupturen der Rotatorensehnen (FE DIFF).

Von anderen Krankheitsbildern, wie z.B. dem Patellaspitzen-Syndrom, wissen wir, daß auch Verletzungen am Knochen-Sehnen-Übergang durch exzentrische Belastung möglich sind. Auch unsere Befunde deuten auf eine ähnliche Pathologie beim Impingement-Syndrom des Überkopfsportlers.

Bei nicht kompressionsbedingten, sogenannten Impingement-Syndromen verändert eine Akromioplastik oder eine Resektion des Lig. coracoacromiale nicht die zugrundeliegende Pathologie [109].

Unsere Erfahrungen zeigen, daß mit Hilfe der Kernspindiagnostik eine Vielzahl von unterschiedlichen Ursachen für eine subakromiale Pathologie differenziert werden kann. Der häufig unkritisch angewandte Begriff des „Impingement-Syndroms" erscheint uns oftmals ein neuhochdeutscher Ersatz der guten alten PHS (Periarthropathia humeroscapularis) zu sein. Durch eine differenziertere klinische und bildgebende Diagnostik sollte dieses Krankheitsbild bei jedem Patienten näher aufgeschlüsselt werden. Nur durch die exakte Dokumentation der vorliegenden Pathologie ist eine zielgerichtete und spezifische Therapie möglich.

VERÄNDERUNGEN DER LANGEN BIZEPSSEHNE

Auch pathologische Veränderungen der langen Bizepssehne sind darstellbar. Eine Ergußbildung um die Bizepssehne als sogenannter Bizepshalo ist Ausdruck der Bizepstendinitis (Abb. 6.42). Ein Bizepshalo ist häufig auch bei einer Rotatorenmanschettenpathologie zu finden. Deshalb sollten bei Vorliegen eines Bizepshalos die Sehnen der Rotatorenmanschette besonders sorgfältig beurteilt werden.

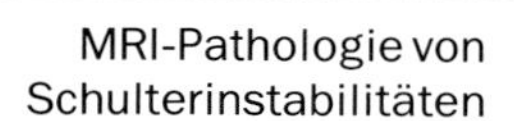

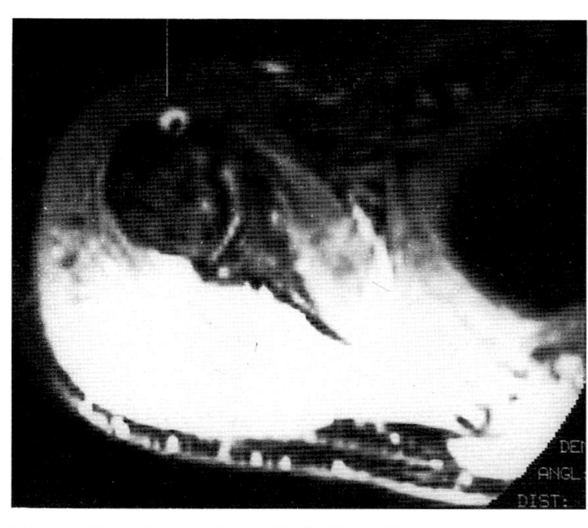

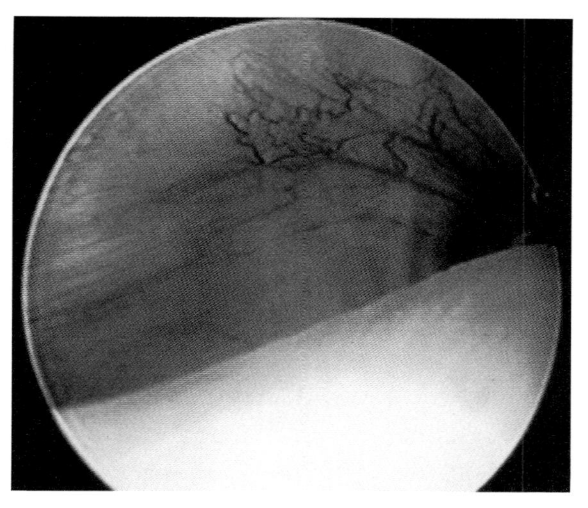

Abb. 6.42 Signalreicher Vorhof um die signalarme lange Bizepssehne in der transversalen Ebene bei Vorliegen einer Bizepstendinitis (STIR). Rechts das arthroskopische Bild mit deutlichen Gefäßinjektionen im Sulcus intertubercularis (unten: Bizepssehne, oben: Schulterdach, rechts: Eingang zum Sulcus intertubercularis).

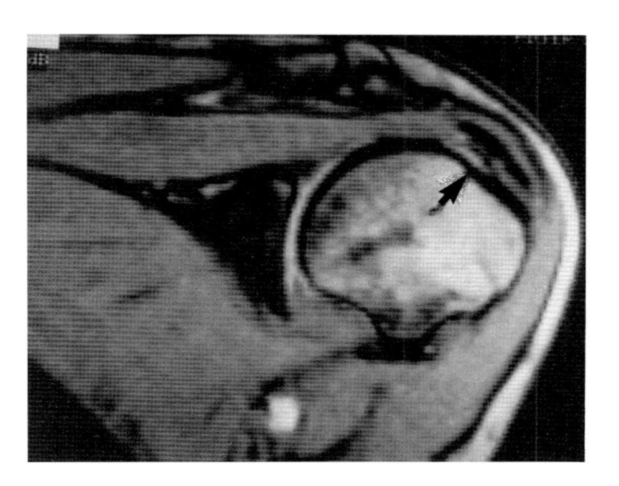

Abb. 6.43 Deutlicher Erguß im AC-Gelenk mit reizlosem Kalkdepot innerhalb der Supraspinatussehne (FE DIFF).

VERÄNDERUNGEN DES AKROMIOKLAVIKULARGELENKES

Eine oftmals vernachlässigte Differentialdiagnose bei Schulterpatienten stellen die Affektionen des AC-Gelenkes dar. Abbildung 6.43 zeigt das Bild eines AC-Gelenk-Hydrops bei reizlosen Kalkdepots in der Supraspinatussehne.

MRI-PATHOLOGIE VON SCHULTERINSTABILITÄTEN

Einen besonderen Problemkreis am Schultergelenk stellen die Gelenkinstabilitäten dar. Der Vorteil einer großen Gelenkbeweglichkeit wird durch eine relativ große Luxationsneigung erkauft. Deshalb gilt das glenohumerale Gelenk als das am häufigsten luxierende große Körpergelenk. Mehr als 95% der Luxationen geschehen nach anteroinferior [47]. Signifikante Prädispositionsfaktoren für die Entstehung einer rezidivierenden Instabilität sind das Alter und das Aktivitätsniveau zum Zeitpunkt der ersten traumatischen Luxation. Bei einer traumatischen Schulterluxation zwischen dem 20. und 30. Lebensjahr ist die Wahrscheinlichkeit für eine Reluxation außerordentlich hoch [91, 92]. Rowe [208] fand eine Rezidivrate von 94% bei Patienten unter 20 Jahren und eine Rezidivrate von 74% bei Patienten im Alter von 20 bis 40 Jahren bei einer Nachbeobachtungszeit von

ein bis zehn Jahren. Noch höher ist die Gefahr beim Sportler, daß nach einer traumatischen Luxation ein instabiles Schultergelenk verbleibt [14, 223]. Neben der Dokumentation dieser epidemiologischen Daten hat es seit mehr als 50 Jahren immer wieder Diskussionen um die pathomorphologische Ursache für die Entstehung einer persistierenden Instabilität gegeben [112]. Zu den Strukturen der anterioren Gelenkkapsel zählen die synoviale Gelenkkapsel, die glenohumeralen Ligamente (superior, medial und inferior), das Lig. coracohumerale, das Labrum glenoidale und die Sehne des M. subscapularis. Der anteriore Kapselmechanismus wird als der wichtigste Stabilisator des Schultergelenkes angesehen [232]. In der luxationsträchtigen Position, der Außenrotation und Abduktion, verhindern diese Strukturen die anteriore Luxation des Humeruskopfes. Pathologische Veränderungen des anterioren Kapsel-Bandapparates sind bei allen Patienten mit anamnestischem Hinweis auf Subluxationen oder Luxationen zu erwarten.
Das Spektrum der in der Literatur veröffentlichten pathologischen Veränderungen beinhaltet die klassische, von Malgaigne [140] erstmals beschriebene posterolaterale Impressionsfraktur (Hill-Sachs-Läsion) [62, 88], degenerative Veränderungen des anterioren Labrum glenoidale, aber auch Rupturen der anterioren Gelenkkapsel sowie der glenohumeralen Ligamente. Als klassische Weichteilläsion gilt die Bankart-Läsion als traumatische Ablösung des anteroinferioren Labrum glenoidale [6, 7]. Die Ablösung der anteroinferioren Tasche wurde erstmals von Broca und Hartman 1890 beschrieben [19]. 1949 berichtete Nicola über die operative Behandlung von 27 frischen Luxationen und fand in 22 Fällen eine Ablösung von Labrum und anteriorer Kapsel [169]. 1979 publizierte Tjimes [230] arthrographische Befunde nach Schulterluxationen. Auch er fand in den allermeisten Fällen eine Erweiterung des anteroinferioren Gelenkrezessus.
Bei der Diagnostik von Patienten mit Schulterinstabilitäten können verschiedene Probleme auftreten. Zunächst berichten nicht alle Patienten über typische Instabilitätsereignisse in der Vorgeschichte. Gelegentlich klagen sie nur über Schmerzen, Schwäche, Taubheitsgefühle oder eine eingeschränkte Beweglichkeit [207, 208]. Bei solchen Patienten reichen die differentialdiagnostischen Überlegungen von Veränderungen der Supraspinatussehne über AC-Pathologien, Plexusläsionen, Thoracic-Outlet-Syndromen bis hin zum zervikalen Bandscheibenvorfall. Zweitens gibt es eine Vielzahl von Patienten mit multidirektionalen Instabilitäten [204]. Bei diesen Patienten führt eine operative Standardstabilisierung nicht zur Beschwerdefreiheit, sondern diese kann die Dysfunktion eher noch fixieren.
Zur Dokumentation von pathologischen Veränderungen bei instabilen Schultergelenken finden sich in der Literatur Studien über anatomische Präparationen, operative Befunde, Nativröntgenaufnahmen und Arthrographien [192]. Die Stärken der Arthrographie liegen jedoch überwiegend in der Diagnostik degenerativer Veränderungen der Rotatorenmanschette [34, 165, 234]. In der Instabilitätsdiagnostik bietet sich diese Methode zur Zeit nur bei bestimmten Fragestellungen an [230, 165]. Die Indikation zur Arthrographie muß besonders streng gestellt werden, da es sich um eine invasive Methode mit möglichen Komplikationen handelt [76]. Mit Hilfe der Computertomographie lassen sich zwar viele diagnostische Erkenntnisse gewinnen [17, 48, 68, 69, 75, 122], bei der Diagnostik von Gelenkinstabilitäten hat sich jedoch die Kombination von Arthrographie und Computertomographie (Arthro-CT) bewährt. Diese Methode erlaubt Aussagen über den Zustand der anterioren Gelenkwand nach Luxationen oder Subluxationen [44, 49, 173, 189, 190, 200, 218, 235]. Gegen einen Einsatz dieses Verfahrens in der Routinediagnostik sprechen jedoch die Invasivität mit den möglichen Komplikationen, die hohen Kosten sowie der große apparative und personelle Aufwand.
Experimentelle Studien an Leichenschultern haben die Darstellbarkeit des anterioren

Labrums und seiner Pathologie im Kernspin belegt [242]. Der Vergleich der kernspintomographischen Darstellung des anterioren Kapsel-Band-Apparates nach intraartikulärer Applikation von Gadolinium am Präparat zum Arthro-CT belegt die gute Abbildungsqualität der Kernspintomographie für diese Fragestellung [242, 243]. In verschiedenen Studien sind die anterioren Kapsel-Band-Strukturen bereits nativ ohne die Gabe von Kontrastmittel dokumentiert worden [94, 117, 215]. Weitere klinische Studien unterstrichen die Darstellbarkeit der Labrumpathologie auch am Patienten [74, 243, 217]. Typische Veränderungen bei Patienten mit instabilen Schultergelenken sind signalreiche Bezirke innerhalb des Labrums bis hin zu Abtrennungen des Labrums mit Kontinuitätsunterbrechung.

NORMALE ANATOMIE DES ANTERIOREN KAPSEL-BAND-KOMPLEXES

Die gesunde anteriore Gelenkkapsel zeigt sich als ein homogener signalarmer Bereich. In einem gesunden Gelenk ist eine Differenzierung zwischen Gelenkkapsel und Subskapularissehne kaum möglich. Die Bursa subscapularis ist nur bei einem deutlichen intraartikulären Erguß definierbar. Es gibt drei unterschiedliche Konfigurationen der Ansatzzone der anterioren Kapsel. Bei Typ I findet sich der Ansatz unmittelbar am Labrum glenoidale. Bei Typ II setzt die Kapsel am Skapulahals direkt hinter dem Labrum an. Typ III zeichnet sich durch einen weit medial gelegenen Ansatz aus (Abb. 6.44). Hierdurch entsteht eine große anteriore Tasche, die von manchen Autoren als Prädispositionsfaktor für eine Luxation angesehen wird. Das normale anteriore Labrum ist signalarm und hat eine trianguläre Konfiguration. Das posteriore Labrum hingegen ist eher rund geformt.

PATHOLOGISCHE BEFUNDE BEI SCHULTERINSTABILITÄTEN

In experimentellen Untersuchungen konnten nach artifizieller anteriorer Instabilität an Präparaten typische pathologische Veränderungen des anterioren Kapsel-Band-Apparates demonstriert werden [241, 243]. Auch bei Patienten mit Schulterinstabilitäten finden sich in verschiedenen Studien typische Veränderungen, vor allem des anterioren Labrum glenoidale [74, 217, 243]. Diese Befunde reichen von geringfügigen intrastrukturellen Signalerhöhungen über deutliche Signalerhöhungen in weiten Bereichen des Labrum glenoidale bis hin zur völligen Ablösung des Labrums (Abb. 6.45). Im direkten Vergleich zum Arthro-CT scheint die Kernspintomographie bezüglich der Fragestellung nach Begleitverletzungen bei instabilen Schultergelenken zumindest gleichwertig zu sein [181].
Die Labrum-Pathologien lassen sich dem Schweregrad nach klassifizieren (Abb. 6.46):
Typ I: Signalreiche Zone innerhalb des anterioren Labrum glenoidale mit Kontakt zur gelenkseitigen Oberfläche ohne vollständige Kontinuitätsunterbrechung (Abb. 6.47).
Typ II: Signalreiche Zone innerhalb des Labrum mit vollständiger Kontinuitätsunterbrechung, jedoch ohne Dislokation (Abb. 6.48).
Typ III: Signalreiche Kontinuitätsunterbrechung des Labrum glenoidale mit Dislokation des Labrum, jedoch ohne subperiostale Ablösung der anterioren Kapsel (Abb. 6.49).
Typ IV: Signalreiche Kontinuitätsunterbrechung des Labrum mit Dislokation und subperiostaler Ablösung der anterioren Gelenkkapsel bis in den Bereich des Skapulahalses (Abb. 6.50).

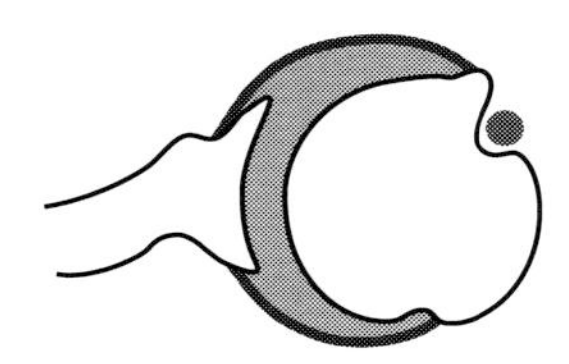

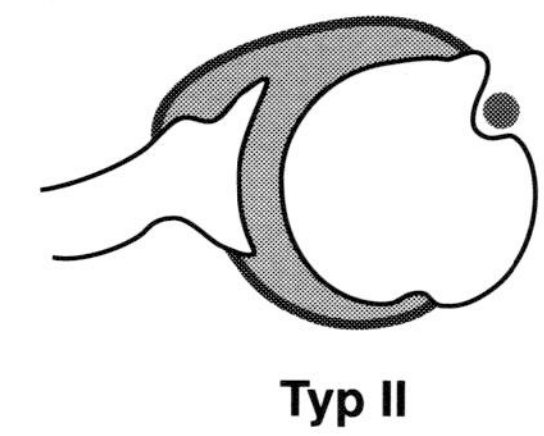

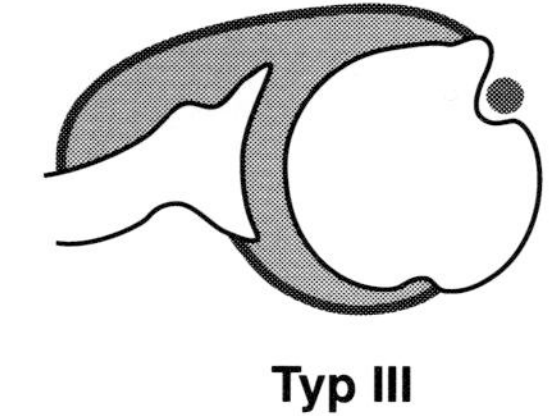

Abb. 6.44 Die anteriore Gelenkkapsel des Schultergelenkes zeigt bereits physiologiosch unterschiedliche Ansatzstellen am Skapulahals.

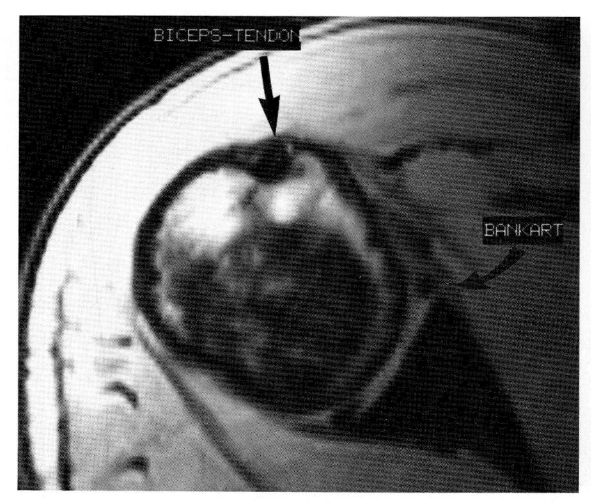

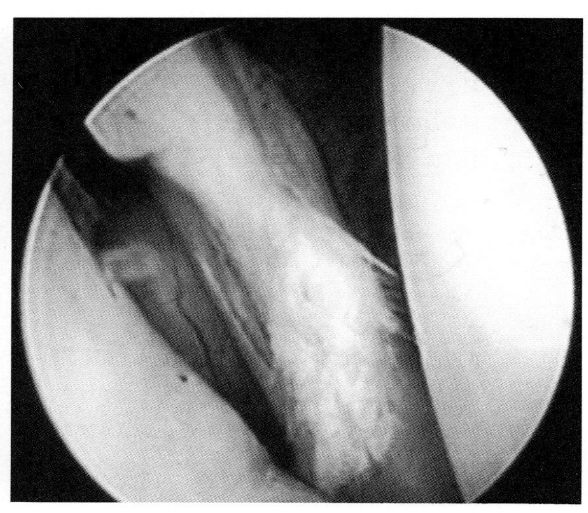

Abb. 6.45 Deutliche Signalerhöhung im Bereich des anterioren Labrum glenoidale zwischen Restlabrum und ossärer Gelenkpfanne (FE DIFF) (links). Rechts das arthroskopische Bild: Das Labrum glenoidale ist vom knöchernen Glenoid (links) abgelöst. Rechts die runde Kontur des Humeruskopfes.

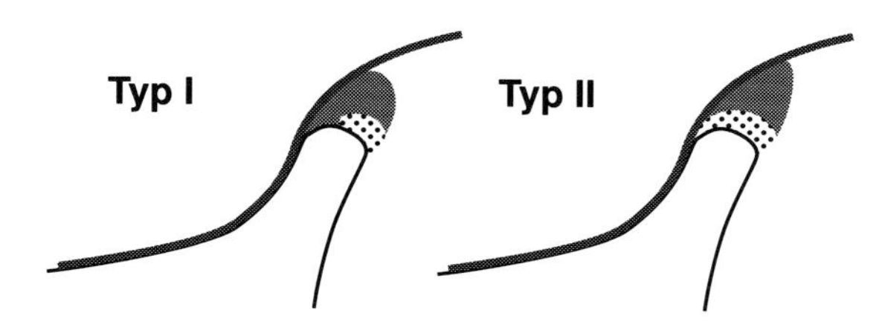

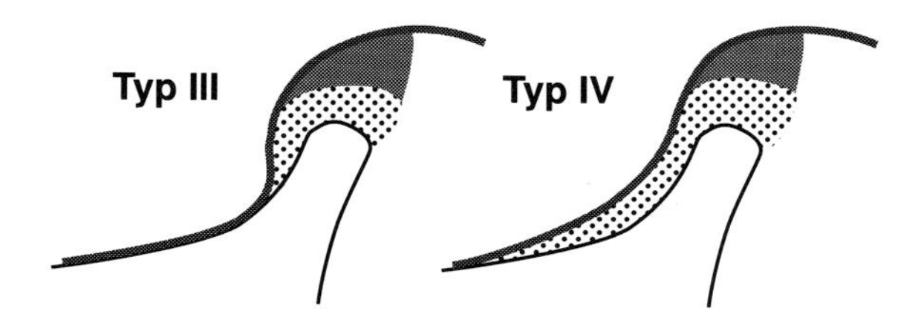

Abb. 6.46 Bei Patienten mit anterioren Schulterinstabilitäten läßt sich die Labrumpathologie in vier Typen einteilen.

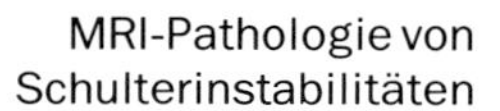

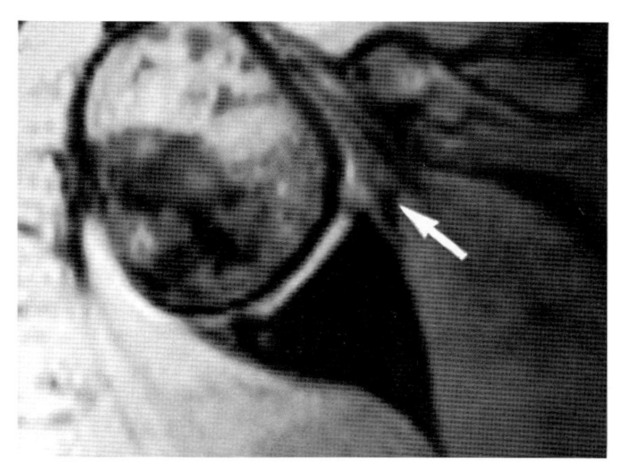

Abb. 6.47 Signalreiche Zone innerhalb des anterioren Labrum glenoidale mit Kontakt zur gelenkseitigen Oberfläche, jedoch ohne vollständige Kontinuitätsunterbrechung (FE DIFF).

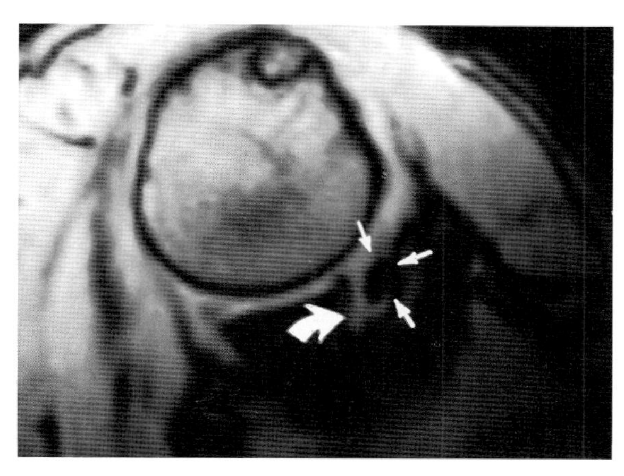

Abb. 6.48 Signalreiche Zone innerhalb des Labrum mit vollständiger Kontinuitätsunterbrechung, jedoch ohne Dislokation (FE DIFF).

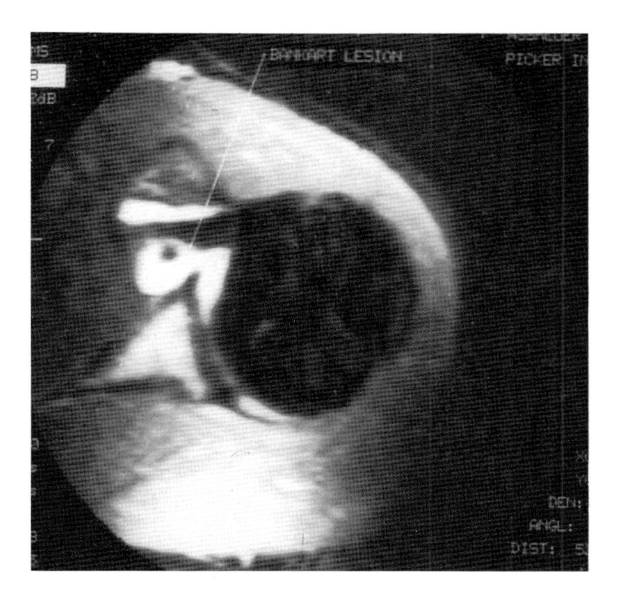

Abb. 6.49 Signalreiche Kontinuitätsunterbrechung des Labrum glenoidale mit Dislokation des Labrum, jedoch ohne subperiostale Ablösung der anterioren Kapsel (STIR).

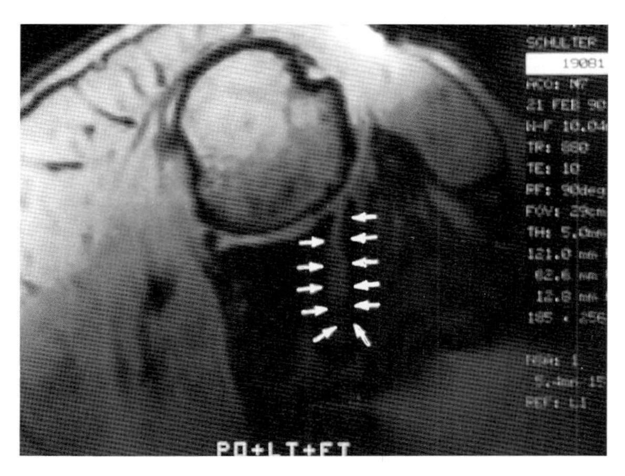

Abb. 6.50 Signalreiche Kontinuitätsunterbrechung des Labrum mit Dislokation und subperiostaler Ablösung der anterioren Gelenkkapsel bis in den Bereich des Skapulahalses (FE DIFF).

Pathologische Veränderungen des anterioren Kapsel-Band-Komplexes sind nahezu bei allen Patienten mit anamnestischem und klinischem Hinweis auf Subluxationen oder Luxationen vorhanden. Literaturberichte über die Inzidenz von Bankart-Läsionen reichen von 27% bis 100% [207]. BAKER et al. untersuchten Patienten mit traumatischen Schulterluxationen arthroskopisch innerhalb von zehn Tagen nach dem Unfallereignis [5]. Sie fanden ebenfalls unterschiedliche intraartikuläre Verletzungsmuster, wiesen jedoch darauf hin, daß die Patienten mit einer vollständigen Ablösung des anterioren Labrumkomplexes die instabilsten Schultergelenke hatten. Sie folgerten, daß nach einer traumatischen anterioren Schulterluxation eine Arthroskopie durchgeführt werden sollte, um das Ausmaß der Verletzung zu dokumentieren und eventuell notwendige operative Stabilisierungen frühzeitig durchzuführen. Falls sich die diagnostische Wertigkeit der Kernspintomographie bei der Beurteilung der Labrumpathologie in weiteren prospektiven Studien bestätigt, könnten hierdurch eventuell die von BAKER et al. [5] geforderten diagnostischen Arthroskopien nach einer traumatischen Luxation reduziert werden. Während bei Läsionen vom Typ I und eventuell auch vom Typ II ein konservatives Vorgehen indiziert zu sein scheint, sollte bei Vorliegen einer Läsion mit Dislokation des Labrum vom Typ III oder gar vom Typ IV eine operative Stabilisierung des Labrum in konventioneller oder transarthroskopischer Technik angestrebt werden.

Auch Hill-Sachs-Läsionen sind kernspintomographisch dokumentierbar (Abb. 6.51). HILL und SACHS [88] fanden bei 32% der Patienten nach der ersten anterioren Schulterluxation den typischen Defekt. SIMONEIT [100] gibt eine Inzidenz von 42% und HOVELIUS [92] von sogar 51% an. Beide Autoren vermuten, daß die wirklichen Zahlen jedoch deutlich höher liegen, da sie die Röntgendiagnostik in beiden Studien nicht immer als optimal ansahen, um den Defekt sicher darzustellen. Dementsprechend berichtet HABERMEYER sogar, daß 78% der traumatisch erstluxierten und bis zu 98% der reluxierten Schultergelenke seiner Studie eine Hill-Sachs-Läsion aufwiesen, von denen jedoch nur 48% radiologisch erkannt wurden [75].

Ein Literaturvergleich zeigt, daß auch die Rupturen der Rotatorenmanschette keine seltenen Ereignisse bei Luxationen älterer Menschen sind. REEVES zeigte, daß die Rotatorenmanschette bei einer Luxation im höheren Lebensalter das schwächste Glied in der Kette ist [192]. Zu gleichen Aussagen kommt auch TIJMES [230]. Er fand arthrographisch bei 50 Patienten mit Schulterinstabilitäten 14 Fälle mit Läsionen der Rotatorenmanschette.

Sicherlich kann die Kernspintomographie z.Zt. nicht als Routinemethode für die Diagnostik von Hill-Sachs-Läsionen oder Rupturen der Rotatorenmanschette angesehen werden. Hier sollten andere Verfahren wie das Nativ-Röntgen, die Sonographie oder die Arthrographie zum Einsatz kommen. Dennoch zeigt auch die Kernspintomographie in prospektiven Studien bei Komplettrupturen der Rotatorenmanschette bereits eine relativ hohe diagnostische Wertigkeit (Sensitivität: 95%, Spezifität: 91%, Genauigkeit 93%) [96].

Neben der posttraumatischen Läsion des Labrum glenoidale findet auch die isolierte Pathologie des Labrum in den letzten Jahren zunehmendes Interesse [176]. Derartige Veränderungen finden sich insbesondere bei Überkopfsportlern wie zum Beispiel bei Schwimmern oder in Wurfsportarten. Es werden zwei unterschiedliche Pathologien differenziert.

Bei der einen handelt es sich um eine korbhenkelrißähnliche Läsion des anterioren Labrum glenoidale. Der Unfallmechanismus wird mit einer einmaligen forcierten Außenrotation mit anschließender Symptomatik im anterioren Schulterbereich angegeben. Patienten mit einer derartigen Läsion haben anamnestisch instabilitätsähnliche Symptome. PAPPAS formulierte sogar den Begriff der funktionellen Instabilität für dieses

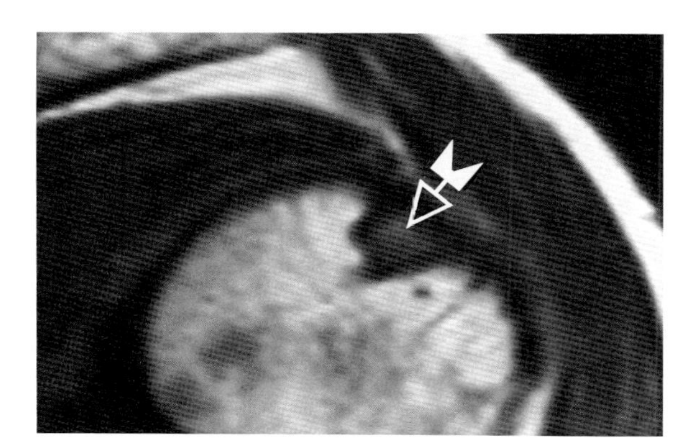

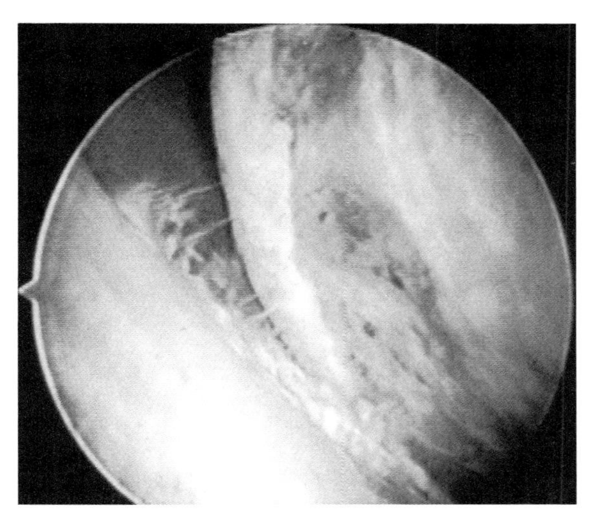

Abb. 6.51 Deutliche, im Schnittbild dreieckig erscheinende Hill-Sachs-Läsion in der schrägen koronaren Ebene. Unten die Impressionsfraktur im arthroskopischen Bild (SE 20/500).

Krankheitsbild [176]. Bei der klinischen Untersuchung klagen die Patienten über Schmerzen in Abduktions-/Außenrotationsposition, jedoch ohne die typische Abwehrspannung des Apprehension-Tests. Gelegentlich kommt es zu einem reproduzierbaren Klick bei der Überkopfbewegung. Bei der klinischen Untersuchung findet sich jedoch kein pathognomonischer Test für diese Veränderung. Hier kann bei unklarer Symptomatik mit Hilfe der Kernspintomographie die Labrumpathologie aufgedeckt werden. Therapeutisch wird die operative Exzision des abgelösten Fragmentes empfohlen.
Der andere Typ der isolierten Labrumpathologie wird durch wiederholte kraftvolle Überkopfbewegung vorzugsweise bei Schwimmern oder Werfern angegeben. Hierbei kommt es zu degenerativen Veränderungen des anterioren Labrum glenoidale mit konsekutiven Rißbildungen insbesondere im oberen Bereich nahe am Ansatz der langen Bizepssehne. Auch hier gibt es kein pathognomonisches anamnestisches oder klinisches Zeichen, wohingegen im KST die Labrumpathologie deutlich zur Darstellung kommt. Bei Beschwerdepersistenz wird das arthroskopische Débridement empfohlen.
Fazit: Bei Patienten mit rezidivierenden Schulterinstabilitäten kann mit Hilfe der Anamnese und der klinischen Untersuchung in der Mehrzahl der Fälle eine korrekte Diagnose gestellt werden [207]. Dennoch gibt es immer wieder Fälle, bei denen erst die weiterführende bildgebende Diagnostik zur endgültigen Diagnose führt. Mit Hilfe der Kernspintomographie ist eine nicht-invasive und nicht strahlenbelastende Dokumentation des anterioren Kapsel-Band-Komplexes sowie des Labrum glenoidale des Schultergelenkes möglich. Weiterhin ist die Aufdeckung einer Hill-Sachs-Läsion möglich. Eine routinemäßig durchgeführte kernspintomographische Abklärung von Patienten mit Schulterinstabilitäten ist sicherlich nicht indiziert. Dennoch könnte diese Methode bei selektierten Risikopatienten (junger Sportler, erste traumatische Luxation oder persistierende Symptoma-

tik bei einem Überkopfsportler) eine frühzeitige Erfassung der Pathologie ermöglichen, um rasch eine adäquate Therapie einleiten zu können. Bei diesen Fragestellungen kann die Methode in Zukunft eventuell das invasive Arthro-CT sowie die rein diagnostische Arthroskopie ersetzen.

POSTTRAUMATISCHE VERÄNDERUNGEN

AKROMIOKLAVIKULARGELENK

Luxationen des Akromioklavikulargelenkes werden üblicherweise in drei Kategorien unterteilt [47, 177, 202]. In dieser Einteilung nach Tossy handelt es sich bei Verletzungen vom Typ I nur um partielle Rupturen der akromioklavikularen Bänder. Bei Verletzungen vom Typ II handelt es sich um Rupturen der akromioklavikularen Bänder ohne Verletzung mit Dehnungen oder partiellen Rupturen der korakoklavikularen Bänder. Bei Verletzungen vom Typ III sind sowohl die akromioklavikularen als auch die korakoklavikularen Bänder rupturiert, und es kommt zu einer vollständigen Dislokation von Klavikula und Akromion. Häufig treten bei Patienten mit Typ-I- oder Typ-II-Verletzungen chronische Beschwerden auf. Hier zeigen sich gelegentlich schon bei jungen Sportlern degenerative Veränderungen im Röntgenbild, gelegentlich sogar auch mit lytischen Veränderungen des lateralen Klavikulaendes. Im KST kann der persistierende Reizzustand im Bereich des Gelenkes gut objektiviert werden (Abb. 6.52). Nach Verletzungen des AC-Gelenkes vom Typ I oder II können im Kernspintomogramm bereits lange vor dem Röntgenbild deutliche Veränderungen im lateralen Klavikulaende vorgefunden werden, die auf eine beginnende Lyse hinweisen (Abb. 6.53). Eventuell vorliegende Verletzungen des intraartikulären Diskus können ebenso dargestellt werden wie Rupturen im Verlauf der gelenksichernden Ligamente.

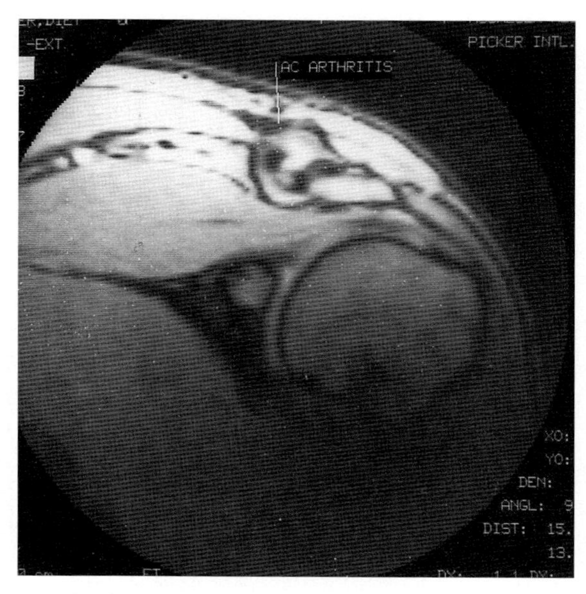

Abb. 6.52 Auftreibung der Kapsel des Akromioklavikulargelenkes nach Sturz auf die Schulter (FE DIFF).

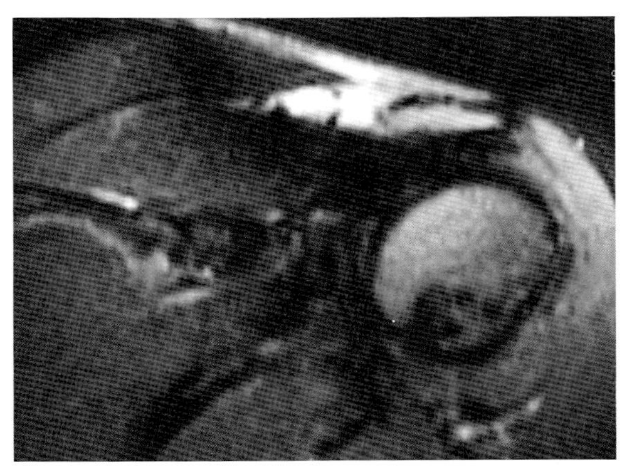

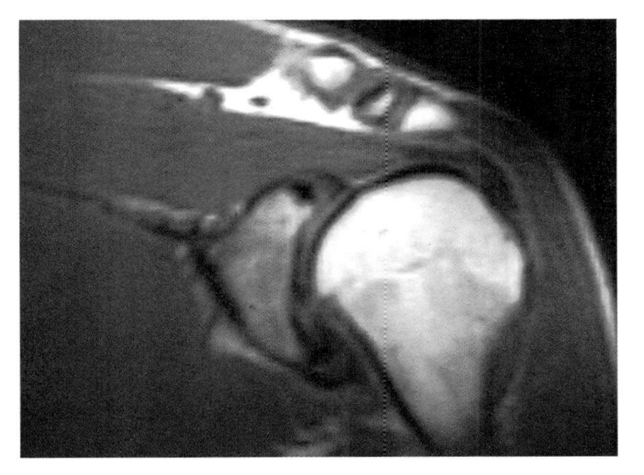

Abb. 6.53 Deutliche Signalanhebung im Bereich des lateralen Klavikulaendes im STIR-Bild. Im T1-gewichteten Bild Signalabschwächung der lateralen Klavikula noch vor sichtbaren Veränderungen im Röntgenbild bei einem Patienten nach Distorsion des AC-Gelenkes.

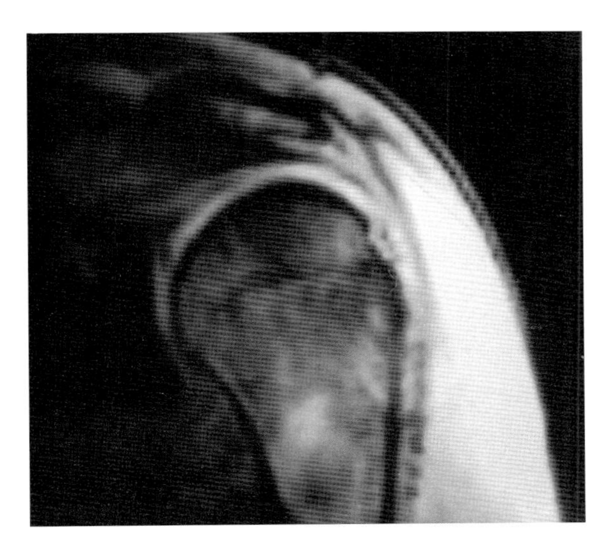

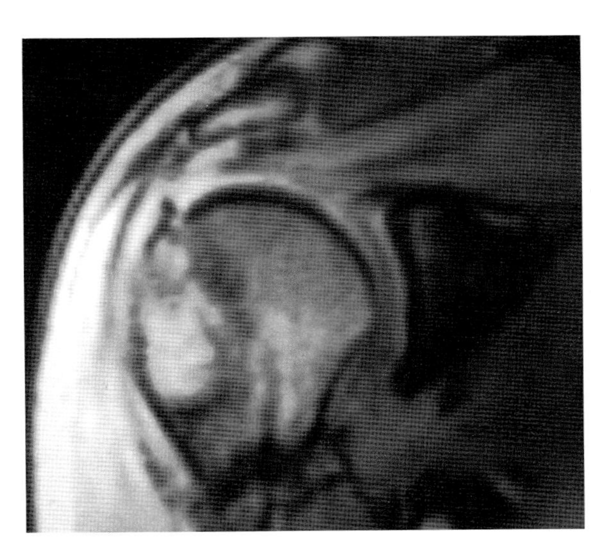

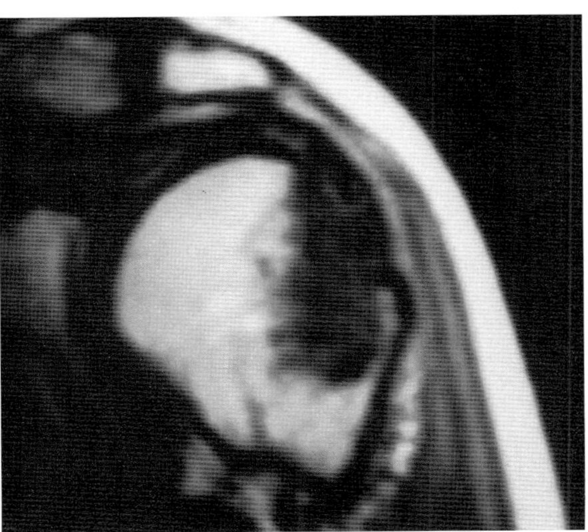

Abb. 6.54 Ossäre Verletzungen unterschiedlichen Ausmaßes des Tuberculum majus können kernspintomographisch nachgewiesen werden. Oben kleiner knöcherner Ausriß im Ansatzbereich der Supraspinatussehne (FE DIFF). Unten im Spin-Echo-Bild Signalabschwächung eines großen, nicht dislozierten Tuberculum majus-Fragmentes als Hinweis auf einen gestörten Knochenstoffwechsel (SE 20/500). Im FE DIFF-Bild zeigt der gleiche Patient eine Signalanhebung.

FRAKTUREN DES PROXIMALEN HUMERUS

Frakturen des Humeruskopfes sind keine Seltenheit. Zur Routinediagnostik gehört als Standard die Röntgenaufnahme in drei senkrecht zueinander stehenden Projektionen. Anhand dieser Röntgenaufnahmen wird die vorliegende Fraktur dann der Klassifikation von NEER zugeteilt [160, 163]. Hierdurch sind Aussagen bezüglich der einzuschlagenden Therapie sowie der Prognose der Verletzung möglich. Bei unklaren Befunden im Röntgenbild, eventuell sogar mit Beteiligung der glenoidalen Gelenkfläche, ist eine Computertomographie indiziert. Bei dem Verdacht auf begleitende Weichteilverletzungen ist die Indikation zu einer Kernspintomographie gegeben. Dies gilt inbesondere in solchen Fällen, in denen aufgrund der alleinigen ossären Verletzung ein konservatives Vorgehen indiziert ist und in denen eine begleitende Sehnen- oder Muskelverletzung eine operative Therapie notwendig machen würde (Abb. 6.54).

ASEPTISCHE KNOCHENNEKROSEN

Eine aseptische ischämische Knochennekrose ist eine häufige Komplikation nach Schulterverletzungen, insbesondere nach Humeruskopffrakturen. Gelegentlich tritt diese Komplikation auch nach operativ versorgten proximalen Humerusfrakturen auf. In verschiedenen Fällen scheint durch die Wahl der Osteosynthese die Nekrosenrate bedingt zu sein [66]. Andere Ursachen für Kopfnekrosen sind Steroidmedikation, Alkoholabusus, Sichel-Zell-Anämie oder die Chaisson-Krankheit [73]. Nativröntgenbilder zeigen erst die Spätveränderungen dieses Krankheitsbildes. Trotz Knochenszintigraphie und CT ist die Frühdiagnose einer Osteonekrose schwierig geblieben. Die Kernspintomographie hingegen bietet gute diagnostische Möglichkeiten in der Frühdiagnostik von Osteonekrosen (Abb. 6.55). Dies gilt vor allem für das Hüftgelenk [154, 155], aber auch für andere Gelenke wie Knie-, Sprung-, Schulter-, Ellenbogen- und Handgelenke. Das Erscheinungsbild der Osteonekrose am Schultergelenk ist dem Bild an anderen Gelenken vergleichbar. Hier imponieren insbesondere unregelmäßige Areale verminderter Signalintensität.

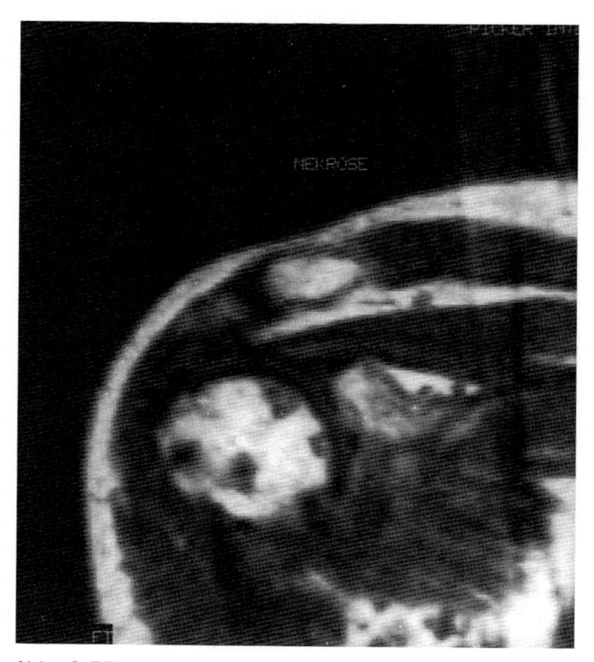

Abb. 6.55 Deutliche Signalunregelmäßigkeiten im Humeruskopf in frühen Stadien von idiopathischen Humeruskopfnekrosen.

SYNOVIALE VERÄNDERUNGEN

Das glenohumerale Gelenk ist häufig von entzündlichen Veränderungen befallen. Hierzu zählen insbesondere Patienten mit rheumatoider Arthritis oder einem Morbus Bechterew. In frühen Stadien der Erkrankung kommt es zu Synoviaproliferationen mit intraartikulären Ergüssen und Weichteilbeteiligung. In fortgeschrittenen Stadien bewirkt die proliferative Synovialitis Knorpeldestruktionen, Weichteilzerstörungen von Bändern, Gelenkkapsel und Sehnen bis hin zu subchondralen Knochenveränderungen [73]. Einhergehend mit den Weichteilveränderungen entstehen synoviale Zysten und/oder Ganglien. Mit Hilfe der Kernspintomographie können alle o.g. Veränderungen dargestellt werden. Abbildung 6.56 zeigt eine seropositive rheumatoide Arthritis mit Zyste im Humeruskopf und deutlichem Gelenkerguß. Im STIR-Bild wird die Ödemzone deutlich wiedergegeben. Obwohl ossäre und kartilaginäre Veränderungen auch radiologisch dargestellt werden können, sind diese Pathologien im KST bedeutend früher erkennbar. Weiterhin ist das Ausmaß der Läsionen im KST genauer beurteilbar. Gleiches gilt für Weichteilveränderungen. Obwohl Rotatorenmanschettenrupturen und Ganglien auch durch Arthrographien dokumentierbar sind, ist durch die KST der Vorteil der fehlenden Invasivität gegeben [117].

Bei Patienten mit septischen Arthritiden finden sich ebenfalls intraartikuläre Ergußbildungen sowie Knorpeldestruktionen ohne oder mit subchondralen Knochenveränderungen. Bei Patienten mit einer pigmentierten villonodulären Synovialitis (PVNS) kann kernspintomographisch neben dem Gelenkerguß und den sekundären destruktiven Prozessen auch der Nachweis von Hämosiderin-Einlagerungen, welche als Foki geringer Signalintensität erscheinen, gelingen [222].

Eine weitere Ursache für eine synoviale Reizung ist die Pseudogicht. Die genaue Pathogenese der Hydroxylapatitkristalleinlagerungen ist nicht bekannt. Sie kann jedoch zu starken Schleimhautreizungen führen, welche im KST deutlich dargestellt werden können. Eine direkte Dokumentation der Kristalleinlagerungen ist meist nicht möglich.

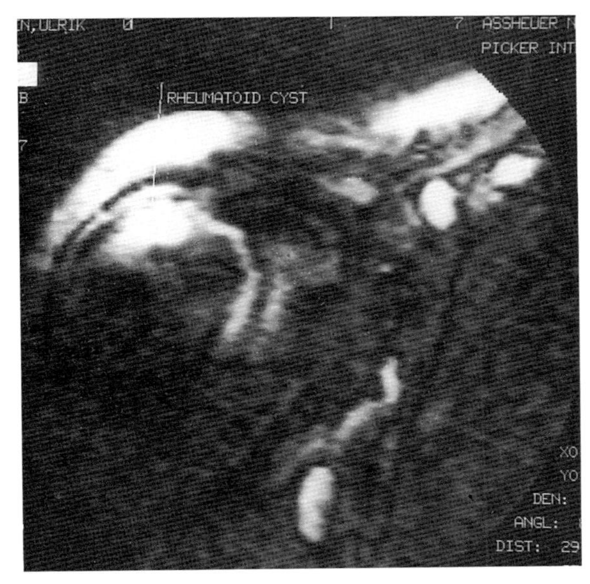

Abb. 6.56 Deutliche signalreiche Zyste im Humeruskopf mit Begleitödem bei einer rheumatoiden Arthritis (STIR).

TUMOREN

Neoplasien sind seltene Ursachen für Beschwerden im Bereich des Schultergürtels. Hier finden sich jedoch sowohl primäre als auch sekundäre Karzinome des Bewegungsapparates. In den letzten Jahren hat sich die Kernspintomographie als ein bildgebendes Verfahren mit hohem Aussagewert in der Diagnostik von Tumoren des Bewegungsapparates etabliert. Hier hat sich die Methode sogar dem CT als überlegen erwiesen [2]. Das KST kann verschiedene Fragestellungen beantworten. Das exakte Ausmaß des intraossären Befalles des Knochen kann präoperativ festgelegt werden. Bei bestimmten Tumoren zeigen sich im kernspintomographischen Befund bereits typische Veränderungen (Abb. 6.57). Bei einer benignen Knochenzyste fehlt in der Regel ein Begleiterguß völlig (Abb. 6.58). Bei malignen Prozessen können eventuell vorhandene „Skip Lesions" erfaßt werden. Das Ausmaß der extraossären Tumorausbreitung ist ebenso nur im Kernspintomogramm zu erkennen wie die Nähe des Tumors zu benachbarten neurovaskulären Strukturen (Abb. 6.59). Gleichzeitig kann die Respektierung von Epiphysenfugen sowie das eventuelle Einbrechen in benachbarte Gelenke dargestellt werden. Hierdurch wird das KST ein wichtiges Hilfsmittel in der präoperativen Planung von extremitätenerhaltenden Eingriffen. Hingegen ist eine Artdiagnose des Tumors im Kernspin präoperativ nicht möglich. Auch zeigen sich gelegentlich Schwierigkeiten bei der Differenzierung von primärem Tumorgewebe und umgebendem reaktiven Ödem [10].

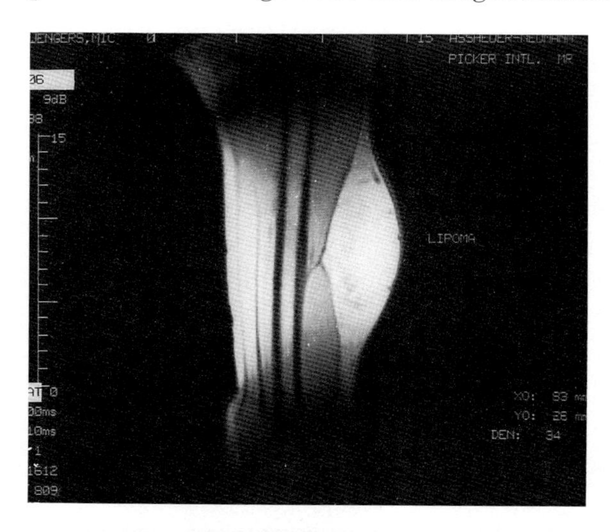

Abb. 6.57 Ein Lipom zeigt den typischen signalreichen Befund im Spin-Echo-Bild (SE 20/500).

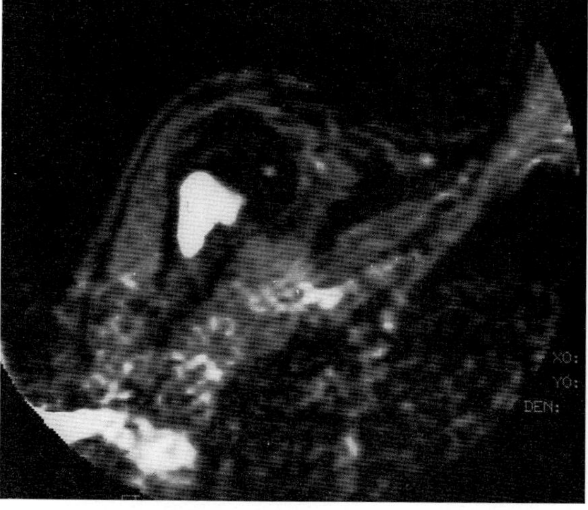

Abb. 6.58 Juvenile Knochenzyste mit signalreicher Darstellung ohne Begleitödem (STIR).

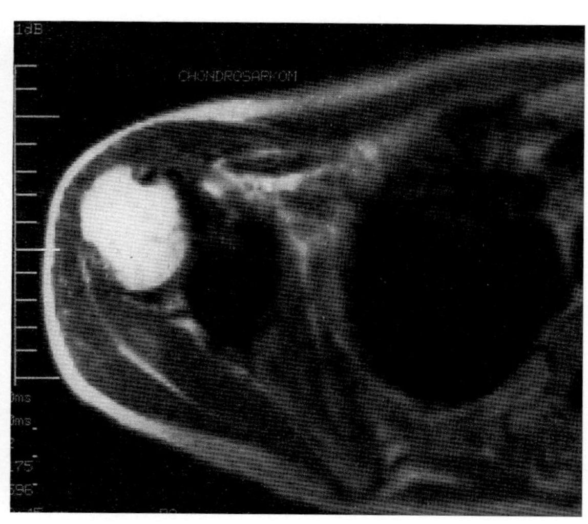

Abb. 6.59 Osteosarkom der Skapula (SE 20/500).

7
Kasuistiken

AKUTE SUBAKROMIALE BURSITIS

Anamnese: 38jährige Sekretärin mit in der Nacht akut einsetzenden heftigen Schmerzen in der rechten Schulter. Kein Trauma. Bisher nie Schulterbeschwerden. Patientin ist vom Notarzt bereits Fortral gespritzt worden. Hierauf nur kurzfristige Besserung.
Klinische Untersuchung: Rechte Schulter schmerzhaft fixiert. Jede aktive und passive Bewegung ist äußerst schmerzhaft. Leichte Überwärmung der betroffenen Schulter. Eine aktive und passive Bewegungsprüfung ist nicht möglich. Die gesamte Schulter ist äußerst berührungsempfindlich.
Röntgen: o.B.
Ultraschall: Deutliche Doppelkontur im Bereich der Bursa subacromialis.
Kernspintomographie: Signalreiche Darstellung der Bursa subacromialis und der Bursa subcoracoidea. Ebenfalls geringe Signalverstärkung intraartikulär (STIR).

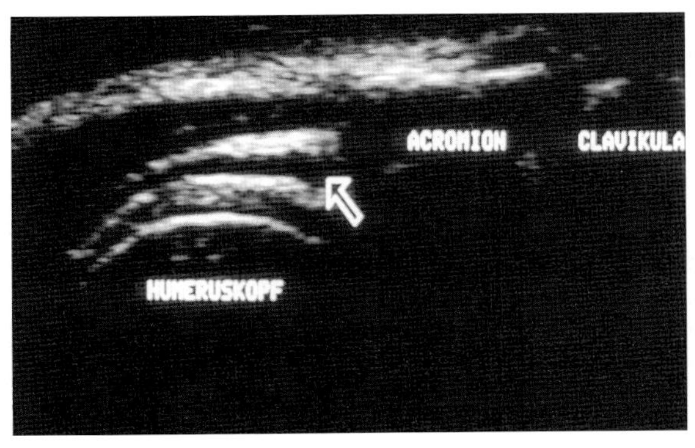

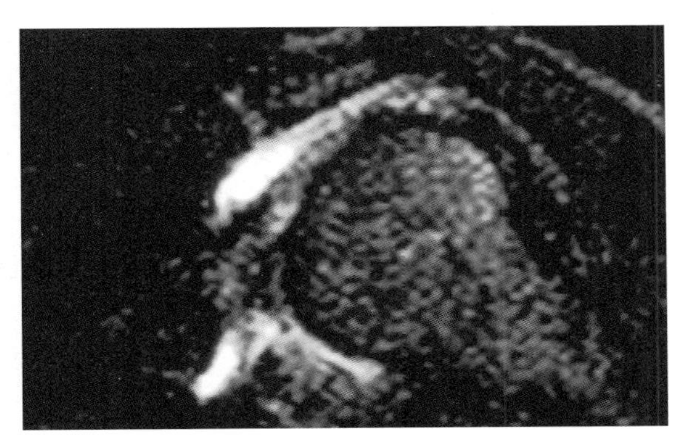

7.1 Akute subakromiale Bursitis
Ultraschall: Deutliche Doppelkontur im Bereich der Bursa subacromialis.
Kernspintomographie: Signalreiche Darstellung der Bursa subacromialis und der Bursa subcoracoidea. Ebenfalls geringe Signalverstärkung intraartikulär (STIR).

ROTATORENMANSCHETTENTENDINITIS

Anamnese: 45jähriger Anstreicher. Seit einigen Jahren rezidivierende Schulterbeschwerden. Jetzt seit sechs Wochen persistierende Symptomatik mit Schmerzen bei Flexion und Abduktion sowie deutlicher Nachtschmerz.
Klinische Untersuchung: Druckschmerz im Bereich des Tuberculum majus. Beweglichkeit frei. Positiver Jobe-Test und Neer-Test.
Röntgen: o.B.
Ultraschall: Hypoechogene Inhomogenität im Bereich der Supraspinatussehne.
Kernspintomographie: Lokale Signalerhöhung innerhalb der Supraspinatussehne.

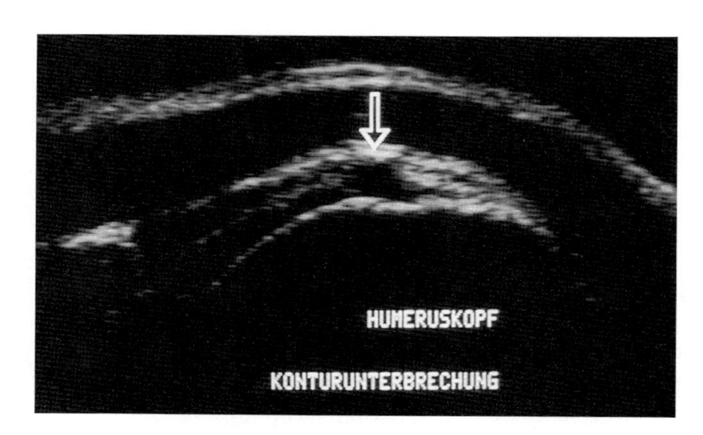

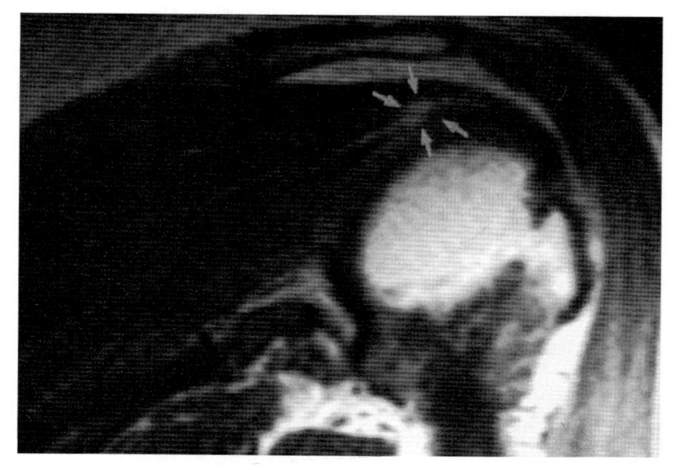

7.2 Rotatorenmanschettentendinitis
Ultraschall: Hypoechogene Inhomogenität im Bereich der Supraspinatussehne.
Kernspintomographie: Lokale Signalerhöhung innerhalb der Supraspinatussehne.

BIZEPSTENDINITIS

Anamnese: 24jähriger Powerlifter mit Schulterschmerzen seit acht Wochen insbesondere beim Bankdrücken. Leichter Nachtschmerz.
Klinische Untersuchung: Druckschmerz im Sulcus intertubercularis. Beweglichkeit frei. Positiver Yergason-Test und Speed-Test.
Röntgen: o.B.
Ultraschall: Typischer Bizepshalo um die lange Bizepssehne (links). Rechts die gesunde Gegenseite.
Kernspintomographie: Signalreicher Bizepshalo um die signalarme lange Bizepssehne.

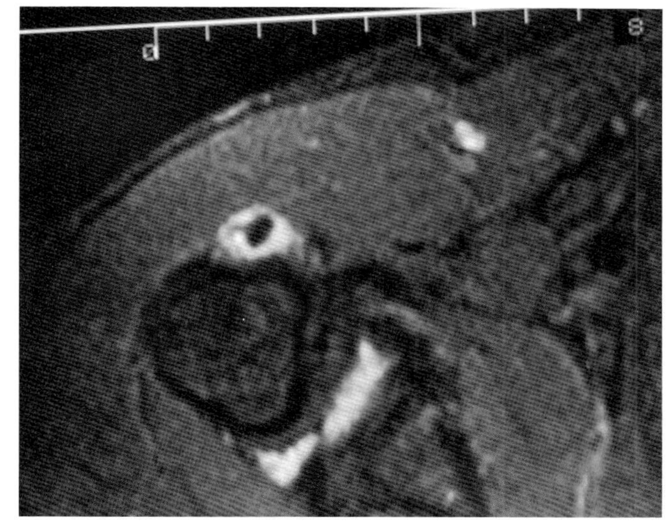

7.3 Bizepstendinitis
Ultraschall: Typischer Bizepshalo um die lange Bizepssehne (links). Rechts die gesunde Gegenseite.
Kernspintomographie: Signalreicher Bizepshalo um die signalarme lange Bizepssehne.

PARTIELLE SUBTOTALE ROTATORENMANSCHETTENRUPTUR

Anamnese: 42jähriger Hausmeister mit rezidivierenden Schulterschmerzen seit acht Jahren. Nach Auffangen einer schweren Kiste stechender Schmerz. Nach anfänglichem Rückgang der intensiven Schmerzen jetzt persistierende dumpfe Schmerzen. Seit acht Wochen Schmerzen bei Überkopfbewegungen und Retroversion sowie Nachtschmerz.
Klinische Untersuchung: Druckschmerz am Tuberculum majus. Beweglichkeit frei. Positiver Jobe-Test, Neer-Test und subakromialer schmerzhafter Bogen. Leicht abgeschwächte Außenrotation.
Röntgen: Sklerose am Tub. majus.
Ultraschall: Hyper- und hypocheogene Inhomogenitäten im Bereich der Supraspinatussehne.
Arthrographie: Eindringen von Kontrastmittel in die Sehnensubstanz der Supraspinatussehne.
Kernspintomographie: Intratendinöse signalreiche Veränderungen, die die Sehnenkontur der Rotatorenmanschette nahezu vollständig unterbrechen.

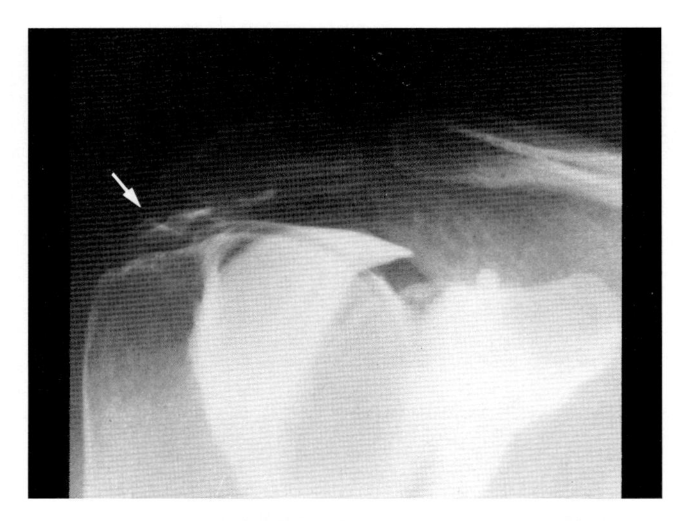

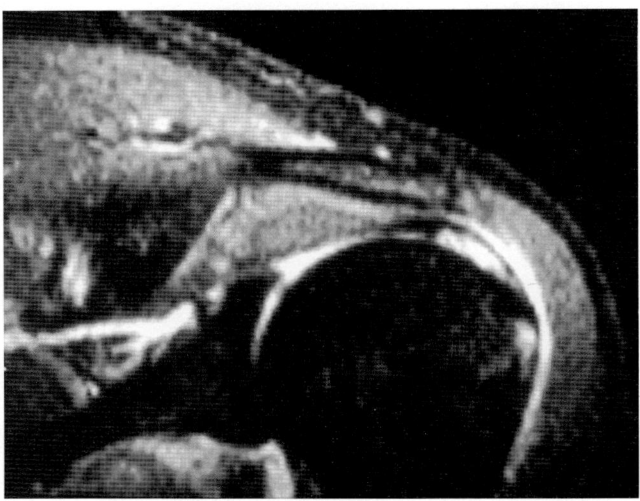

7.4 Partielle subtotale Rotatorenmanschettenruptur
Arthrographie: Eindringen von Kontrastmittel in die Sehnensubstanz der Supraspinatussehne.
Kernspintomographie: Intratendinöse signalreiche Veränderungen, die die Sehnenkontur der Rotatorenmanschette nahezu vollständig unterbrechen.

KOMPLETTE ROTATORENMANSCHETTENRUPTUR

Anamnese: 49jähriger Sportlehrer stürzte vor sechs Wochen beim Skifahren auf die Schulter. Sofort heftiger Schmerz. In den ersten zwei Wochen konnte der Patient den Arm aktiv überhaupt nicht bewegen. Seitdem wieder Zunahme der aktiven Beweglichkeit. Weiterhin jedoch deutlicher Nachtschmerz mit Schlafstörungen.
Klinische Untersuchung: Deutliche Atrophie in der Supra- und Infraspinatusgrube. Krepitation bei der passiven Bewegung. Druckschmerz am Tub. majus. Positiver Drop-Arm-Test. Deutliche Schwäche der Außenrotation.
Röntgen: Kopfhochstand. Sklerose und Zysten am Tub. majus.
Ultraschall: Abflachung des Radmusters (links). Rechts zum Vergleich die gesunde Gegenseite.
Arthrographie: Übertritt des Kontrastmittels in die Bursa subacromialis.
Kernspintomographie: Signalreiche Konturunterbrechung der Supraspinatussehne (STIR).

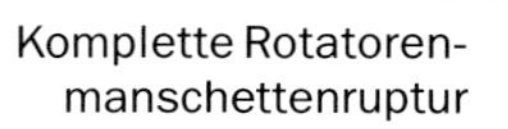

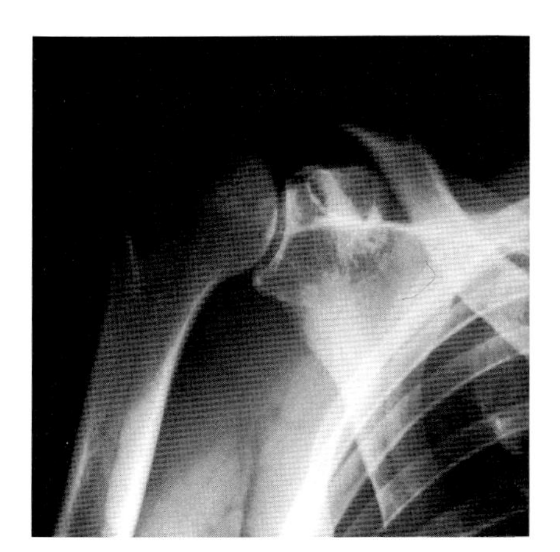

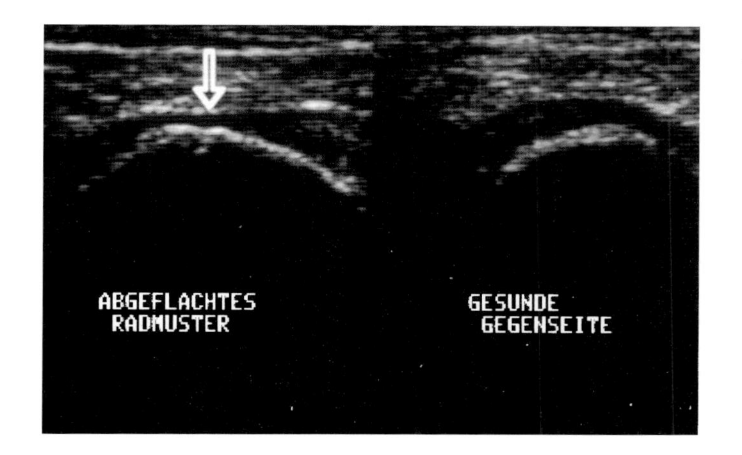

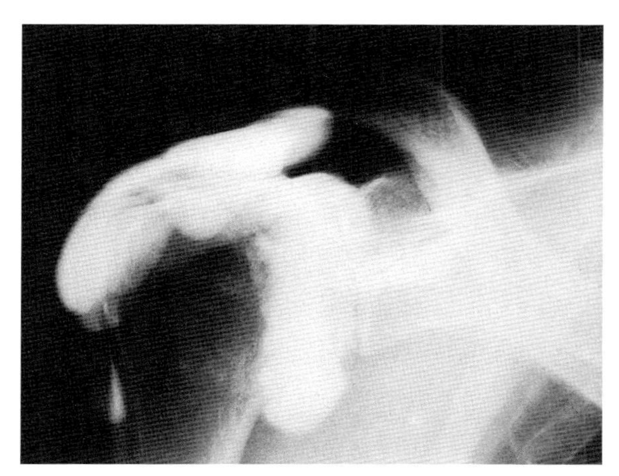

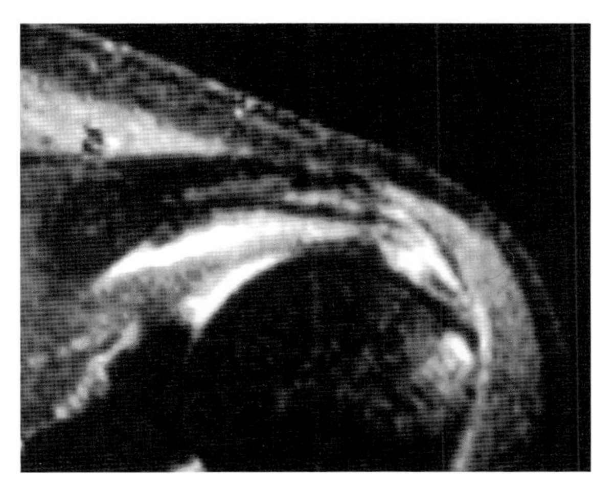

7.5 Komplette Rotatorenmanschettenruptur
Röntgen: Kopfhochstand. Sklerose und Zysten am Tub. majus.
Ultraschall: Abflachung des Radmusters (links). Rechts zum Vergleich die gesunde Gegenseite.
Arthrographie: Übertritt des Kontrastmittels in die Bursa subacromialis.
Kernspintomographie: Signalreiche Konturunterbrechung der Supraspinatussehne (STIR).

AKROMIOKLAVIKULAR-ARTHRITIS

Anamnese: 23jähriger Gewichtheber klagt seit zwei Monaten über Bewegungsschmerz in der Schulter, insbesondere in der endgradigen Abduktion. Kein Trauma, kein Nachtschmerz.
Klinische Untersuchung: Druckschmerz im ventralen Anteil des AC-Gelenkes. Beweglichkeit frei. Endgradiger schmerzhafter Bogen, horizontaler schmerzhafter Bogen.
Röntgen: Degenerationen des AC-Gelenkes.
Ultraschall: Echoarme Vorwölbung der AC-Gelenkkapsel mit kleinen osteophytären Anbauten.
Kernspintomographie: AC-Arthritis mit Vorwölbung der Gelenkkapsel zur Supraspinatussehne.
Szintigraphie: Deutliche Mehrbelegung in Projektion auf das AC-Gelenk.

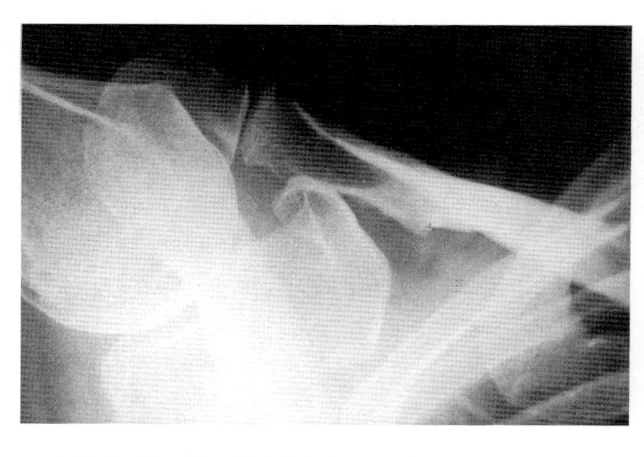

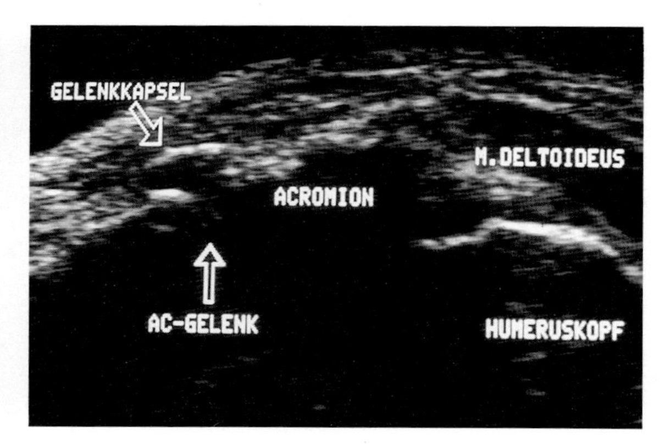

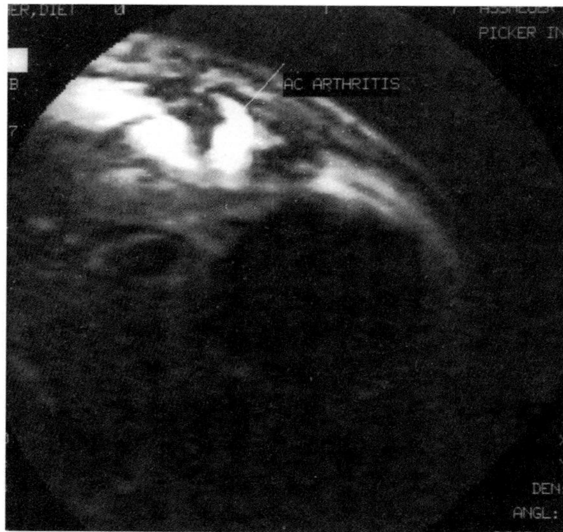

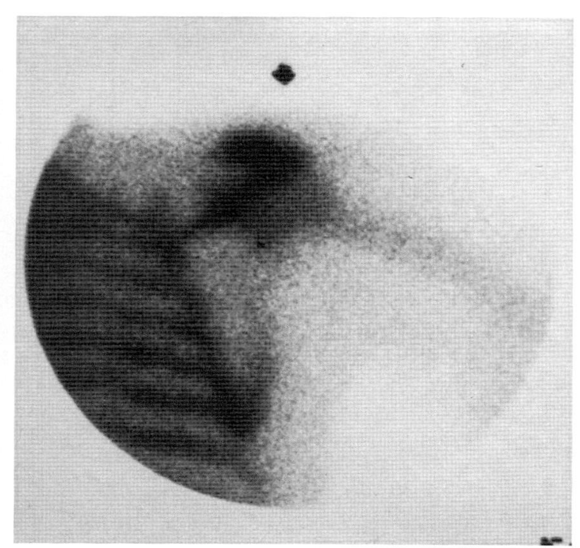

7.6 Akromioklavikular-Arthritis
Röntgen: Degenerationen des AC-Gelenkes.
Ultraschall: Echoarme Vorwölbung der AC-Gelenkkapsel mit kleinen osteophytären Anbauten.
Kernspintomographie: AC-Arthritis mit Vorwölbung der Gelenkkapsel zur Supraspinatussehne.
Szintigraphie: Deutliche Mehrbelegung in Projektion auf das AC-Gelenk.

ADHÄSIVE CAPSULITIS

Anamnese: 52jährige Patientin (Hausfrau). Vor neun Monaten Radiusfraktur loco classico. Mit Gipsruhigstellung in adäquater Zeit ausgeheilt. Vor sieben Monaten Schmerzen in der gleichseitigen Schulter. Nach Rückbildung der Schmerzsymptomatik zunehmende Bewegungseinschränkung der betroffenen Schulter.
Klinische Untersuchung: Kein lokales Druckschmerzmaximum, konzentrisch eingeschränkte Beweglichkeit. Kraft seitengleich.
Röntgen: Diffuse lokale Osteoporose des Schultergelenkes.
Ultraschall: Leicht vermehrte Echogenität der Rotatorenmanschette.
Arthrographie: Deutlich vermindertes Gelenkvolumen mit nur geringer Auffüllung des inferioren Gelenkrezessus.

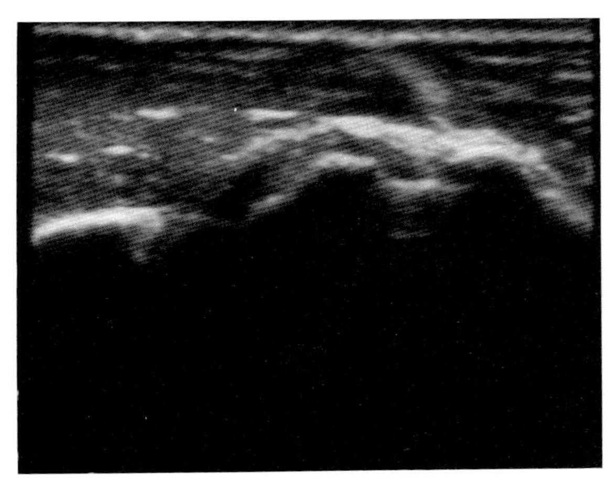

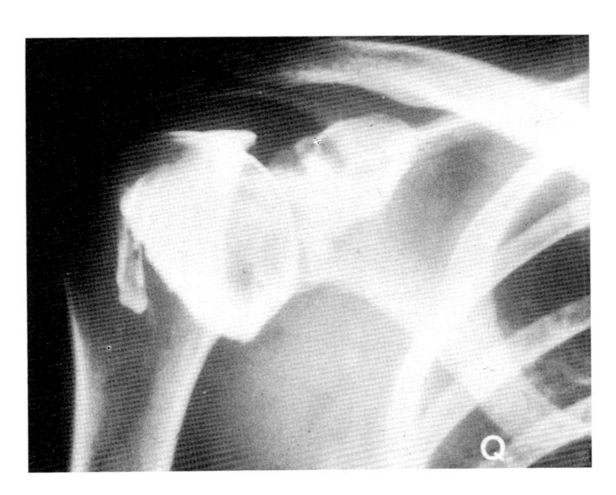

7.7 Adhäsive Capsulitis
Röntgen: Diffuse lokale Osteoporose des Schultergelenkes.
Ultraschall: Leicht vermehrte Echogenität der Rotatorenmanschette.
Arthrographie: Deutlich vermindertes Gelenkvolumen mit nur geringer Auffüllung des inferioren Gelenkrezessus.

TENDINITIS CALCAREA

Anamnese: 35jährige Patientin hat seit zwei Tagen plötzlich heftige Schmerzen in der rechten Schulter. Früher schon einmal leichtes Ziehen verspürt. Kein Trauma. Der Arm wird schmerzhaft fixiert gehalten.
Klinische Untersuchung: Aktive Abduktion aufgrund der Schmerzen gar nicht möglich. Passive Bewegung ebenfalls äußerst schmerzhaft. Auch hier ist insbesondere die Abduktion eingeschränkt.
Röntgen: Kalkdichte Verschattung in Projektion auf die Supraspinatussehne.
Ultraschall: Echogener Bereich in der Supraspinatussehne mit dorsaler Schallauslöschung.
Kernspintomographie: Bereich verminderter Signalintensität im Supraspinatusbereich.

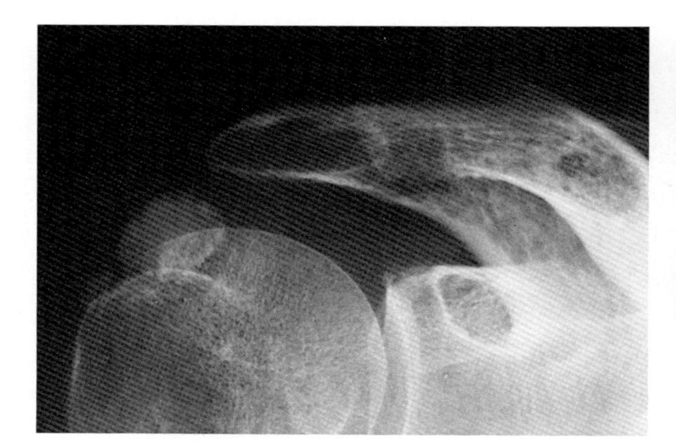

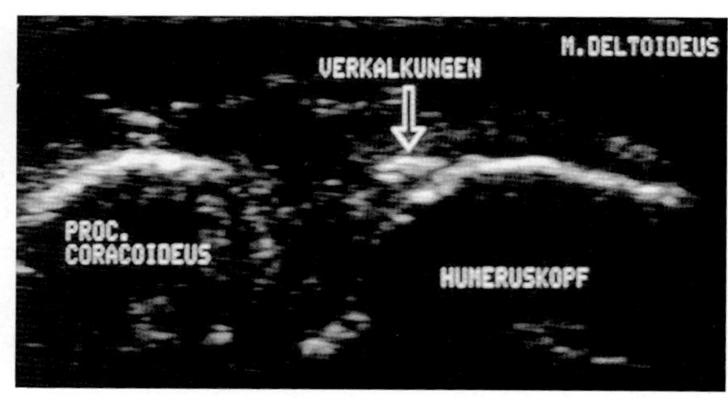

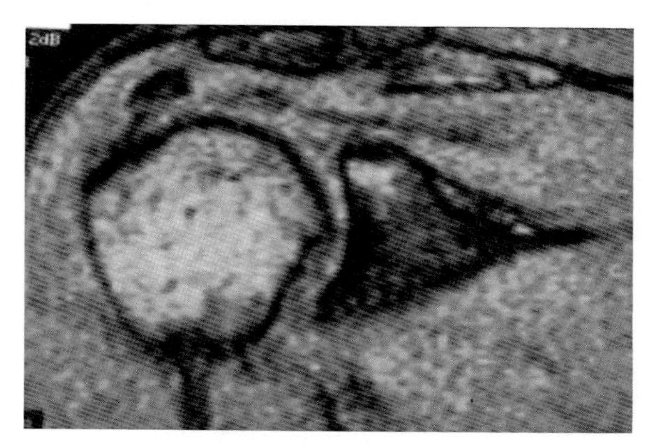

7.8 Tendinitis calcarea
Ultraschall: Echogener Bereich in der Supraspinatussehne mit dorsaler Schallauslöschung.
Kernspintomographie: Bereich verminderter Signalintensität im Supraspinatusbereich.

AKUTE SCHULTERLUXATION

Anamnese: 19jähriger Hallenhandballspieler wird durch Griff in den Wurfarm am Torwurf gehindert. Sofort heftigste Schmerzen. Die Schulter kann nicht mehr bewegt werden.
Klinische Untersuchung: Das Gelenk wird in leichter Adduktion und Innenrotation schmerzhaft fixiert gehalten. Aktive und passive Bewegungen sind nicht möglich. Neurovaskulär o.B.
Röntgen I: Anteroinferiore glenohumerale Luxation.
Röntgen II: Nach Reposition kalkdichte Verschattung in Projektion auf die anteroinferiore Kapsel.
Ultraschall: Anteriore Translation des Humeruskopfes bei anteriorer Schublade (rechts) im Gegensatz zur normalen Gelenkstellung (links).
Kernspintomographie: Anteriore Labrum-Läsion.
Computertomographie: Ossäre Bankart-Läsion an typischer Stelle.
Arthro-CT: Kontrastmitteleintritt zwischen Labrum glenoidale und Fossa glenoidale.

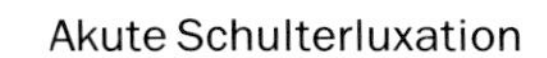

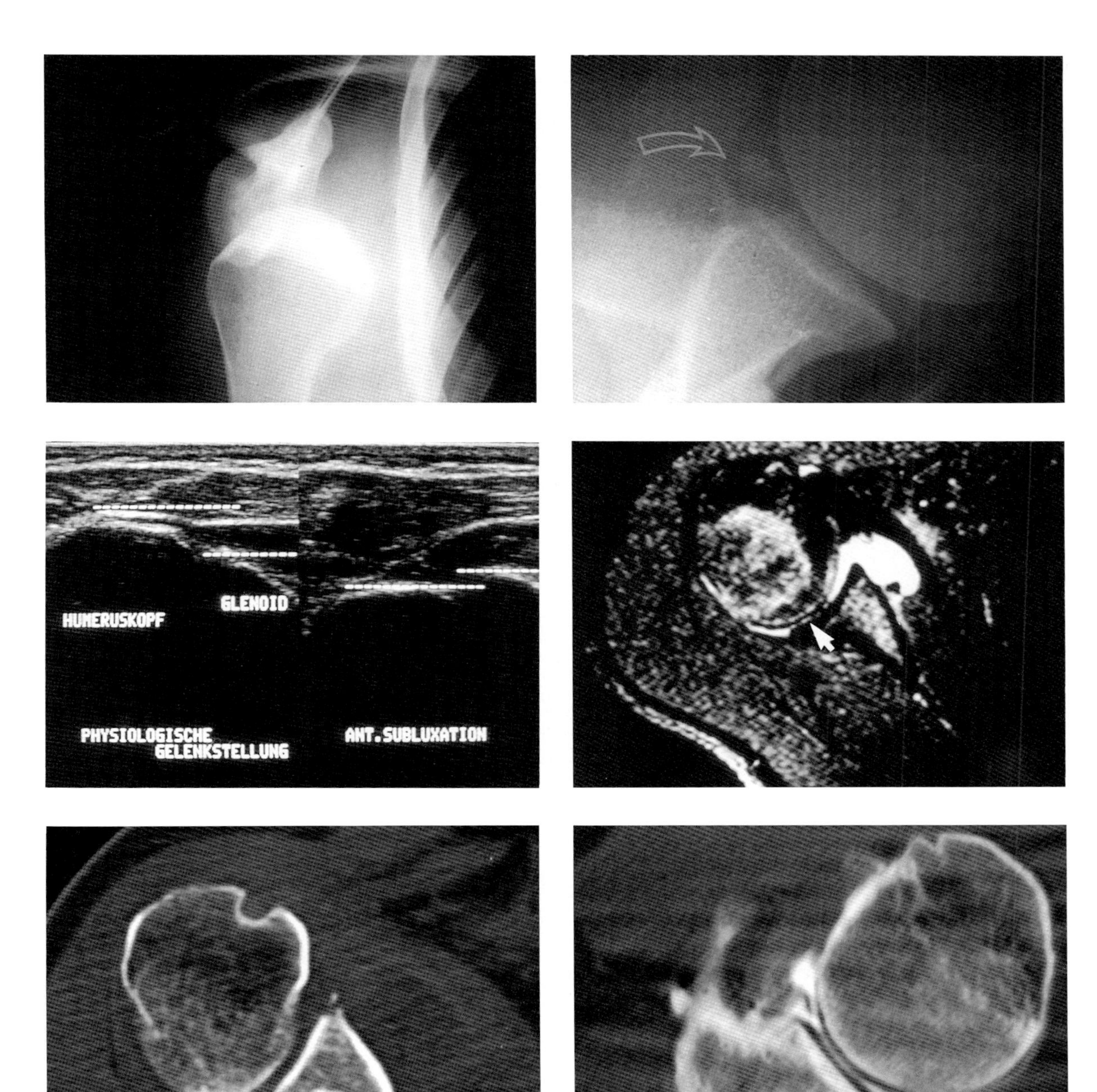

7.9 Akute Schulterluxation
Röntgen I: Anteroinferiore glenohumerale Luxation.
Röntgen II: Nach Reposition kalkdichte Verschattung in Projektion auf die anteroinferiore Kapsel.
Ultraschall: Anteriore Translation des Humeruskopfes bei anteriorer Schublade (rechts) im Gegensatz zur normalen Gelenkstellung (links).
Kernspintomographie: Anteriore Labrum-Läsion.
Computertomographie: Ossäre Bankart-Läsion an typischer Stelle.
Arthro-CT: Kontrastmitteleintritt zwischen Labrum glenoidale und Fossa glenoidale.

REZIDIVIERENDE SCHULTERLUXATION

Anamnese: 25jähriger Sportstudent erlitt mit 18 Jahren eine traumatische anteriore Schulterluxation. Nach Reposition drei Wochen Ruhigstellung. Seitdem Reluxationen ohne adäquates Trauma.
Klinische Untersuchung: Kein lokaler Druckschmerzpunkt. Beweglichkeit frei. Anteriorer Apprehension-Test positiv. Deutliche anteriore Schublade. Kein Sulcus-Zeichen.
Röntgen: Hill-Sachs- (links) und Bankart-Defekt.
Ultraschall: Anteriore Translation (rechts) bei Schubladentest im direkten Vergleich zur physiologischen Gelenkposition (links). Gleichzeitig ist die ossäre Hill-Sachs-Läsion zu erkennen.
Computertomographie: Hill-Sachs- und Bankart-Defekt.
Kernspintomographie: Hill-Sachs-Defekt (links) und Bankart-Läsion (rechts).

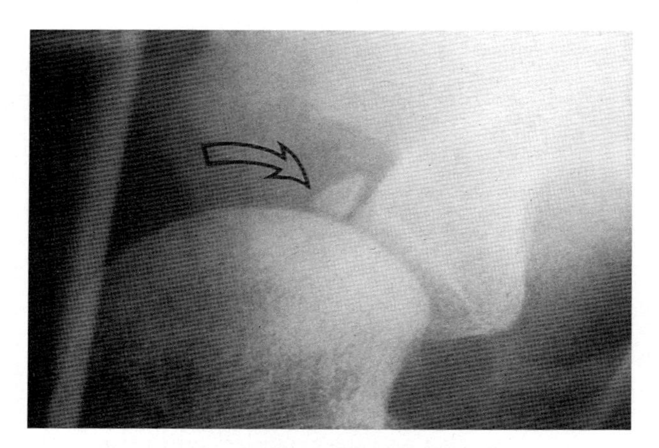

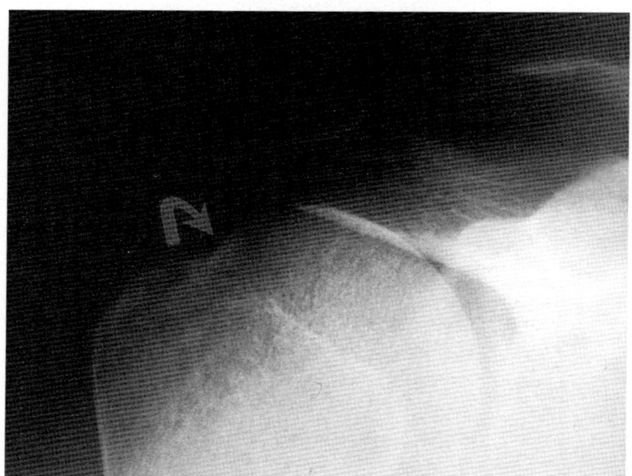

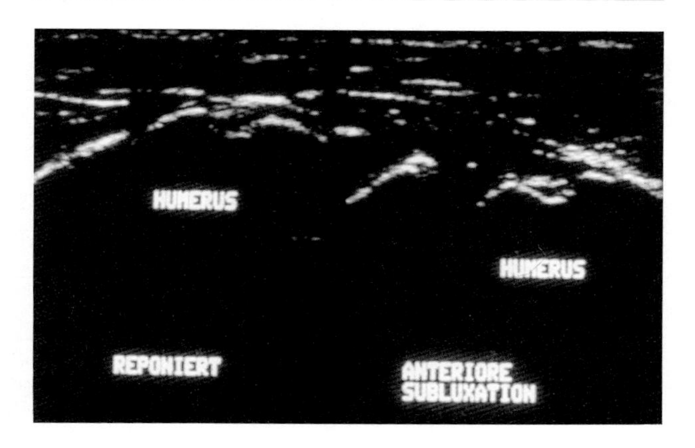

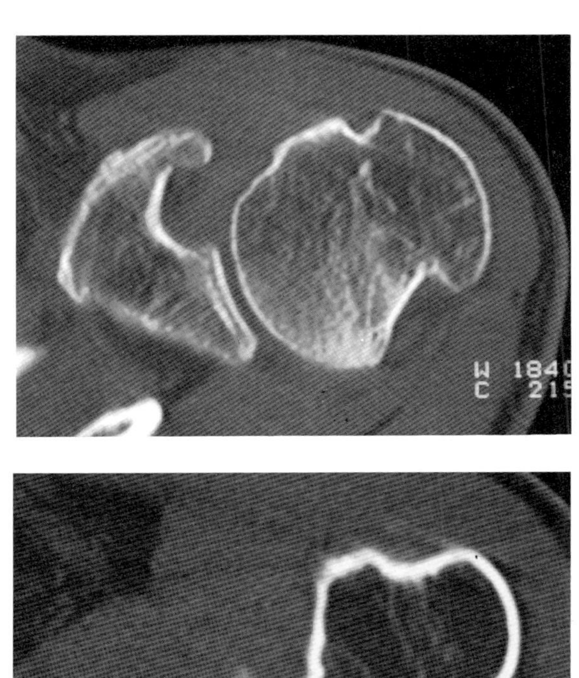

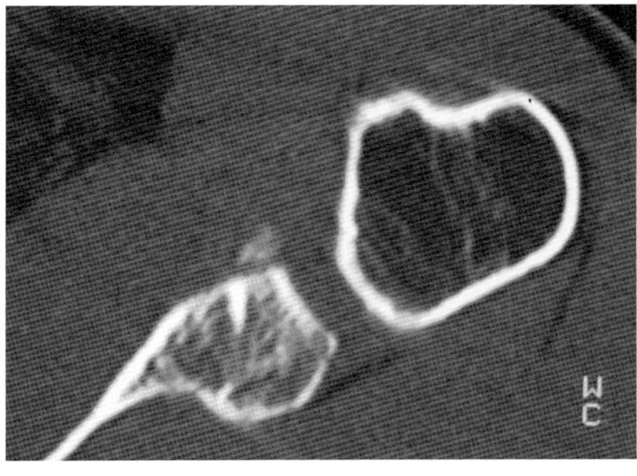

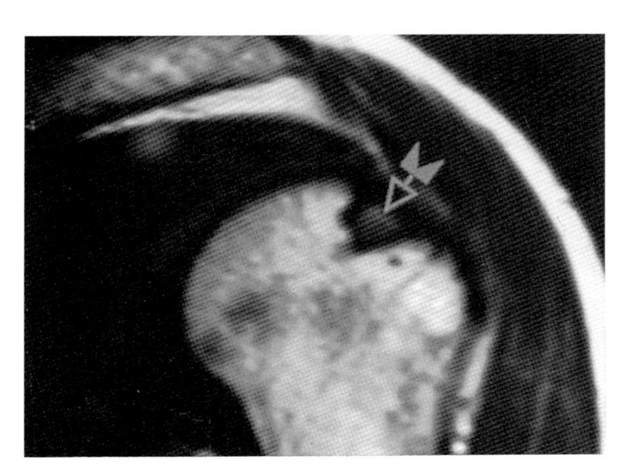

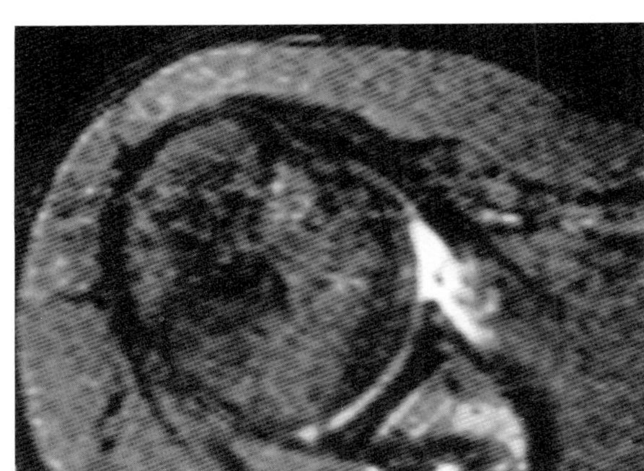

7.10 Rezidivierende Schulterluxation
Röntgen: Hill-Sachs-Defekt (links) und Bankart-Defekt.
Ultraschall: Anteriore Translation (rechts) bei Schubladentest im direkten Vergleich zur physiologischen Gelenkposition (links). Gleichzeitig ist die ossäre Hill-Sachs-Läsion zu erkennen.
Kernspintomographie: Hill-Sachs-Defekt (links) und Bankart-Läsion (rechts).

RHEUMATOIDE ARTHRITIS

Anamnese: 39jährige Patientin mit serologisch positiver rheumatoider Arthritis. Zunehmende Schulterschmerzen seit einem Jahr. Kein Trauma.
Klinische Untersuchung: Diffuser Druckschmerz im Bereich des Humeruskopfes, vorwiegend jedoch anterior. Beweglichkeit endgradig gering eingeschränkt. Abgeschwächte Kraft in Abduktion und Außenrotation.
Röntgen: Zyste im Humeruskopf.
Ultraschall: Konturunterbrechung des Humeruskopfes mit intraossärer Zyste und intraartikulärem Erguß.
Kernspintomographie: Signalreiche Zyste im Humeruskopf mit Begleitreaktion in den paraartikulären Weichteilen.

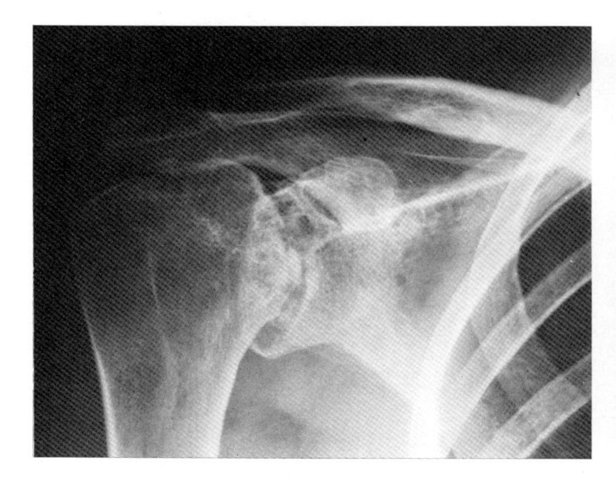

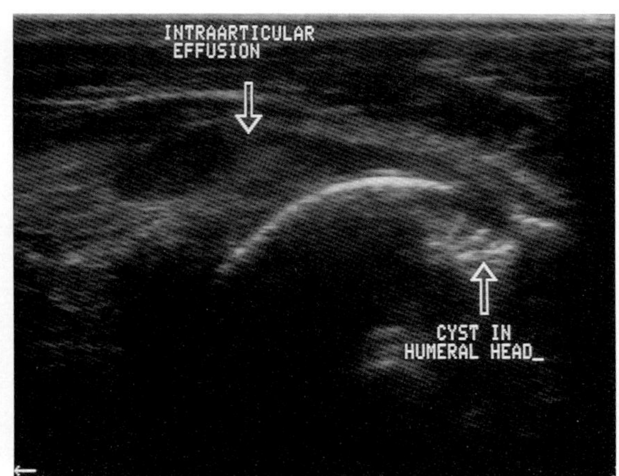

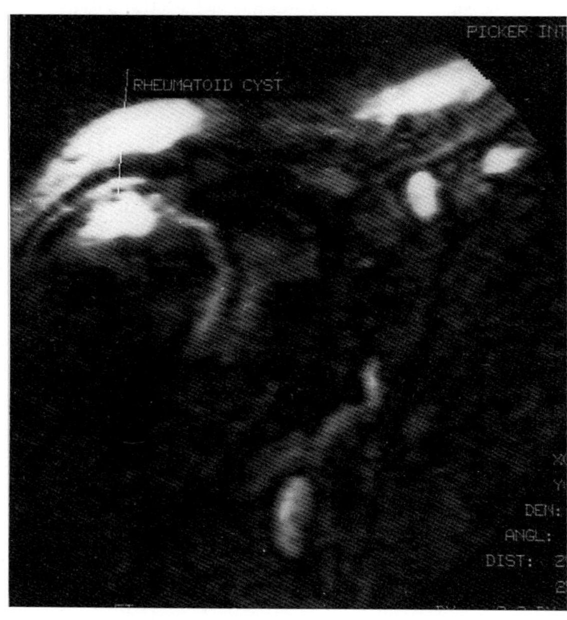

7.11 Rheumatoide Arthritis
Röntgen: Zyste im Humeruskopf.
Ultraschall: Konturunterbrechung des Humeruskopfes mit intraossärer Zyste und intraartikulärem Erguß.
Kernspintomographie: Signalreiche Zyste im Humeruskopf mit Begleitreaktion in den paraartikulären Weichteilen.

8 Literatur

1. Adams, J.C.: The humeral head defect in recurrent anterior dislocations of the shoulder. Br. J. Radiol. 23 (1950) 151–156
2. Aisen, A.M., W. Martel, E.M. Braunstein, K.I. McMillin, W.A. Phillips, T.F. Kling: MRI and CT evaluation of primary bone and soft tissue tumors. Am. J. Radiol. 146 (1986) 749–756
3. Albright, J., G.E. Khoury: Shoulder arthrotomography in evaluation of the injured throwing arm. In: Zarins, B., J.R. Andrews, W.G. Carson (eds.): Injuries to the throwing arm. WB Saunders, Philadelphia, 1985, 66–75
4. Arndt, J.H., A.D. Sears: Posterior dislocation of the shoulder. Am. J. Roentgenol. 117 (1965) 639
5. Baker, C.L., J.W. Uribe, C. Whitman: Arthroscopic evaluation of acute initial anterior shoulder dislocation. Am. J. Sports Med. 18 (1990) 25–28
6. Bankart, A.S.B.: Recurrent or habitual dislocation of the shoulder. Br. Med. J. 2 (1923) 1132
7. Bankart, A.S.B.: The pathology and treatment of recurrent dislocation of the shoulder joint. Br. J. Surg. 26 (1938) 23–29
8. Beltran, J., L.A. Gray, J.C. Bools, W. Zuelzer, L.D. Weis, L.F. Unverferth: Rotator cuff lesions of the shoulder: evaluation by direct sagittal CT arthrography. Radiology 160 (1986) 161–165
9. Beltran, J., A.M. Noto, J.C. Shaman, K.L. Weiss, W.A. Zuelzer: Ankle: surface coil MR imaging at 1.5 T1. Radiology 161 (1986) 203–209
10. Beltran, J., D.C. Simon, W. Katz, L.D. Weiss: Increased MR signal intensity in skeletal muscle adjacent to malignant tumors: pathologic correlation and clinical relevance. Radiology 162 (1987) 251–255
11. Bernageau, J.D., J. Patte, J. Debeyre: Intérét du profil glénoidien dans les luxations récidivantes de l'épaule. Rev. Chir. Orthop. (Suppl.2) 62 (1976) 142
12. Bernau, A.: Orthopädische Röntgendiagnostik: Einstelltechnik. Urban und Schwarzenberg, München, 1982
13. Bigliani, L.U., D.S. Morrison, E.W. April: The morphology of the acromion and its relationship to the rotator cuff tears. Orthop. Trans. 10 (1982) 228
14. Blazina, E., J.S. Satzman: Recurrent anterior subluxation of the shoulder in athletics. J. Bone Joint Surg. 51-A (1969) 1037–1038
15. Bloom, M.H., W.G. Obata: Diagnosis of posterior dislocation of the shoulder with use of Velpeau axillary and angle-up roentgenographic views. J. Bone Joint Surg. 49-A (1967) 943–949
16. Brailsford, J.: Radiographic findings in 347 painful shoulders. Br. Med. J. 1 (1929) 290
17. Braunstein, E.M., L.A. Gray, J.C. Bools: Double-contrast arthrotomography of the shoulder. J. Bone Joint Surg. 64-A (1982) 192–195
18. Bretzke, C.A., J.R. Crass, E.V. Craig, S.B. Feinberg: Ultrasonography of the rotator cuff: normal and pathologic anatomy. Invest. Radiol. 20 (1985) 311–315

19. Broca, A., H. Hartman: Contribution à l'étude des luxations de l'épaule. Bull. Soc. Anat. Paris 65 (1890) 416–423
20. Brown, W.H., J.M. Dennis, C.H.N. Davidson: Posterior dislocation of the shoulder. Radiology 69 (1957) 815
21. Callaghan, J.J., L.M. McNiesh, J.P. Dehaven, C.G. Savory, D.W. Polly: A prospective comparison study of double contrast computed tomography (CT) arthrography and arthroscopy of the shoulder. Am. J. Sports Med. 16 (1988) 13–20
22. Calvert, P.T., N.P. Packer, D.J. Stoker, J.I.L. Bayley, L. Kessel: Arthrography of the shoulder after operative repair of the torn rotator cuff. J. Bone Joint Surg. 68-B (1986) 147–150
23. Cisternio, S.J., L.F. Rogers, C.S. Bradley: The through line: A radiographic sign of posterior shoulder dislocation. Am. J. Roentgenol. 130 (1978) 951–954
24. Ciullo, J.V., M.P. Koniuch, R.A. Teitge: Axillary shoulder roentgenography in clinical orthopaedic practice (abstr.). Orthop. Trans. 6 (1982) 451
25. Cleaves, E.N.: A new film holder for roentgen examinations of the shoulder. AJR 45 (1941) 288–290
26. Cofield, R.H.: Current Concepts Review: Rotator Cuff Disease of the Shoulder. J. Bone Joint Surg. 67-A (1985) 974–979
27. Cofield, R., J.F. Irving: Evaluation and classification of shoulder instability. Clin. Orthop. 223 (1987) 32–42
28. Collins, R.E., A.G. Gristina, R.E. Carter, L.X. Webb, A. Voytek: Ultrasonography of the shoulder: static and dynamic imaging. Orthop. Clin. of North America 18 (1987) 351–360
29. Cone, R.O., L. Danzig, D. Resnik, A.B. Goldman: The bicipital groove: radiographic, anatomic and pathologic study. AJR 141 (1983) 781–788
30. Cone, R.O., D. Resnik, L. Danzig: Shoulder impingement syndrome: radiographic evaluation. Radiology 150 (1984) 29–33
31. Connolly, J.: X-ray defects in recurrent shoulder dislocation. J. Bone Joint Surg. 51-A (1969) 1235–1236
32. Cooper, R.R., S. Misol: Tendon and ligament insertion – a light and electron microscopic study. J. Bone Joint Surg. 52-A (1970) 1
33. Corradi, C., V.M. DelMoro: La lussazione posteriore della spalla contributo radiologico. Arch. Orthop. Unfall. Chir. 66 (1953) 475
34. Craig, E.V.: Geyser sign and torn rotator cuff: clinical significance and biomechanics. Clin. Orthop. 191 (1984) 213–214
35. Craig, E.V., J.R. Crass: Sonographic evaluation of the rotator cuff. In: Takagishi, N. (Hrsg.): The shoulder. PPS, Tokyo, 1987
36. Cramer, M.: Resektion des Oberarmkopfes wegen habitueller Luxation. Berlin Klin. Wochenschr. 19 (1882) 21–25
37. Cramer B. et al.: CT-Diagnostik bei habitueller Schulterluxation. Fortschr. Röntgenstr. 136 (1982) 359
38. Crass, J.R., E.V. Craig, S.B. Feinberg: Sonography of the postoperative rotator cuff. Am. J. Roentgenol. 146 (1986) 561–564
39. Crass, J.R., E.V. Craig, S.B. Feinberg: Ultrasonography of rotator cuff tears: a review of 500 diagnostic studies. J. Clin. Ultrasound 16 (1988) 313–327
40. Crass, J.R., E.V. Craig, R.C. Thompson, S.B. Feinberg: Ultrasonography of the rotator cuff: surgical correlation. J. Clin. Ultrasound 12 (1984) 487–492
41. Crass, J.R., L. v.d. Vegte, L.A. Harkavy: Tendon echogenicity: ex vivo study. Radiology 167 (1988) 499–501
42. Dalinka, M.K.: A simple aid of the performance of the shoulder arthrography. Am. J. Roentgenol. 129 (1977) 942
43. Dalinka, M.K.: Arthrography. Springer, Berlin, 1980
44. Danzig, L.A., D. Resnik, G. Greenway: Evaluation of unstable shoulders by computed tomography. A preliminary study. Am. J. Sports. Med. 10 (1982) 138–141
45. Danzig, L.A., G. Greenway, D. Resnik: The Hill-Sachs-lesion. An experimental study. Am. J. Sports. Med. 8 (1980) 328–332
46. Dähnert, W., W. Bernd: Computertomographische Bestimmung des Torsionswinkels am Humerus. Z. Orthop. 124 (1986) 46–49
47. DePalma, A.F.: Surgery of the Shoulder, 3rd ed., JB Lippincott, Philadelphia, 1983
48. Deutsch, A.L., D. Resnik, J.H. Mink: Computed and conventional arthrotomography of the glenohumeral joint: normal anatomy and clinical experience. Radiology 153 (1984) 603–609

49. Deutsch, A.L., D. Resnik, J.H. Mink: Computed tomography of the glenohumeral and sternoclavicular joints. Orthop. Clin. North Am. 16 (1985) 497–511
50. Didiée, J.: Le radiodiagnostic dans la luxation récidivante de l'épaule. J. Radiol. Eléctrologie 14 (1930) 209–218
51. Dihlmann, W., J. Bandick: Computertomographie (CT) der Schulterweichteile. Teil 1: Synovialisreaktionen. Fortschr. Röntgenstr. 147 (1987) 1–5
52. Dihlmann, W., J. Bandick: Computertomographie (CT) der Schulterweichteile. Teil 2: Rotatorenmanschette. Fortschr. Röntgenstr. 147 (1987) 147–151
53. Dihlmann, W., J. Bandick: Computertomographie (CT) der Schulterweichteile. Teil 3: Periarthropathia calcificans humeroscapularis. Fortschr. Röntgenstr. 148 (1988) 58–61
54. Duplay, S.: De la périarthrite scapulohumérale et des raideurs de l'épaule qui en sont la conséquence. Arch. gén. méd. 20 (1872) 513–542
55. Edelman, R.R., D.D. Stark, S. Sairi et al.: Oblique planes of section in MR imaging. Radiology 159 (1986) 807–810
56. Eden, R.: Zur Operation der habituellen Schulterluxation unter Mitteilung eines neuen Verfahrens bei Abriß am inneren Pfannenrande. Dtsch. Z. Chir. 144 (1918) 269–280
57. Eichner, H., B. Maurer: Arthrographische Differentialdiagnose des schmerzhaften Schultergelenkes. RÖFO 143 (1985) 412–418
58. Evancho, A.M., R.G. Stiles, W.A. Fajman, S.P. Flower, T. Macha, M.C. Brunner, L. Fleming: MR imaging diagnosis of rotator cuff tears. Am. J. Radiol. 151 (1988) 751–754
59. Farrar, E. L., F. A. Matsen, J. V. Rogers et al: Dynamic sonographic study of lesions of the rotator cuff. Presented at the American Academy of Orthopaedic Surgeons 50th Annual Meeting, Anaheim, CA, 1983. Zitiert nach [28]
60. Fischerdick, O., H. Haage: Die Kontrastdarstellung des Schultergelenkes. In: Handbuch der Medizinischen Radiologie. Band V/2, Springer, Berlin, 1973, 294–329
61. Fisk, C.: Adaptation of the technique for radiography of the bicipital groove. Radiol. Technol. 37 (1965) 47–50
62. Flower, W.H.: On the pathological changes produced in the shoulder joint by traumatic dislocation, as derived from an examination of all the specimens illustrating this injury in the museum of London. Trans. Pathol. Soc. London 12 (1861) 179–201
63. Fornage, B.B.: Ultrasonography of muscles and tendons. Springer, New York/Berlin/Heidelberg/London/Paris/Tokyo, 1988
64. Garcia, J.F.: Arthrographic visualisation of the rotator cuff tears. Optimal application of stress to the shoulder. Radiology 150 (1984) 595
65. Garth, W.P., C.E. Slappey, C.W. Ochs: Roentgenographic demonstration of instability of the shoulder: the apical oblique projection. J. Bone Joint Surg. 66-A (1984) 1450–1453
66. Gerber, C., A. Schneeberger, T.S. Vinh: The arterial vascularisation of the humeral head. An anatomical study. 4th Congress of the European society for surgery of the shoulder and elbow. 5.-6. Oct. 1990, Milano, Italy
67. Gerber, C.: Die pathologisch-anatomischen Grundlagen der Instabilität des Glenohumeralgelenks. In: Habermeyer, P., P. Krueger, L. Schweiberer (Hrsg.): Verletzungen der Schulterregion. Springer, Berlin/Heidelberg/New York/London/Paris/Tokyo, 1988
68. Ghelman, B., A.B. Goldman: The double contrast shoulder arthrogram: Evaluation of rotatory cuff tears. Radiology 124 (1975) 251–254
69. Goldman, A.B., B. Gehlman: The double-contrast-shoulder arthrogram. Radiology 127 (1978) 655–663
70. Goldman, A.B., D.M. Dines, R.F. Warren: Shoulder arthrography. Little Brown, New York, 1982
71. Graf, R.: Sonographie am Bewegungsapparat. Orthopäde 18 (1989) 2–11
72. Graf, R., P. Schuler: Sonographie am Stütz- und Bewegungsapparat bei Erwachsenen und Kindern. Lehrbuch und Atlas. Edition medizin VCH, Weinheim, 1988
73. Greenway, G.D., L.A. Danzig, D. Resnik, P. Haghighi: The painful shoulder. Med. Radiogr. Photogr. 58 (1982) 22–67

74. Gross, M.L., L.L. Seeger, J.B. Smith, B.R. Mandelbaum, G.A.M. Finerman: Magnetic resonance imaging of the glenoid. Am. J. Sports Med. 18 (1990) 229–234
75. Habermeyer, P., P. Krueger, L. Schweiberer (Hrsg.): Verletzungen der Schulterregion. Springer, Berlin/Heidelberg/New York/London/Paris/Tokyo, 1988
76. Hall, F.M., D.I. Rosental, R.P. Goldberg: Morbidity from shoulder arthrography: etiology, incidence and prevention. Am. J. Roentgenol. 139 (1981) 59–62
77. Hall, R.H., F. Isaac, C.R. Booth: Dislocations of the shoulder with special reference to accompanying small fractures. J. Bone Joint Surg. 41-A (1959) 489–493
78. Hannesschläger, G., W. Riedelberger, H. Neumüller, G. Schwarzl: Computertomographie der Rotatorenmanschette – Vergleich mit anderen bildgebenden Verfahren. Fortschr. Röntgenstr. 150 (1989) 15–21
79. Hannesschläger, G., H. Neumüller, N. Böhler, R. Reschauer, W. Riedelberger: Bildgebende Verfahren in der Diagnostik von degenerativen Schultergelenkserkrankungen – Vergleich von konventionellem Röntgen, Sonographie, Arthrographie und Computertomographie. Orthop. Praxis 26 (1990) 471–485
80. Hardy, D.C., J.B. Volger, R.H. White: The shoulder impingement syndrome: prevalence of radiographic findings and correlation with responce to therapy. Am. J. Radiol. 147 (1986) 557–561
81. Harland, U.: Die Abhängigkeit der Echogenität vom Anschallwinkel an Muskulatur und Sehnengewebe. Z. Orthop. 126 (1988) 117–124
82. Harland, U.: Schultersonographie. Ultraschall. Klin. Prax. 2 (1987) 10–18
83. Hedtmann, A., A. Weber, R. Schleberger: Ultraschalluntersuchungen bei der sogenannten Periarthropatia humeroscapularis. Z. Orthop. 121 (1983) 98–102
84. Hedtmann, A., H. Fett: Dynamische Ultraschalluntersuchung der Schulter. In: Habermeyer, P., P. Krueger, L. Schweiberer (Hrsg.): Verletzungen der Schulterregion. Springer, Berlin/Heidelberg/New York/London/Paris/Tokyo, 1988
85. Hedtmann, A., A. Weber, R. Schleberger, H. Fett: Ultraschalluntersuchung des Schultergelenks bei der Periarthropathia humeroscapularis. In: Stuhler, T., A. Feige (Hrsg.): Ultraschalldiagnostik des Bewegungsapparats. Springer, Berlin/Heidelberg/New York/London/Paris/Tokyo, 1987
86. Hermodsson,I.: Röntgenologische Studien über die traumatischen und habituellen Schultergelenkverrenkungen nach vorn und unten. Acta Radiol. 20 (1934) 1–173
87. Hien, N.M., P. Sedlmeier, W. Heltzel: Standardschnittebenen zur sonographischen Diagnostik am Schultergelenk. In: Stuhler, T., A. Feige (Hrsg.): Ultraschalldiagnostik des Bewegungsapparats. Springer, Berlin/Heidelberg/New York/London/Paris/Tokyo, 1987
88. Hill, H. A., M.D. Sachs: The grooved defect of the humeral head. A frequently unrecognized complication of dislocations of the shoulder joint. Radiology 35 (1940), 690–700
89. Hinzmann, J., R. Behrend, U. Heise: Sonographische Beurteilung typischer Läsionen bei der Schulterluxation. Z. Orthop. 126 (1988) 570–573
90. Horsfield, D., S.N. Jones: A useful projection in radiography of the shoulder. J. Bone Joint Surg. 69-B (1987) 338
91. Hovelius, L., K. Eriksson, H. Fredin, G. Hagberg, A. Hussenius, B. Lind, J. Thorling, J. Weckström: Recurrences after initial dislocation of the shoulder. J. Bone Joint Surg. 65-A (1983) 343–348
92. Hovelius, L.: Anterior dislocation of the shoulder in teenagers and young adults. J. Bone Joint Surg. 69-A (1987) 393–399
93. Huber, D.J., E. Mueller, A. Heribes: Oblique magnetic resonance imaging of normal structures. Am. J. Radiol. 145 (1985) 843–846
94. Huber, D.J., R. Sauter, E. Müller, H. Requardt, H. Weber: MR imaging of the normal shoulder. Radiology 158 (1986) 405–408
95. Hybbinette, S.: De la transplantation d'un fragment osseux pour remédier aux luxations récidivantes de l'épaule; constatations et résultats opératoires. Acta Chir. Scand. 71 (1932) 411–445

96. Iannotti, J.P., M.B. Zlatkin, J.L. Esterhai, M.K. Dalinka, H.Y. Kressel: Magnetic resonance imaging of rotator cuff disease. AAOS Meeting, Las Vegas, USA, February 10, 1989
97. Jerosch, J., M. Marquardt: Die Wertigkeit der sonographischen Diagnostik zur Darstellung von Hill-Sachs-Läsionen. Z. Orthop. 128 (1990) 507–511
98. Jerosch, J., W.H.M. Castro, H.U. Sons: Einsatzmöglichkeiten der Sonographie bei Sportverletzungen des Schultergelenkes. Sportverletzung-Sportschaden 3 (1989) 74–80
99. Jerosch, J., W.H.M. Castro, C. Jantea, W. Winkelmann: Möglichkeiten der Sonographie in der Diagnostik von Instabilitäten des Schultergelenkes. Ultraschall in der Medizin 10 (1989) 202–205
100. Jerosch, J., M. Marquardt, W. Winkelmann: Der Stellenwert der Sonographie in der Beurteilung von Instabilitäten des glenohumeralen Gelenkes. Z. Orthop. 128 (1990) 41–45
101. Jerosch, J., J. Assheuer, W.H.M. Castro, H.U. Sons: Einsatzmöglichkeiten der Kernspintomographie bei Sportverletzungen des Schultergelenkes. Deutsche Zeitschrift für Sportmedizin 40 (1989) 84–94
102. Jerosch, J., W.H.M. Castro, A. Lahm, J. Assheuer: Der Aussagewert der Kernspintomographie bei Erkrankungen des Kniegelenkes. Z. Orthop. 127 (1989) 661–667
103. Jerosch, J., W.H.M. Castro, Ch. Jantea, W. Winkelmann: Das Instabilitäts-Impingement beim Sportler – Erfahrungen mit der konservativen Therapie. 37.Jahrestagung der Vereinigung Süddeutscher Orthopäden e.V., Baden-Baden, 28.4–1.5.1989
104. Jerosch, J., A. Ritchen, M. Marquardt: Sonographische Befunde an Schultergelenken von Bodybuildern. Deutsch. Zeitschr. Sportmed. (1989) 437–442
105. Jerosch, J., H.U. Sons, W. Sterken, W. Winkelmann: Die sonographische Bestimmung des Humerus-Retrotorsionswinkel – eine experimentelle und klinische Studie. Ultraschall 10 (1989) 270–274
106. Jerosch, J., W.H.M. Castro, J. Assheuer: Einsatzmöglichkeiten der Kernspintomographie bei degenerativen Erkrankungen des Schultergelenkes. Orthop. Praxis 26 (1990) 486–492
107. Jerosch, J.: Zur subacromialen Pathologie des Schultergelenkes. Orthop. Praxis 26 (1990) 497–502
108. Jerosch, J., W.H.M. Castro, H.U. Sons, M. Moersler: Zur Ätiologie des subacromialen Impingement-Syndroms – eine biomechanische Untersuchung. Beitr. Orthop. und Traumatologie 36 (1989) 411–418
109. Jobe, F.W., C.E. Giangarra, R.E. Glousman, R.S. Kvitne: Anterior capsulo labral reconstruction in throwing athletes. The American Shoulder and Elbow Surgeons, 5th open Meeting, Las Vegas, Nevada USA, 12 february 1989
110. Jobe, F.W., J.E. Tibone, J. Perry, D. Moynes: An EMG analysis of the shoulder in throwing and pitching. Am. J. Sports Med. 11 (1983) 3–5
111. Johner, R., H.B. Burgh: Radiologische Diagnostik bei Schulterluxationen. In: Chapchal, G.(Hrsg.): Verletzungen und Erkrankungen der Schulterregion. Thieme, Stuttgart/New York, 1984
112. Journal of Bone and Joint Surgery (editorial): Recurrent dislocation of the shoulder joint. J. Bone Joint Surg. 30-B (1948) 6–8
113. Katthagen, B.D.: Schultersonographie. Thieme, Stuttgart/New York, 1988
114. Katzen, B.T.: Interventional diagnostic and therapeutic procedures. Springer, Berlin, 1980
115. Kean, D.M., B.S. Worthingtonn, B.J. Preston: Nuclear magnetic resonance imaging of the knee; examples of normal anatomy and pathology. Br. J. Radiol. 56 (1983) 355–364
116. Kieft, G.J., G.L. Bloem, W.R. Obermann, A.J. Verbout, P.M. Rozing, J. Doornbos: Normal shoulder: MR-imaging. Radiology 159 (1986) 741–745
117. Kieft, G.J., D.J. Sartoris, J.L. Bloem et al.: Magnetic resonance imaging of glenohumeral joint disease. Skeletal. Radiol. 16 (1987) 285–290

118. Kieft, G.J., J.L. Bloem, P.M. Rozing, W.R. Obermann: Rotator cuff impingement syndrome: MR imaging. Radiology 166 (1988) 211–214
119. Kilcoyne, R.F., F.A. Matsen: Rotator cuff measurement by arthropneumotomography. AJR 103 (1983) 315–318
120. Kimberlin, G.E.: Radiography of injuries of the region of the shoulder girdle: revisited. Radiol. Technol. 46 (1974) 69
121. Kinngard, P., J.-L. Tricoire, R.Y. Levesque, D. Bergeron: Assessment of the unstable shoulder by computed tomography. A preliminary report. Am. J. Sports Med. 11 (1983) 157–159
122. Kinnard, P., D. Gordon, R.Y. Levesque, D. Bergeron: The place of computed arthrotomography in unstable shoulder. In: Bateman, J.E., R.P. Welsh: Surgery of the shoulder. CV Mosby Co, St.Louis/Toronto/London, 1984
123. Kleinman, P.K., P.K. Kanzaria, T.P. Goss, A.M. Pappas: Axilary arthrotomography of the glenoid labrum. AJR 141 (1984) 993–999
124. Kneeland, J.B., G.F. Carrera, W.D. Middleton, N.F. Campagna, L.M. Ryan, A. Jesmanowiczk, W. Fronciszk, J.S. Hyde: Rotator cuff tear: Prelimary application of high resolution MR imaging with counter rotating current loop-grap resonators. Radiology 160 (1986) 695–699
125. Kneeland, J.B., W.D. Middleton, G.F. Carrera, R.C. Zenge, A. Jesmanowiczk, W. Fronciszk, J.S. Hyde: MR imaging of the shoulders: diagnosis of rotator cuff tears. AJR 149 (1987) 333–337
126. Kornguth, P.J., A.M. Salazar: The apical oblique view of the shoulder: its usefulness in acute trauma. Am. J. Radiol. 149 (1987) 113–116
127. Köhler, A., E.A. Zimmer: Grenzen des Normalen und Anfänge des Pathologischen im Röntgenbild des Skeletts. Thieme, Stuttgart, 1967
128. Krause, W., R. Soldner: Ultraschallbildverfahren (B-scan) mit hoher Bildfrequenz für medizinische Diagnostik. Elektromedica, 4 (1967)
129. Küster, E.: Über die habituelle Schulterluxation. Verh. Dtsch. Ges. Chir. 1 (1882) 112–114
130. Laumann, U., H.K. Kramps: Computertomographie der habituellen Schulterluxation. In: Chapchal, G.: Verletzungen und Erkrankungen der Schulterregion. Thieme, Stuttgart, 1984
131. Lawrence, W.S.: A method of obtaining an accurate lateral roentgenogram of the shoulder joint. Am. J. Radiol. 5 (1918) 193–194
132. Lawrence, W.S.: New position in radiographing the shoulder joint. Am. J. Radiol. 2 (1915) 728–730
133. Leclercq-Chalvet, F.: Luxation récidivante de l'épaule. Thèse médecine, Lyon, 1970
134. Levinsohn, E.M., W.P. Bunell, H.A. Yuan: Computed tomography in the diagnosis of dislocation of the sternoclavicular joint. Clin. Orthop. Rel. Res. 140 (1979) 12
135. Li, K.C., R.M. Henkelmann, P.Y. Poop: MR imaging of the normal knee. J. Comp. Ass. Tom. 8 (1984) 1147–1154
136. Lie, S., W.A. Mast: Subacromial bursography: technique and clinical application. Radiology 144 (1982) 626–630
137. Mack, L.A., F.A. Matsen, R.F. Kilcoyne, P.K. Davies, M.E. Sickler: US evaluation of the rotator cuff. Radiology 157 (1985) 205–209
138. Mack, L.A., D.A. Nyberg, F.R. Matsen, R.F. Kilcoyne, D. Harvey: Sonography of the postoperative shoulder. Am. J. Radiol. 150 (1988) 1089–1093
139. Maki, S., T. Gruen: Anthropometric study of the glenohumeral joint. Trans. Orthop. Res. Soc. 1 (1976) 173
140. Malgaigne, D.M.P.: Les luxations scapulo-humérales. Nouveau moyen de les distinguer des fractures col de l'humérus. Nouvelle méthode de réduction. Expériences faites à l'Hôtel-Dieu. Gaz. Méd. Paris 3 (1832) 506
141. Martin, R., K. Saller: Lehrbuch der Anthropologie. Bd. II, 3.Auflage, Stuttgart 1959
142. Mayer, V.: Ultrasonography of the shoulder. Sonographic exhibit at the American Institute of Ultrasound in Medicine, Dallas, TX, 1977. Zitiert nach: Crass, J.R., E.V. Craig, S.B. Feinberg: Ultrasonography of rotator cuff tears: a review of 500 diagnostic studies. J. Clin. Ultrasound 16 (1988), 313–327

143. McLaughlin, H.L.: Posterior dislocation of the shoulder. J. Bone Joint Surg. 34-A (1952) 584–590
144. McNab, I., D. Hastings: Rotator cuff tendinitis. Can. Med. Assoc. J. 99 (1968) 91–98
145. McNiesh, L.M., J.J. Callaghan: CT Arthrography of the shoulder: variations of the glenoid labrum. Am. J. Radiol. 149 (1987) 963–966
146. Melzer, C., A. Krödel, H.J. Refior: Der Wert der Arthrographie in der Diagnostik traumatischer und degenerativer Veränderungen der periartikulären Strukturen des Schultergelenkes. Unfallchirurg 89 (1986) 243–247
147. Middleton, W.D., W.R. Reinus, W.G. Toty, E.L. Meldson, W.A. Morphy: Ultrasound of the biceps tendon apparatus. Radiology 157 (1985) 211–215
148. Middleton, W.D., G. Edelstein, W.R. Reinus, E.L. Meldson, W.G. Totty, W.A. Morphy: Sonographic detection of rotator cuff tears. Am. J. Roentgenol. 144 (1985) 349–353
149. Middleton, W.D., J.B. Kneeland, G.F. Carrera, R.C. Zenge, A. Jesmanowiczk, W. Froncisz, J.S. Hyde: High resolution magnetic resonance imaging of the normal rotator cuff. Am. J. Radiol. 148 (1987) 559–564
150. Middleton, W.D., W.R. Reinus, G.L. Melson, W.G. Totty, W.A. Murphy: Pitfalls of rotator cuff sonography. Am. J. Radiol. 146 (1986), 555–560
151. Middleton, W.D., W.R. Reinus, W.G. Totty, C.L. Melson, W.A. Murphy: Ultrasonographic evaluation of the rotator cuff and biceps tendon. J. Bone Joint Surg. 68-A (1986) 440–450
152. Mikasa, M.: Subacromial bursography. J. Jap. Orthop. Assoc. 53 (1979) 225–231
153. Mink, J.H., E. Harris, M. Rappaport: Rotator cuff tears: evaluation using double contrast shoulder arthrography. Radiology 157 (1985) 621–623
154. Mitchell, D.G., J.L. Kundel, M.E. Steinberg, H.Y. Kressel, A. Alavi, L. Axel: Avascular necrosis of the hip: comparison of MR, CT and scintigraphy. Am. J. Radiol. 147 (1986) 67–71
155. Mitchell, D.G., H.Y. Kressel, P.H. Arger, M.K. Dalinka: Avascular necrosis of the femoral head: morphologic evaluation with MRI and CT correlation. Radiology 161 (1986) 739–742
156. Morrison, D., D. Jackson: Correlation of acromial morphology and the results of arthroscopic subacromial decompression. Fourth Int. Conf. Surg. Should., New York, USA, 4.7.1989
157. Mudge, K., V.E. Wood, G.K. Frykman: Rotator Cuff Tear Associated with Os Acromiale. J. Bone Joint Surg. 66-A (1984) 427–429
158. Myllylä, V., P. Jlovaara, J. Pyhtinen: The significance of preoperative shoulder arthrography in painful arc patients. Röntgen-Bl. 37 (1984) 249–251
159. Neer, C.S.: Impingement lesions. Clin. Orthop. 173 (1983) 70–77
160. Neer, C.S.: Anterior Acromioplasty for the Chronic Impingement of the Shoulder. J. Bone Joint Surg. 54-A (1972) 41–50
161. Neer, C.S., C.A. Rockwood: Fractures and dislocations of the shoulder. In: Rockwood, C.A., E.P. Green (Eds.): Fractures in adults. J.B. Lippincott, Philadelphia, 1984, 675–985
162. Neer, C.S., E.V. Craig, H. Fukuda: Cuff-tear arthropathy. J. Bone Joint Surg. 65-A (1983) 1232–1244
163. Neer, C.S.: Displaced proximal humeral fractures. J. Bone Joint Surg. 52-A (1970) 1077–1089
164. Neviaser, R.J.: Radiologic assessment of the shoulder: plain and arthrographic. Orthop. Clin. N. Am. 18 (1987) 343–349
165. Neviaser, T.J.: Arthrography of the shoulder. Orthop. Clin. North Am. 11 (1980) 205–211
166. Neviaser, J.T. et al.: The four in one arthroplasty for the painful-arc-syndrome. Clin. Orthop. Rel. Res. 163 (1982) 107–112
167. Newberg, A.H., C.S. Munn, A.H. Robbins: Complications of arthrography. Radiology 155 (1985) 605–606
168. Newham, D.J., G. McPhail, K.R. Mills, R.H.T. Edwards: Ultrastructural changes after concentric and eccentric contractions of human muscle. J. Neurol. Sci. 61 (1983) 109–122
169. Nicola, T.: Acute anterior dislocation of the shoulder. J. Bone Joint Surg. 31-A (1949) 153–159
170. Nobel, W.: Posterior traumatic dislocation of the shoulder. J. Bone Joint Surg. 44-A (1962) 523

171. Norris, T.R.: C-arm fluoroscopic evaluation under anesthesia for glenohumeral subluxations. Orthop. Trans. 7 (1983) 139
172. Norris, T.R.: Diagnostic techniques for shoulder instability. Instructional Course Lectures of the AAOS XXXIV, C.V. Mosby, St.Louis, 1985, 239–245
173. Nottage, W.M., W.D. Duge, W.A. Fields: Computed arthrotomography of the glenohumeral joint to evaluate anterior instability: correlation with arthroscopic findings. Arthroscopy 3 (1987) 273–276
174. Oberholzer, J.: Die Arthro-Pneumoradiographie bei habitueller Schulterluxation. Röntgenpraxis 5 (1933) 589–590
175. Oppenheim, W.L., E.G. Dawson, C. Quinlan, S.A. Graham: The cephaloscapular projection. Clin. Orthop. Rel. Res. 195 (1985) 191–193
176. Pappas, A.M., T.P. Goss, P.K. Kleinman: Symptomatic shoulder instability due to lesions of the glenoid labrum. Am. J. Sports Med. 11 (1983) 279
177. Pavlov, M., R.H. Freiberger: Fractures and dislocations about the shoulders. Semin. Roentgenol. 13 (1978) 85–96
178. Pavlov, H., R.W. Warren, C.B. Weiss, D.M. Dines: The roentgenographic evaluation of anterior shoulder instability. Clin. Orthop. 194 (1985) 153–158
179. Pederson, H.E., J.A. Key: Pathology of calcareous tendinitis and subdeltoid bursitis. Arch. Surg. 62 (1951) 50–63
180. Perthes, G.: Über Operationen bei habitueller Schulterluxation. Dtsch. Z. Chir. 85 (1906) 199–227
181. Petersen, S.A., A.H. Jahnke: A prospective comparison of CT-arthrographie and MRI of the shoulder. AAOS Meeting, New Orleans, USA, February 1990
182. Petersson, C.J., C.F. Gentz: Ruptures of the Supraspinatus Tendon. The Significance of Distally Pointing Acromioclavicular Osteophytes. Clin. Orthop. 174 (1983) 143–148
183. Pfister, A., L. Löffler: Ultraschalluntersuchung bei der Periarthropathia humero-scapularis. In: Henche, H.R., W. Hey (Hrsg.): Sonographie in der Orthopädie und Sportmedizin, MLV, Uelzen, 1987
184. Pieper, H.-G.: Differenzierte Therapie der habituellen Schulterluxation in Abhängigkeit vom Retrotorsionwinkel des Humerus. In: Chapchal, G.: Verletzungen und Erkrankungen der Schulterregion. Thieme, Stuttgart, 1984, 156–158
185. Popke, L.O.A.: Zur Kasuistik und Therapie der habituellen Schulterluxation. Dissertation, Halle, 1882
186. Post, M.: The shoulder. Lea & Febiger, Philadelphia, 1978
187. Preston, B.J., J.P. Jackson: Investigation of the shoulder disability by arthrography. Clin. Radiol. 28 (1977) 259–266
188. Raffi, M., H. Firooznia, J.J. Bonamo, J. Minkoff, T. Golimbu: Athlete shoulder injuries: CT arthrography findings. Radiology 162 (1987) 559–564
189. Raffi, M., H. Firooznia, C. Golimbu, J. Minkoff, J. Bonamo: CT arthrography of the capsular structures of the shoulder. Am. J. Radiol. 146 (1986) 361–367
190. Randelli, M., P.L. Gambriolo: Glenohumeral osteometry by computed tomography in normal and unstable shoulders. Clin. Orthop. 208 (1986) 151–156
191. Rathburn, J.B., I. Macnab: The microvascular pattern of the rotator cuff. J. Bone Joint Surg. 52-B (1970) 540–555
192. Reeves, B.: Acute anterior dislocation of the shoulder: clinical and experimental studies. Hunterian Lecture delivered at Royal College of Surgeons of England, 18 May 1967. Ann. R. Coll. Surg. Engl. 44 (1969) 255–273
193. Refior, H.J.: Autoptische Untersuchungen zur Makro- und Mikromorphologie der Rotatorenmanschette. In: Reichelt (Hrsg): Periartikuläre Schultererkrankungen. Medizin. Liter. Verlagsgesellschaft mbH, Uelzen, 1984
194. Refior, H.J., A. Krödel, C. Melzer: Examinations of the Pathology of the Rotator Cuff. Arch. Orthop. Trauma. Surg. 106 (1987) 301–308
195. Regan, W., R. Richards: Subacromial measurement using a custom made balloon catheter: a cadaveric study. Fourth Int. Conf. Surg. Should., New York, USA, 4.7.1989
196. Reicher, M.A., I.W. Bassett, R.H. Gold: High resolution magnetic resonance imaging of the knee joint: normal anatomy. Am. J. Radiol. 145 (1985) 895–902

197. Resch, H., K.P. Benedetto, R. Kadletz, H. Daniaux: Röntgenuntersuchung bei habitueller Schulterluxation – Die Wertigkeit verschiedener Aufnahmetechniken. Unfallchirurgie 11 (1985) 65
198. Resch, H.: Die vordere Instabilität des Schultergelenkes. Hefte zur Unfallheilkunde 202 (1989)
199. Resch, H., G. Helweg, D. zur Nedden, E. Beck: Double contrast computed tomography examination techniques of habitual and recurrent shoulder dislocations. Europ. J. Radiol. 8 (1988) 441–445
200. Resch, H., R. Kadletz, E. Beck, G. Helweg: Die Pneumarthrocomputertomographie in der Diagnostik von rezidivierenden und habituellen Schulterluxationen. Unfallchirurg 89 (1986) 441–445
201. Resch, H., K.P. Benedetto, D. zur Nedden: Computertomographische Diagnostik bei habitueller Schulterluxation. Unfallchirurg 88 (1985) 204–207
202. Rockwood, C.A.: Dislocation about the shoulder. In: Rockwood, C.A., E.P. Green (Eds.): Fractures in adults. J.B. Lippincott, Philadelphia, 1984, 646
203. Rockwood, C.A., D.B. Green: Fractures in adults. 2nd ed., Vol.I, J.B. Lippincott, Philadelphia, 1984
204. Rockwood, C.A., F.A. Matsen: The shoulder. W.B. Saunders, Philadelphia, 1990
205. Rokous, J.R., J.A. Feagin, H.G. Abbott: Modified axillary roentgenogram. Clin. Orthop. Rel. Res. 82 (1972) 84–86
206. Rosenthal, D.J.: Radiology techniques. In: Rowe, C.R. (ed.): The shoulder. Churchill Livingstone, New York, 1988
207. Rowe, C.R.: The shoulder. Churchill Livingstone, New York, 1988
208. Rowe, C.R.: Acute and recurrent anterior dislocations of the shoulder. Orthop. Clin. N. Am. 11 (1980) 253–270
209. Rubin, S.A., R.L. Gray, W.R. Green: The scapular „Y“: a diagnostic aid in shoulder trauma. Radiology 110 (1974) 725–726
210. Saha, A.K.: Rezidivierende Schulterluxationen, Pathophysiologie und operative Korrektur. Enke, Stuttgart, 1978
211. Samilson, R.L., V. Prieto: Dislocation arthropathy of the shoulder. Orthop. Trans. 7 (1983) 140
212. Samilson, R., R. Raphael, L. Post: Shoulder arthrography. JAMA 17 (1961) 773–778
213. Schmidt, M., V. Tänzer, B.I. Wenzel-Hora: Methodik und bildgebender Kontrast bei der Schulterarthrographie. Röntgenpraxis 40 (1987) 413–421
214. Schulitz, K.P., J. Assheuer: Die Bedeutung der Kernspin-Resonanz-Tomographie für die Diagnose degenerativer Lendenwirbelsäulenerkrankungen. Z. Orthop. 126 (1988) 334–344
215. Seeger, L.L., J.T. Ruszkowski, S.P. Kay, R.D. Kahmann, H. Ellmann: MR imaging of the normal shoulders: Anatomic correlation. AJR 148 (1987) 83–91
216. Seeger, L.L., R.H. Gold, L.W. Bassett, H.E. Ellman: Shoulder impingement syndrome: MR findings in 53 shoulders. AJR 50 (1988) 343–347
217. Seeger, L.L., R.H. Gold, L.W. Bassett, H.E. Ellman: MR imaging of shoulder instability. Presented at the 73rd Scientific Assembly and Annual Meeting of the Radiological Society of North America, Chicago, Nov.24 – Dec 4, 1987
218. Seltzer, S.E., B.N. Weissman: CT findings in normal and dislocating shoulders. J. Can. Assoc. Radiol. 36 (1985) 41–46
219. Seltzer, S.E., H.J. Finberg, B.N. Weissman, D.K. Kido, B.D. Collier: Arthrosonography: gray-scale ultrasound evaluation of the shoulder. Radiology 132 (1979) 467–468
220. Senst, W.: Beitrag zur feingeweblichen Struktur der Band-Knochen-Verbindung. Zbl.Chir. 99 (1974) 275
221. Shuman, W.P., R.F. Kilcoyne, F.A. Matsen, J.V. Rogers et al: Doublecontrast computed tomography of the glenoid labrum. Amer. J. Roentgenology 141 (1983) 581–584
222. Spritzer, C.E., M.K. Dalinka, H.Y. Kressel: Magnetic resonance imaging of pigmented villonodular synovitis: a report of two cases. Skeletal. Radiol. 16 (1987) 316–319
223. Steinbrück, K., G. Rompe: Sportschäden und -verletzungen am Schultergelenk. Dtsch. Ärzteblatt 77 (1988) 443–447
224. Stoker, D.J.: The radiology of the humeral defect in anterior dislocation of the shoulder – a comparative study. In: Bayley, I., L. Kessel (eds.): Shoulder surgery. Springer, Berlin, 1982

225. STRIZAK, A.M., L. DANZIG, D.W. JACKSON, G. GREENWAY, D. RESNIK, T. STAPLE: Subacromial bursography: an anatomical and clinical study. J. Bone Joint Surg. 64A (1982) 196–201
226. STUHLER, T., A. FEIGE (Hrsg.): Ultraschalldiagnostik des Bewegungsapparats. Springer, Berlin/Heidelberg/New York/London/Paris/Tokyo, 1987
227. SWIONTKOWSKI, M.F., J.P. IANNOTTI, J.L. ESTERHAI, H.J. BOULAS: Intraoperative assessment of the rotator cuff vascularity using laser flowmetry. American Academy of Orthopedic Surgeons 56th Annual Meeting, Las Vegas, USA, 9.-14.2.1989
228. TIBONE, J.E., F.W. JOBE, R.K. KERLAN, V.S. CHARTER, C.L. SHIELDS, S.J. LOMBARDO, L.A. YOCUM: Shoulder impingement-syndrome in athlets treated by anterior acromioplasty. Clin. Orthop. 198 (1983) 134–140
229. TIETGE, R.A., J.V. CUILLO: C.A.M.axillary x-ray. Exhibit to the Academy Meeting of the AAOS. Orthop. Trans 6 (1982) 451
230. TIJMES, J., H.M. LOYD, H.S. TULLOS: Arthrography in acute shoulder dislocation. South. Med. J. 72 (1979) 564–569
231. TILLMANN, B., P. TICHY: Funktionelle Anatomie der Schulter. Unfallchirurg 89 (1986) 389–397
232. TURKEL, S.J., M.W. PANIO, J.L. MARSHALL, F.G. GIRGIS: Stabilizing mechanisms preventing anterior dislocation of the glenohumeral joint. J. Bone Joint Surg. 63-A (1981) 1208–1217
233. UHTHOFF, H.K., J. LOEHR, K. SARKAR: The pathogenesis of the rotator cuff. 3rd Internat. Conference on Surgery of the Shoulder, Japan, 1987
234. VENZINA, J.A., C.G. BEAUREGARD: An update on the technique of double-contrast arthrotomography of the shoulder. J. Can. Assoc. Radiol. 36 (1985) 176–182
235. VON CRAMER, B.M., H.-A. KRAMPS, U. LAUMANN: CT-Diagnostik bei habitueller Schulterluxation. Fortschr. Röntgenstr. 136 (1982) 440–443
236. WEBER, B.G.: Operative Treatment for recurrent dislocation of the shoulder. Injury 1 (1969) 107–109
237. WEISS, J.J., Y.M. TING: Arthrography-assisted intraartikular injection of steroids in treatment of adhesive capsulitis. Arch. Phys. Med. 59 (1978) 285–287
238. WELFING, J.: Die Entfächerung der sogenannten Periarthritis der Schulter. Orthopäde 10 (1981) 187–190
239. YOH, S.: The value of computed tomography in the diagnosis of the rotator cuff tears and bone and soft tissue tumors. Nippon Seikeigeka Gakkai Zasshi 58 (1984) 639–658
240. ZANCA, P.: Shoulder pain: involvement of the acromioclavicular joint: analysis of 1000 cases. Am. J. Radiol. 112 (1971) 493–506
241. ZIEGLER, R.: Die Röntgenuntersuchung der Schulter bei Luxationsverdacht. Z. Orthop. 119 (1981) 31
242. ZLATKIN, M.B., A.G. BJORKENGREN, V. GYLYS-MORIN, D. RESNIK, D.J. SARTORIS: Cross-sectional imaging of the capsular mechanism of the glenohumeral joint. Am. J. Radiol. 150 (1988) 15–18
243. ZLATKIN, M.B., M.A. REICHER, L.I. KELLERHOUSE, D. RESNIK, D.J. SARTORIS: MR imaging of the shoulder: spectrum of abnormalities in 65 patients and correlation with arthrography and surgery. 73rd Scientific Assembly and Annual Meeting of the Radiological Society of North America, Chicago, USA, Nov 24 – Dec 4, 1987

9 Sachregister

A

Abbildungsqualität 88
Abflachung 67
AC-Gelenk 41 ff., 72, 88, 98
AC-Gelenkaffektion 106
AC-Gelenkaufnahme unter Belastung 43
AC-Gelenk-Hydrops 84
AC-Gelenk-Spezialaufnahme 41
AC-Gelenksprengung 43, 84
Adhäsion 51, 65, 67, 70
Akromioklavikulargelenk 24
Akromionapophyse 18
Akromionplastik 94
Akromiontypen 26, 27
Analgesie 121
ap-Aufnahme 13, 15, 95
ap-Projektion 22, 95, 97
Arthritis, rheumatoide
Arthrographie 45, 82, 93
Arthrose
– des akromioklavikularen Gelenkes 84
– des glenohumeralen Gelenkes 84
Atrophie
Auflösung, laterale 54
Auflösungsvermögen 53, 54
– axiales 54
Aufnahme
– axiale 17, 32, 75, 95
– axillare nach Cuillo
– nach Leclercq 24, 31
– stripp-axiale 31
– transthorakale laterale 28

B

Bankart-Läsion 19, 31
Birnenzeichen 37
Bizepshalo 71, 138
Bizepssehne 60, 63
– lange 64, 70, 93 f.
Bizepssehnenhalo 71
Bizepssehnenruptur 70
Bizepssehnenscheide 71
Bizepstendinitis 71
Bursa subacromialis 64, 97
Bursa subscapularis 64, 98
Bursablatt 59, 64
Bursagrenzlinie 66, 70
Bursalinie 59, 64
Bursitis calcarea 70
Bursographie 101

C

Computertomographie 74
Critical area 51

D

Darstellung, dreidimensionale 109
Degenerationszone 66
Dekompression, subakromiale 94
Didiée-Aufnahme 38
Dokumentation 84
Doppelkontrast-Arthrographie 93, 99
Drehimpuls 114

E

Ebene
– schräge koronare 123
– schräge sagittale 123
Echogenität 50, 57, 66 f.
Echogenitätsunterschiede 60, 66
Echtzeit-Gerät 50, 53
Effekt, piezoelektrischer 52
Eindringtiefe 52, 54
Entwicklung, historische 50
Epithenon 59 f.
Erguß, intraartikulärer 71, 83, 88

F

Fascia subdeltoidea 59
Fehlerquellen 90
Fehlinterpretationen 91
Fenster, korakoakromiales 56
Fernfeld 53
Fibrose 65
Fokusbereich 53 f.
Fourier-Transformation 117
Fraktur
– der Gelenkpfanne 35
Frequenz 51 f., 54
Frontalebene, laterale 57, 60, 72, 78
Füllungsdefekt 98

G

Gelenkdreieck, oberes 95, 107
Gelenkkörper, freier 22, 33, 93, 104
Geräteeinstellung 58 f., 72
Geyser-Zeichen 98
Glenohumeralindex, transversaler 110
Grundlagen, physikalische 51

H

Hahnenkamm-Phänomen 100
Halbmond, fehlender 37
Helligkeitswert 113
Hermodsson-Aufnahme 38
Hill-Sachs-Läsion 19, 24, 31, 36 ff., 80 ff., 109
Humerusfraktur, proximale 108
Humeruskopffraktur 84
Humeruskopfretrotorsion 86, 111
Humerusretrotorsionswinkel 86
Hyperechogenität 67, 70
Hypoechogenität 67, 91

I

Impedanzunterschied 53
Impingement 128
Impingement-Syndrom 20, 128
Impressionsfraktur, posterolaterale 35
Impressionslinie nach Cisternio 37
Infraspinatus 62
Instabilität
– anteriore 74, 78
– des akromioklavikularen Gelenkes 43, 83
– multidirektionale 74, 78
– posteriore 74, 78
Instabilitätsrichtung 74
Instabilitätsserie 47
Inversion-Recovery-Pulssequenz 118

K

Kalibersprung 67, 70
Kalkdepot 22, 70
Kernspintomographie 74, 113 ff.
Klavikula 45
Kompressionsfraktur 18
Kontrastmittel 95
Kontrastmittelaussparung 100 f.
Konturunterbrechung 155
Kopfglatze 67, 83
Kopfhochstand 23

L

Labrum
– anteriores 123, 126
– posteriores 123, 126
Labrum glenoidale 102
Labrum-Pathologie 109
Ligament
– glenohumerales 126
– korakoklavikulares 126
Ligamentum coracoacromiale 126, 128
Ligamentum coracohumerale 126
Ligamentum intertubercularis 63, 70 f.
Ligamentum transversum 63
Linearapplikator 53
Longitudinalebene, anteriore 58, 64
Luxation 74
– anteriore 35
– posteriore 28, 74, 82
– verhakte 32

M

M. infraspinatus 62 f.
M. subscapularis 57, 64, 98
Magnetfelddifferenz 117
Magnetfeldvektor 114
Moloney's Line 28
Monokontrast 93
Multiformatkamera 55

N

Nahfeld 53
Nativ-CT 107 f.
Nearthrose 20
Needling 112
Neoplasie 105

O

Omarthrose 15, 83
– sekundäre 20, 32
Os acromiale 18, 106
Osteonekrose 15
Osteophyt, inferiorer 82, 98

P

Partialruptur, inferiore 45, 94, 100
Pektoralis-Pfannenwinkel 111
Periarthropathia humeroscapularis 45
Pfannenneigungswinkel 110
Pfannenöffnungswinkel 110
Pfannenprofilaufnahme nach Bernageau 34
Präzessionsfrequenz 114
Präzessionsgeschwindigkeit 114
Processus coracoideus 18, 26, 56
Projektion
– anteroposteriore 15
– apikale/schräge 34
– axiale 15
– inferosuperiore 17, 26
– zephalo-skapulare 40
Prozeß 105
– benigner 105
– maligner 105
Pulsfolge, Partial-Saturation-Recovery 118
Punktionsstelle 95

R

Radmuster 60, 70
Raum, subakromialer 88
Reflexionsgesetz 52 f.

Rim-Sign 37
Rockwood-Aufnahme 26
Röntgendiagnostik 13
Röntgenprojektion, spezielle 20
Rotatorenmanschette 60f., 66
Rotatorenmanschettendefektarthropathie 20, 135
Rotatorenmanschettenruptur 66f., 70f., 93, 99
Ruptur, partielle 69, 94, 135

S

SC-Gelenk 44f.
Schallfrequenz 51f., 54
Schallkopf
– Linear- 54
– Sektor- 54
Schallposition 55, 72
Schallschatten 51, 52, 60, 70
Schallverstärkung, dorsale 52, 88
Schnittebenenwahl, freie 55
Schnittführung
– transversale 122
Schulterinstabilität 31, 73
Schulterluxation, dorsale 18
Scoutfilm 95
Screening-Untersuchung 45, 88
Sehnenluxation 71
Sektorscanner 53
Short-Time-Inversion-Recovery 118
Signalstärke 125
Sonographie 49
Spin 115
Spin-Echo-Pulssequenz 126
Spin-Gitter-Relaxationszeit 116
Spin-Spin-Relaxation 116
Spulentechnik 115
Standardaufnahme 14
Standardposition 55
Standardprojektion 56
Standard-Röntgendiagnostik 13
Standardserie 46f.
Stryker-Aufnahme 38
Stufenbildung 67, 70
Subluxation 74, 78
Sulcus bicipitalis 24
Sulcus intertubercularis 24, 26, 58, 63, 86
Sulcusosteophyt 71
Sulcustest 78
Sulcuszeichen 74, 78
Supraspinatuslängsschnitt 57, 60
Supraspinatussehne 56f., 66
Supraspinatus-Tunnel-Aufnahme 26
Synovitis 104
Szintigraphie 105

T

T1-Relaxation 114
T1-Relaxationszeit 116
T2-Relaxation 114
Tangentialaufnahme, dorsale 38
Technik der Arthrographie 93
Teilruptur 68
Tendinitis 70
Tendinitis calcarea 70, 136
Tendopathie 71
Thermoprinter 55
Thoracic Outlet-Syndrome 140
TI (Time of Inversion) 118
Tiefenausgleich 52f.
Totalreflexion 55
Totalruptur 67
Transversalebene
– anteriore 58, 63
– posteriore 58, 62, 72, 74, 76
Traumaserie 47
Tuberculum majus 24, 61, 85, 99
Tuberculum minus 61, 126

U

Ultraschall
– Definition des 51
– Erzeugung von 52
Untersuchungstechnik 72
Untersuchungszeit 120

V

Velpeau-Aufnahme 30
Veränderung
– degenerative 67
– rheumatische 88
Verfahren
– dynamisches 51
– statisches 51
Verschmälerung 67, 70
Vorlaufstrecke 57, 72

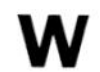

Wasservorlaufstrecke 57, 72
Weichteilsonographie 56
Weichteiltechnik 98
West-Point-Aufnahme 34
Wiederholungszeit 118

Y-Projektion 28 ff.

Z

Zanca-Aufnahme 41
Zone
– avaskuläre 128 f.
– echoarme 67, 70
– echoreiche 66
– hyperechogene 66, 70, 91
– hypoechogene 67, 70, 92
– kritische 57
Zugangsweg 95